原书第 2 版

Clinical Lymphatic Mapping in Gynecologic Cancers

妇科肿瘤临床淋巴图谱

原著　[美] Charles F. Levenback　[荷] Ate G. J. van der Zee　[美] Robert L. Coleman

主译　李征宇

中国科学技术出版社

·北京·

图书在版编目（CIP）数据

妇科肿瘤临床淋巴图谱：原书第 2 版 / (美) 查尔斯·F. 莱文贝克 (Charles F. Levenback)，
(荷) 阿特·G. J. 范德泽 (Ate G. J. van der Zee)，(美) 罗伯特·L. 科尔曼 (Robert L. Coleman)
原著；李征宇主译 . —北京：中国科学技术出版社，2024.1

书名原文：Clinical Lymphatic Mapping in Gynecologic Cancers, 2e

ISBN 978-7-5236-0109-9

Ⅰ . ①妇… Ⅱ . ①查… ②阿… ③罗… ④李… Ⅲ . ①妇科病—肿瘤—淋巴系统—系统解剖
学—图谱②妇科病—肿瘤—诊疗—图谱 Ⅳ . ① R322.2-64 ② R737.3-64

中国国家版本馆 CIP 数据核字 (2023) 第 044273 号

著作权合同登记号：01-2023-1099

策划编辑	靳　婷　延　锦	
责任编辑	靳　婷	
文字编辑	张　龙	
装帧设计	佳木水轩	
责任印制	李晓霖	

出　版	中国科学技术出版社	
发　行	中国科学技术出版社有限公司发行部	
地　址	北京市海淀区中关村南大街 16 号	
邮　编	100081	
发行电话	010-62173865	
传　真	010-62179148	
网　址	http://www.cspbooks.com.cn	

开　本	889mm×1194mm　　1/16	
字　数	257 千字	
印　张	11.5	
版　次	2024 年 1 月第 1 版	
印　次	2024 年 1 月第 1 次印刷	
印　刷	北京盛通印刷股份有限公司	
书　号	ISBN 978-7-5236-0109-9/R·3038	
定　价	158.00 元	

版权声明

译者名单

主　　译　李征宇

副 主 译　聂　丹　江彩霞

译　　者　（以姓氏笔画为序）

王智亮　遵义医科大学附属医院

勾金海　四川大学华西第二医院

刘荣誉　四川大学华西第二医院

江彩霞　四川大学华西第二医院

李　林　四川大学华西第二医院

李克敏　四川大学华西第二医院

李征宇　四川大学华西第二医院

杨　娥　四川大学华西第二医院

明　秀　四川大学华西第二医院

赵成志　重庆市妇幼保健院

聂　丹　西南医科大学附属医院

高　睿　四川大学华西第二医院

黄　玥　四川大学华西第二医院

黄　锦　川北医学院附属医院

学术秘书　刘荣誉　四川大学华西第二医院

内容提要

本书引进自 CRC 出版社，由美国 MD 安德森癌症中心的 Charles F. Levenback、荷兰 Groningen 大学医学中心的 Ate G. J. van der Zee 及美国 McKesson 专业健康中心的 Robert L. Coleman 等妇科肿瘤专家共同编写。本书为全新第 2 版，围绕临床上妇科恶性肿瘤前哨淋巴结显影进行了详细阐述，其中包括淋巴显影技术的历史、淋巴解剖生理学、女性生殖系统（外阴、子宫颈、子宫体、卵巢、乳腺）淋巴解剖学、淋巴显影中前哨淋巴结的检测方法及其超分期、外阴癌和子宫内膜癌前哨淋巴结活检、宫颈癌和乳腺癌前哨淋巴结显影、前哨淋巴结显影对患者生活质量的影响、基于前哨淋巴结活检术后放射治疗相关靶点，以及淋巴显影在阴道癌、早期卵巢癌、外阴黑色素瘤中的应用及相关最新临床试验结果分析。妇科恶性肿瘤区域淋巴结切除的利与弊一直是妇科肿瘤界讨论的热点，淋巴结切除在阻断肿瘤细胞经淋巴转移的同时也破坏了机体免疫系统结构完整性和正常功能，会对后续免疫治疗造成负面影响。前哨淋巴结显影以最小损伤评估区域淋巴结转移状态，不失为一种理想策略，可为临床妇科恶性肿瘤患者制订个体化手术策略提供有利指导。本书内容系统全面、阐释深入浅出，配有大量彩色解剖图及注解，可作为妇科肿瘤医师与研究人员的实用参考书。

主译简介

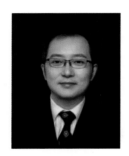

李征宇

　　主任医师，博士研究生导师，四川大学华西第二医院妇产科副主任，培养博士和硕士研究生 40 余人。全国五一劳动奖章获得者，四川省学术及技术带头人，四川省卫健委学术及技术带头人，四川省卫健委有突出贡献中青年专家。长期从事妇科肿瘤临床工作及应用基础研究，并取得了一系列原创性成果，对优化妇科肿瘤的诊疗现状及改善女性生殖健康具有一定现实意义。2009 年"全国百篇优秀博士论文"获得者，2010 年入选教育部"新世纪优秀人才支持计划"，2015 年入选四川省青年科技基金杰出青年科技人才计划，2015 年获四川省青年科技奖。近十年来，以第一作者或通讯作者身份于 SCI 期刊发表论文 60 余篇。

中文版序一

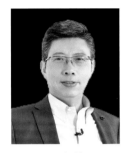

吴小华

　　淋巴结转移是恶性肿瘤转移的重要途径，FIGO、TNM
分期均以此作为妇科恶性肿瘤分期的重要依据。100 年前，
宫颈癌手术治疗已将盆腔淋巴结切除术作为标准术式、切除
妇科肿瘤所引流的区域性淋巴结、病理确定淋巴结转移作为
妇科肿瘤根治性手术常规方法。然而，早期妇科肿瘤区域性
淋巴结切除术的争议与日俱增，争议焦点在于区域性淋巴结
全部切除能否带来生存获益，如何减少淋巴结切除术带来的
并发症，有无新的诊断手段取代传统的区域淋巴结切除术。
近 20 年来，前哨淋巴结的理念和技术已进入临床实践，为
诸多临床试验提供坚实的依据。本书原著者之一，美国 MD
安德森癌症中心 Levenback 医生领导的外阴癌前哨淋巴结切
除术临床研究已改写了外阴癌诊疗指南。深入了解并掌握前
哨淋巴结理论和技术、借鉴国际同行的经验，结合我国的临
床实践推陈出新，提高我国妇科肿瘤患者的生存时间和生活
质量乃当务之急。

　　鉴于此，四川大学华西第二医院李征宇教授率领团队将
Clinical Lymphatic Mapping in Gynecologic Cancers, 2e 翻译成
中文，可让更多国内妇科肿瘤科、妇产科同行从中获益。毫
无疑问，此书中文版出版的必将推动我国妇科肿瘤前哨淋巴
结研究进程，此举可嘉。

　　是为序。

复旦大学附属肿瘤医院肿瘤妇科　吴小华

中文版序二

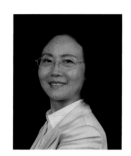

赵 霞

不久前，我收到了《妇科肿瘤临床淋巴图谱（原书第 2 版）》的中文版译稿，并被邀约作序，当时我的脑海中闪现出妇科肿瘤医师经常思考的两个问题，即如何看待淋巴系统在妇科肿瘤发生发展中扮演的角色，以及如何看待淋巴结切除在妇科肿瘤手术治疗中的作用。

区域性淋巴结切除作为妇科恶性肿瘤手术的组成部分，历史久远，但争议不断。妇科恶性肿瘤起源于女性生殖系统，病理组织类型繁多，解剖部位各异，不同类型（甚至不同病理亚型）的肿瘤淋巴结切除适应证及范围也有不同。随着对这些肿瘤生物学行为和淋巴生理功能认识的不断深入，以及各类手术器械工具的不断发展，再次审视淋巴结切除的初衷和适应证，对弥合争议、实现患者个体化治疗必有裨益。

当前，随着网络技术和腔镜技术的广泛应用，妇科医师可以非常便捷地观摩学习妇科肿瘤相关淋巴结切除手术的方式和技巧；但随着手术技能的提高，对淋巴结切除意义的认识和理解也应得到重视。我们不应片面强调淋巴结切除的数量、范围，更不能因技术和器械的改进而盲目扩大手术范围。本书难能可贵的一点是人文思想与哲学理念始终贯穿全书，这也表明一名成熟合格的妇科肿瘤医师应既掌握手术技术，又理解手术意义。

感谢李征宇教授团队为我们带来这样一部值得细读品味的佳作！

四川大学华西第二医院妇产科　赵　霞

赵霞

译者前言

医学界认识淋巴系统在恶性肿瘤发生、发展、转移过程中的作用，始于16世纪对乳腺癌的研究。1895年，法国的EmilRies系统阐述了淋巴清扫的理论基础，被誉为"当代淋巴结切除术之父"。2年后，他首次在宫颈癌手术中施行了"盆腔淋巴结切除术"，为现代意义的妇科肿瘤根治性手术奠定了基本模式。在100多年的手术发展史中，区域淋巴结切除术已被引入了几乎所有的妇科恶性肿瘤手术领域；但随着对肿瘤生物学行为的深入研究，妇科恶性肿瘤区域淋巴结切除的利与弊，越来越引起妇科肿瘤医师与研究人员的关注。

译者认为，是否需要行淋巴结切除术应考虑以下几个方面。首先，肿瘤是否以区域淋巴结转移作为主要转移方式，如子宫肉瘤和滋养细胞肿瘤就不以淋巴转移为主，故在手术中就不应常规行淋巴结切除术。其次，淋巴结转移风险的高低，如宫颈微小浸润癌、ⅠA期低危型子宫内膜癌等，淋巴结转移率非常低，在手术中也不必常规行淋巴结切除术。最后，也是最重要的一点，淋巴结转移对患者预后影响有多大，如早期卵巢癌，淋巴结转移已被证实是其独立预后因素，因此需要行淋巴结切除术；而晚期卵巢癌虽然淋巴结转移率高，但盆腹腔转移对患者预后的影响已超过淋巴结转移的影响，对于晚期卵巢癌影像学和临床阴性的淋巴结就不必切除了，因为淋巴结切除并不能改善患者的预后。

近年来，免疫治疗在肿瘤治疗策略中的地位正在日益凸显，而机体免疫系统的结构完整和功能正常对发挥免疫治疗效果至关重要。肿瘤引流淋巴结是肿瘤细胞沿淋巴管可能到达的淋巴结，参与了机体抗肿瘤免疫的重要环节。切除这些淋巴结，虽然可能阻断淋巴转移途径，但势必会削弱机体的免疫功能，给后续免疫治疗带来负面影响。如果从诊断和分期的角度出发，前哨淋巴结绘图不失为一种理想的策略，可以通过最小的损伤评估区域淋巴结的转移状态，这也是本书讲解的主要内容。

在确保不影响预后的前提下，尽可能减少对机体的损伤，保护淋巴免疫器官在内的其他正常器官的生理功能，是当前肿瘤手术治疗的发展方向。译者认为，以对机体尽可能小的损伤换取患者获益最大化是手术的本质和终极目的。在本书翻译过程中，译者也注重将上述专业理论与人文理念同时呈现给读者，这也是对肿瘤"个体化、精准化"治疗和手术微创理念的理解与实践。愿与读者共勉！

四川大学华西第二医院妇产科　李征宇

李征宇

原书前言

在大部分手术中，术者会对外阴癌、子宫内膜癌和宫颈癌患者行区域性系统淋巴结清扫术，但这部分手术内容似乎对约 80% 淋巴结阴性患者的生存并无明显益处，同时还可能造成一些远期的严重并发症。当了解到 Donald Morton 博士在皮肤黑色素瘤患者前哨淋巴结活检方面的开创性工作时，我们意识到这项技术可能也适用于外阴癌等妇科肿瘤患者。从此，我们开启了将前哨淋巴结活检应用于妇科肿瘤患者治疗的 20 年历程。在此过程中，我们结交了世界各地的同行，培训了很多医生，并改善了妇科肿瘤患者的预后。本书第 1 版的发行，为妇瘤科医师将前哨淋巴结活检纳入临床实践提供了一个有益的学习机会。

由于世界各地妇瘤科医师的通力合作，区域性系统淋巴结清扫术在外阴癌、子宫内膜癌和宫颈癌患者的手术治疗中的重要性逐渐下降。如今我已步入职业生涯末期，决定修订出版本书第 2 版，为妇瘤科临床医师提供更新的参考依据。与 20 年前一样，我们的目标仍然是改善妇科肿瘤患者的预后。

前哨淋巴结活检的发展很大程度上取决于临床操作技能，如手术解剖学知识、精细的手术技巧和患者的安全保障。对于多数妇科肿瘤医生来说，在职业生涯中努力建立全球合作的临床研究小组，通过精心设计的临床试验来验证创新性手术技巧的效果，这都是一个挑战。

即使已有新的靶向治疗和免疫治疗，这些临床操作技能作为一种治疗手段对患者的预后仍然至关重要。希望我们的工作能够激励从业医生继续研究，提高临床理论水平和操作技能，从而造福患者及其家庭。

Charles F. Levenback
Ate G. J. van der Zee
Robert L. Coleman

致 谢

谨以本书献给 Ginny。

Charles F. Levenback

感谢我的父母 Biny Van der Zee-Muntingh 和 Martin van der Zee 给予我的爱和永远的支持。感谢我的妻子 Joukje van der Naalt，以及我的孩子 Wierd、Heleen 和 Hannah，他们给我的生活带来了无限的快乐。

Ate G. J. van der Zee

感谢我的父母 Marlene、Gary Beatty、Robert 和 Sharon Coleman 给予的鼓励、支持、爱和引导。感谢我的妻子 Fay，是她的爱、理解及无私的付出激励着我。感谢我的孩子们 Jay、Christina、Kay、Joe、Mary、Teresa，以及孙子（女）Noelle、Jason、Nate、Marten、Lily、Eli 等给我的生活带来如此多的快乐。感谢我的患者，正是因为他们的参与，才使本书顺利完成。

Robert L. Coleman

目　录

第1章 淋巴显影技术的历史：妇科学视角
The history of lymphatic mapping: a gynecologic perspective

Charles F. Levenback 著

高 睿 译 李征宇 校

20世纪以来，人们普遍认为分子生物学创新及其临床转化研究是解决癌症问题的主要途径。然而淋巴显影技术的发展史告诉我们，即便是在今天，一些癌症治疗的革新仍来自传统技术的精进，如解剖学、临床观察及文献研究。

淋巴显影技术的发展史体现了医学创新成果逐渐推广和普及的重要意义。"前哨淋巴结"这一术语于1960年首次被提出[1]，但这一概念的内在含义至今未被全部揭示。最初关于前哨淋巴结概念的报道在很大程度上被忽视或误解，旧观点难以摒弃，新观点也并不总是尽如人意。

妇科肿瘤的相对罕见是我们专业淋巴显影技术发展的一个障碍。幸运的是，我们可以从其他常见肿瘤的治疗中学到关于淋巴显影技术的经验。笔者第一次接触淋巴显影技术是在1992年，一位患者因同时发生的原发性肿瘤（2cm的宫颈鳞状细胞癌和大腿前侧浅表皮肤黑色素瘤）来MD安德森癌症中心就诊。当时的标准治疗方案包括了腹股沟、大腿和盆腔淋巴结清扫术，所以在术后出现淋巴水肿的可能性很高。经过多学科会诊后，肿瘤外科医师为患者进行了淋巴显影和前哨淋巴结活检。当笔者看到淋巴管和蓝色前哨淋巴结时感到非常惊讶。此前没有任何在术前或术中对淋巴管或淋巴结直接显影的方法。当笔者通过显影技术看到腹股沟处的淋巴结时，考虑该技术可能同样适用于外阴癌。

自本书第一版出版以来，医疗界对于患者安全保障、手术新方案的准入和新设备的使用风险有了更高地要求。本章中，我们将探讨前哨淋巴结活检引入妇科肿瘤手术的经验和教训；后续部分将回顾女性生殖道和乳腺的淋巴解剖，以及关于这些部位肿瘤淋巴显影的研究现状。

一、淋巴解剖学研究

解剖学家早期通过尸体研究来了解淋巴解剖。因淋巴管肉眼难以观察到，淋巴组织须全面暴露、固定才能进行研究，所以解剖学家很难在这方面进行深入研究。解剖学家们通过不懈的努力，终于成功绘制出淋巴解剖结构图谱。此外，后继研究者在此基础上进行了更新（图1-1和图1-2）。解剖学家发现了多种淋巴管可视化的方法，其中包括在软组织中注射汞化合物使淋巴管显影，该技术有助于描述淋巴解剖结构，但也错误地显示了外阴淋巴管穿过阴唇–腿部皮褶（Sappey 1879，图1-3）。20世纪初，法国妇科医师Leveuf和Godard通过向新生儿尸体的宫颈注

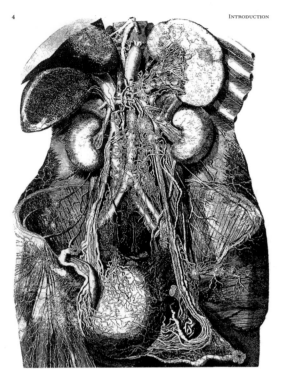

▲ 图 1-1　P. Mascagni 绘制的腹部及盆腔淋巴解剖图（1787 年）

经 Elsevier 许可转载，引自 Plentl 和 Friedman[4]

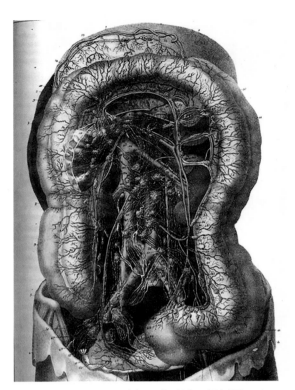

▲ 图 1-2　腹部及盆腔淋巴解剖图

引自 19 世纪法国著作

射 Gerotti 蓝溶液来研究宫颈的淋巴解剖[2]。他们发现染液流向了闭孔或髂血管旁淋巴结且具有高度可重复性，遂将其命名为"主要"淋巴结（图 1-4）。

二、霍尔斯特德手术模型

公元 2 世纪，解剖学家 Galen 认为癌症是体液系统疾病局部进展的结果。在西方，这一观点从未受到过挑战，直到 17 世纪，Valsalva 提出了癌症从原发部位向淋巴结扩散的理论[3]，并最终促进了实体瘤霍尔斯特德手术模型的发展。在此模型中，原发肿瘤、原发区域淋巴结、第二梯度区域淋巴结及包括皮肤淋巴管在内所有交通淋巴管都应被切除。这一方法被欧洲各地妇科医师纳入妇科肿瘤的治疗方案。Rupprecht、Basset、

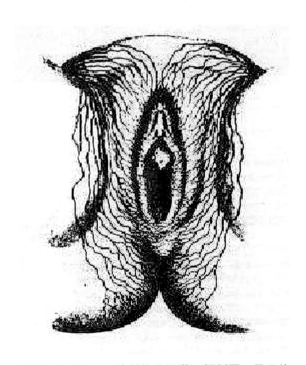

▲ 图 1-3　Sappey 绘制的外阴淋巴解剖图，显示外阴淋巴管穿过阴唇 - 腿部皮褶及臀部（1879 年）

经许可转载，引自 Parry-Jones 著作[19]

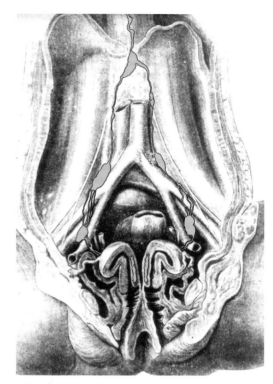

▲ 图 1-4　**Leveuf 和 Godard** 对宫颈淋巴引流的描述（**1923 年**）
图片由 Daniel Dargent 博士提供

Stoeckel 和 Bucura 在 1912 年同时描述了根治性外阴切除术和双侧腹股沟淋巴切除术[4]。后续 Twombly[5]、Taussig[6] 和 Way[7] 证实，与不完全根治或非手术治疗相比，根治性外阴切除术联合双侧腹股沟股淋巴切除术可以显著提高患者的生存率。1951 年，Stanley Way 总结手术原则（图 1-5）时表示："术中最重要的步骤是外阴广泛切除和淋巴结的系统切除（包括 Cloquet 淋巴结在内）[8]。"他还提出："这一术式在外阴癌治疗中具有重要作用，其并发症发生率和死亡率是可以接受的。"然而，数十年来，外阴癌手术的切除范围逐渐缩小。现如今，根治性外阴切除术联合双侧腹股沟淋巴清扫术已经不是外阴癌的首选治疗方案。

尽管 Way 的观点在今天看来是不完善的，但他认识到外阴癌具有发病率低、根治性手

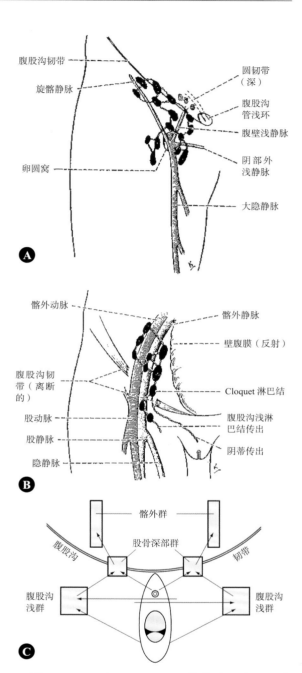

▲ 图 1-5　1951 年 Stanley Way[8] 描绘了腹股沟淋巴结（**A**）和盆腔淋巴结（**B**）；**Way** 以示意图的形式设想了淋巴结群的关系，其中包括阴蒂直接引流至"股骨深部"淋巴结和对侧阴唇引流（图 C 为重新绘制的清晰图）

术困难、术后护理要求高等特点，因此提出建立外阴癌专病治疗中心的倡议。这一倡议具有前瞻性意义，体现了妇科肿瘤专科和综合癌症治疗中心的重要性。

三、体内注射染料

淋巴解剖研究的进步及淋巴显影技术的发展得益于体内研究，但仍有两大因素限制了术中淋巴结观察。一是肉眼难以观察到淋巴管，二是淋巴是无色的。Stephen Hudack 和 Phillip McMaster[9] 是最早进行活体内研究的，他们尝试将各种染料注射至小鼠、大鼠及兔子的皮肤内，并在自己和 6 名志愿者身上进行了皮肤淋巴管的引流模式的研究。他们使用非常细的针头、少量蓝色染料和影像放大设备使皮肤细小的毛细淋巴管显影，并改变染料的类型和用量来检测淋巴显影效果（5min 内淋巴管显影距离可达 15cm）及皮肤炎症、发热、风团对淋巴显影效果的影响。在进行风团对淋巴显影效果影响的试验中，构建了一个"钝器击打皮肤"的风团模型，结果显示，风团区域淋巴染料的排出效率明显下降。

此后临床医师开始尝试采用各种染料以实现淋巴结显影。Gray 将天蓝色染料注射至新鲜皮肤中来研究皮肤淋巴管[10]。Zeit 和 Wilcoxon 在术前将墨汁注射到患者宫颈内使盆腔淋巴结显影[11]，并发现该技术可以用于根治性子宫切除术和盆腔淋巴结切除术。他们发现术前 8h 分别在宫颈 3 点钟和 9 点钟方位注射 0.5ml 墨汁可以使所有的盆腔淋巴结显影为黑色。Braithwaite 向盲肠中注射胭脂红染料，试图探索阑尾炎和十二指肠溃疡的相关性[12]。Weinberg 和 Greaney 在根治性胃切除术中向腹膜内注射天蓝色染料，以协助病理医师识别标本中的引流淋巴结[13]。

Eduard Eichner 通过术中注射蓝色染料系统地研究了女性生殖道的淋巴解剖结构。在 2 年内，他发表了 3 篇论文，描述了宫颈、卵巢、宫体、外阴和阴道注射染料后的淋巴解剖发现[14-16]（图 1-6），并于 1958 年发表了第 4 篇文章，描述了宫颈残端患者淋巴解剖情况[17]。Eichner 尝试了多种位置阻断淋巴引流，如结扎骨盆漏斗韧带来观察淋巴引流的改变情况。Eichner 提出了几个重要发现，但他对生殖道（尤其是外阴淋巴）引流也存在误解。不同于 Hudack 和 McMaster 使用的皮内注射，Eichner 对外阴多个部位进行了深部皮下注射，结果受试者腹股沟淋巴结不显影，而在盆腔淋巴结中发现了染料。他推断，染料可能随着外阴深部血管的血管前淋巴管直

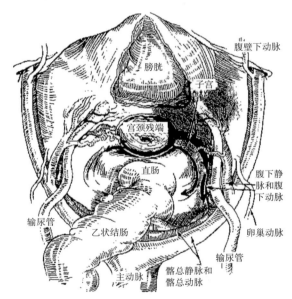

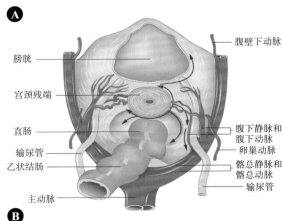

▲ 图 1-6　A. 1958 年 Eduard Eichner[17] 描绘的宫颈淋巴引流（经许可转载）；B. 描绘的关键特征

接到达盆腔，而非腹股沟的浅表皮肤淋巴管。他还指出，外阴到盆腔存在直接的淋巴引流。数十年后，经医学界证实，这种情况即便发生也是十分罕见的。

四、前哨淋巴结的早期识别研究

普遍认为，Ernest Gould 最早提出了"前哨淋巴结"这一概念[1]。基于对 28 例腮腺癌患者的研究，他建议将面部前、后静脉交界处的淋巴结进行冰冻切片，以确定是否需要进行全颈部淋巴结清扫，并提出了"如交界处淋巴结为阴性，全颈部淋巴结都为阴性，即可避免行全颈部淋巴结清扫"的假说。Ramon Cabanas 率先将淋巴显影和前哨淋巴结活检这两种前沿技术联合起来。1967 年，他在巴拉圭亚松森国立大学工作时和 Manuel Riveros、Ramiro Garcia 一起，在一份解剖学研究报告中首次描述了阴茎淋巴显影[18]。巴

拉圭是世界上阴茎癌发病率较高的国家之一。随后 Cabanas 在纪念斯隆 – 凯特琳癌症中心开展了一项泌尿肿瘤学的研究。8 年内，Cabanas 纳入 80 例阴茎癌患者并使用淋巴显影技术来识别其腹股沟前哨淋巴结（图 1–7）。他发现前哨淋巴结总是位于腹股沟浅淋巴结中且所有发生转移患者的前哨淋巴结都有累及，未发生转移但有前哨淋巴结累及的患者有 12 例。因此，Cabanas 建议只对前哨淋巴结阳性患者的病灶进行广泛的全面淋巴结清扫术。

20 世纪 70 年代，Cabanas 正在研究阴茎癌前哨淋巴结，而妇科肿瘤医师则在寻找降低根治性外阴切除术联合双侧腹股沟股淋巴清扫术并发症的方法。Parry-Jones[19] 将蓝色染料进行体内注射，得出与 Sappey 不同的结果，即外阴淋巴管并不穿过臀部和阴唇 – 腿部皮褶，这项研究结果使得外科医师可以在遵循霍尔斯特德原则的同时减少

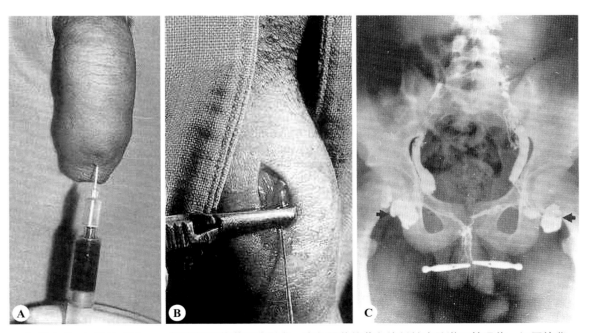

▲ 图 1–7　A 和 B. Cabanas 提出的阴茎淋巴造影术，注入阴茎的蓝色染料被皮肤淋巴管吸收，切开使背侧淋巴管道化，注射乙碘油；C. X 线平片造影确定淋巴管、乙碘油沉积在前哨淋巴结内
经许可转载，引自 Cancer[18]

手术切除范围。Parry-Jones 使用染料皮内注射得到和 Eichner 相反的结果，所有受试者的染料均滞留于腹股沟，并未到达盆腔淋巴结，这和他之前提出的淋巴直接从外阴引流至盆腔的假说自相矛盾。Parry-Jones 没有否认之前的假说，而是否认了此次的研究方法。在试验了数种化合物之后，他选择在术前 24h 将 Imferon 染料注射到外阴皮下组织，在髂淋巴结中发现的铁微粒证实了他先前的假说，即外阴与盆腔之间存在直接淋巴引流[19]。

其他研究者则采取各种措施旨在减少根治性外阴切除术联合双侧腹股沟及股淋巴结清扫术引起的并发症。Wharton 等认为，对于浸润深度<5mm 的患者发生淋巴结转移的风险很小，可不行淋巴结清扫[20]。然而，数篇报道提示浸润深度<5mm 仍可能发生淋巴结转移，因此这种方法很快被摒弃[21]。Morris 建议对肿瘤偏侧性良好的患者行患侧外阴切除术[22]，这种观点与根治性外阴切除术治疗浸润性外阴癌及霍尔斯特德的整块切除理念相悖。

Philip DiSaia 的研究聚焦于根治性外阴切除术对患者身体形象和性功能的影响。1979年他描述了原发肿瘤局部根治性切除联合局部腹股沟淋巴结切除的效果。DiSaia 建议为符合一定条件的外阴癌患者进行肿瘤局部根治性切除及腹股沟浅表淋巴结切除术[23]，并将"前哨淋巴结"的概念引入南美妇科肿瘤协会。他认为腹股沟浅表淋巴结是外阴的前哨淋巴结，这与 Cabanas 发现的阴茎癌前哨淋巴结位置一致。同时 DiSaia 还发现，如果腹股沟浅表淋巴结阴性，股淋巴结不会受累。DiSaia 以解剖学标志确定前哨淋巴结的位置（与 1960 年 Gould 描述的方法相似）但与 Cabanas 结合淋巴显影技术确定前哨淋巴结的方法有所不同。事实表明，DiSaia 对前哨淋巴结的概念存在误解，但这仍被一些妇科肿瘤医师接受，因为该理念减少了腹股沟淋巴清扫术后并发症发生率。Berman 等报道 50 例宫颈癌患者行该手术后，未出现腹股沟部位的复发，但这些结果无法重复[24]。在 Stehman 等报道的妇科肿瘤协作组（Gynecologic Oncology Group，GOG）方案 75 中，121 例外阴癌患者接受了腹股沟浅淋巴结清扫术，所有淋巴结均为阴性，但仍有 80% 的患者术后出现腹股沟复发[25]，而 GOG 方案 37 中，超过 300 例外阴癌患者接受了腹股沟及股淋巴结清扫术，淋巴结均为阴性，复发率不超过 1%[26]。基于上述 GOG 结果，妇科肿瘤医师摒弃了 DiSai 于 1978 年提出的腹股沟浅表淋巴结切除术。

五、淋巴结显影的研究进展

1953 年，Sherman 和 Ter-Pogossian 首次报道了体内注射放射性同位素来定位区域淋巴结[27]，多种同位素标记的化合物从此被应用于这个领域。1982 年，这种淋巴显影技术首次被应用于妇科研究领域，当时 Iversen 和 Aas 通过该技术研究了 52 例患者的外阴部淋巴引流，其中绝大多数为宫颈癌患者[28]。Donald Morton 团队首次使用胶体金探索了淋巴显像技术的临床应用，明确了既往淋巴引流模式不明的皮肤黑色素瘤患者原发淋巴引流域，尤其是淋巴结主干（图 1-8）。

在 Morton 研究时期，医学界对于早期黑色素瘤的管理存在较大争议。90% 的患者无淋巴结受累，而 10% 的患者出现淋巴结转移，因此是否对早期黑色素瘤行局部淋巴结切除是讨论的焦点。有一些临床医师推荐对所有一期的患者进行全面淋巴结清扫，而另一

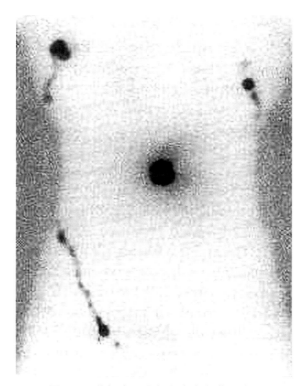

▲ 图 1-8　背部皮肤黑色素瘤患者淋巴结显影

注意：淋巴引流到 4 个潜在的淋巴引流域中的 3 个（经许可转载，引自 Nieweg O, Jansen L, Uren RF, et al, Instructive. Cases: Case 4: Drainage to Multiple Basins. In Nieweg O, Essner R, Reintgen D, eds, Lymphatic Mapping and Probe Applications in Oncology. Marcel Dekker, Inc.: New York, 2000: 292–4.）

些临床医师则推荐观察。因此，Morton 为明确术中能否识别 Cabanas 等描述的前哨淋巴结展开了研究。Morton 以猫科动物作为模型研究了多种染料定位淋巴结的效果[29]，最终选择了异硫蓝用于术中淋巴结定位。1992 年，Morton 等报道了对 223 例皮肤黑色素瘤患者的研究，共识别 237 个淋巴引流区域，其中 82% 的淋巴引流区域中鉴定出了前哨淋巴结。此外，在切除的 3000 个淋巴结中，8% 是前哨淋巴结，仅 2 例患者前哨淋巴结未受累却出现其他淋巴结转移[30]。这篇文章是现代肿瘤外科学领域被引用次数最多的文章，其结果推动了淋巴结显影技术的进步。

不久之后，世界各地的研究中心相继发表了多项针对乳腺癌和黑色素瘤患者的淋巴结定位及前哨淋巴结活检的研究，结果基本都与 Morton 等的观察结果一致。此后 10 年，许多研究用相似的方法研究了淋巴结定位和前哨淋巴结活检在头颈部、内分泌、胃肠、泌尿和生殖系统肿瘤中的应用。

Morton 的研究结果有着深远的影响。1978—1992 年，即从 Cabanas 到 Morton 的 14 年研究，以"前哨淋巴结"在 PubMed 数据库检索标题和摘要，共检索到 16 篇引文。前哨淋巴结首先应用在外阴癌中，随后是阴茎癌、黑色素瘤和乳腺癌[31]。1996 年，关于子宫内膜癌前哨淋巴结活检的研究首次被报道[32]。1995—2020 年，有 365 篇文章的标题中同时包含了"前哨"和"外阴"，554 篇文章的标题同时包含了"前哨"和"子宫内膜"，而乳腺癌和黑色素瘤对应文章数分别为 7515 篇和 3957 篇且仍在不断增长[33]。

1998 年，Morton 博士牵头创办了国际前哨淋巴结协会，围绕黑色素瘤开展了很多验证试验。美国癌症协会（American Joint Committee on Cancer，AJCC）乳腺癌分期手册（第 6 版）根据区域淋巴微转移的情况进行了亚分期，这一更新主要依据就是前哨淋巴结活检的结果[34]。截至 2001 年，研究累计报道了超过 17 000 例黑色素瘤患者，直接推动了 AJCC 将术中前哨淋巴结活检结果纳入黑色素瘤的分期标准[35]。如今，医学界已将前哨淋巴结活检结果作为乳腺癌和黑色素瘤的分期标准，并应用于乳腺癌和黑色素瘤的分期手册及治疗指南。

越来越多的妇科肿瘤分期标准和临床管理共识、指南也纳入了术中前哨淋巴结活检的结果。美国国立癌症综合网络（National Comprehensive Cancer Network，NCCN）外阴鳞状细胞癌指南（第 2 版，2021）仅推荐对术中前哨淋巴结受累情况无法明确的患者进行腹股沟及股淋巴切除术[36]。NCCN 子宫内膜癌评估和手术分期指南（第 2 版，2021）在疾病分期流程中提到"前哨淋巴结定位具有重要价值"[37]。同样，NCCN 宫颈癌指南（第 1 版，2021）推荐"无论前哨淋巴结活检结果如何，均行双侧盆腔淋巴切除术"[38]。

这些研究结果使得实体瘤手术治疗策略发生了重大改变。局部淋巴结切除术在绝大多数肿瘤手术中已经被摒弃（包括妇科肿瘤）。局部淋巴结切除引起的伤口感染、出血、淋巴水肿等并发症的发生率大大降低。随着分期的精准化与外科治疗观念的进步，包括生存率在内的肿瘤远期预后得到了显著改善。

六、安全性与手术的创新性

在前哨淋巴结活检技术发展的同时，健康管理者发现航空、核能等其他产业，在保证安全性的同时仍能为客户提供高满意度的服务。高可靠性组织（high-reliability organization，HRO）模式的核心是高度专业性、对风险的高度敏感性、操作流程的规范化，而非依靠从失败中总结教训的"经验论"。人们尝试将 HRO 模式应用到医疗健康领域，尤其是外科学和麻醉学。例如，世界卫生组织发布的外科手术安全核查表优化了外科手术的流程；以国际手术质量提高数据库（National Surgical Quality Improvement Database，NSQIP）为代表的风险校正数据要求新手术方案的精准评估，从而减少手术部位感染；微创手术和快速康复策略减少了术后恢复的时间；门诊手术低风险麻醉策略也显著提高了门诊手术的安全性。

各机构正积极研究如何将手术的创新研究成果应用于临床。Marcus 等注意到，患者和公众并不了解新的设备和新的手术程序往往与并发症的增加有关[39]。将前哨淋巴结活检技术应用于外阴癌的诊治值得关注，因为绝大多数前哨淋巴结活检阴性的患者不再接受辅助治疗，但是一旦发生淋巴转移，死亡率却非常高。这与乳腺癌不同，对于乳腺癌患者而言，一些前哨淋巴结没有受累的患者仍需要接受各种类型的辅助治疗。例如，在 GOG 研究的 173 例外阴癌患者中，有 10 家不同的研究机构共报道了 13 例前哨淋巴结出现假阴性的患者。幸运的是，这些患者仍然接受了腹股沟及股淋巴结切除术。然而，在前哨淋巴结活检假阴性且没有进行局部淋巴切除术或辅助治疗的患者中，并发症发生率和死亡率明显升高。

Chassin 和 Loeb 代表联合委员会强调，"HRO 模式不容忍瞒报安全问题的行为，也不能容忍存在不安全因素"[40]。商业航空公司尤其擅长使用模拟、检查表及错误报告等方式减少可预防的事故发生，安全标准不能因为资历或其他特权而降低。

前哨淋巴结活检技术的未来一片光明。人们应该更多地关注质量评价和风险评估工具，这些工具有助于提高临床工作质量，最大限度地规避风险[41]。

参考文献

[1] Gould EA, Winship T, Philbin PH, et al. Observations on a 'sentinel node' in cancer of the parotid. Cancer. 1960;13:77–8.

[2] Leveuf J, Godard H. Les lymphatiques de l'utérus. Rev

Chir. 1923;219–48.

[3] Borgstein P, Meijer S. Historical perspective of lymphatic tumour spread and the emergence of the sentinel node concept. Eur J Surg Oncol. 1998;24:85–9.

[4] Plentl AA, Friedman EA. Lymphatics of the cervix uteri. In: Lymphatic System of the Female Genitalia. Philadelphia WB Saunders; 1971. pp. 75–115.

[5] Twombly G. The technique of radical vulvectomy for carcinoma of the vulva. Cancer. 1953;3:516–30.

[6] Taussig FJ. Cancer of the vulva: an analysis of 155 cases. Am J Obstet Gynecol. 1940;40:764–73.

[7] Way S. Carcinoma of the vulva. Am J Obstet Gynecol. 1960;79:692.

[8] Way S. Carcinoma of the vulva. In: Malignant Disease of the Female Genital Tract. Philadelphia: Blakiston; 1951. pp. 27–8.

[9] Hudack S, McMaster P. The lymphatic participation in human cutaneous phenomena. J Exp Med. 1933;57:751–74.

[10] Gray J. The relation of lymphatic vessels to the spread of cancer. Br J Surg. 1938;6:462–95.

[11] Zeit PR, Wilcoxon G. In vivo coloring of pelvic lymph nodes with India ink. Am J Obstet Gynecol. 1950;59:1164–6.

[12] Braithwaite L. Flow of lymph from iliocecal angle. Br J Surg. 1923;11:7.

[13] Weinberg JA, Greaney EM. Identification of regional lymph nodes by means of a vital staining during surgery of gastric cancer. Surg Gyn Obst. 1950;90:561–5.

[14] Eichner E, Bove ER. In vivo studies on the lymphatic drainage of the human ovary. Obstet Gynecol. 1954;3:287–97.

[15] Eichner E, Goldberg I, Bove ER. In vivo studies with direct sky blue of the lymphatic drainage of the internal genitals of women. Am J Obstet Gynecol. 1954;67:1277–86.

[16] Eichner E, Mallin LP, Angell ML. Further experience with direct sky blue in the in vivo studies of gynecologic lymphatics. Am J Obstet Gynecol. 1955;69:1019–26.

[17] Eichner E, Rubinstein L. Cervical stump lymphatics. Obstet Gynecol. 1958;12:521–7.

[18] Riveros M, Garcia R, Cabanas R. Lymphadenectomy of the dorsal lymphatics of the penis. Cancer. 1967;20:2026–31.

[19] Parry-Jones E. Lymphatics of the vulva. J Obstet Gynaecol Br Commonwealth. 1963;70:751–65.

[20] Wharton J, Fletcher G, Delclos L. Invasive tumors of the vagina: clinical features and management. In: Coppleson M, editor, Gynecologic Oncology: Fundamental Principles and Clinical Practice. New York: Churchill-Livingstone; 1981. pp. 345–59.

[21] Parker RT, Duncan I, Rampone J, et al. Operative management of early invasive epidermoid carcinoma of the vulva. Am J Obstet Gynecol. 1975;123:349–55.

[22] Morris JM. A formula for selective lymphadenectomy: its application to cancer of the vulva. Obstet Gynecol. 1977;50:152–8.

[23] DiSaia PJ, Creasman WT, Rich WM. An alternate approach to early cancer of the vulva. Am J Obstet & Gynecol. 1979;133:825–32.

[24] Berman ML, Keys H, Creasman W, et al. Survival and patterns of recurrence in cervical cancer metastatic to periaortic lymph nodes (a Gynecologic Oncology Group study). Gynecol Oncol. 1984;19:8–16.

[25] Stehman FB, Bundy BN, Dvoretsky PM, et al. Early stage I carcinoma of the vulva treated with ipsilateral superficial inguinal lymphadenectomy and modified radical hemivulvectomy: a prospective study of the Gynecologic Oncology Group. Obstet Gynecol. 1992;79:490–7.

[26] Homesley HD, Bundy BN, Sedlis A, et al. Radiation therapy versus pelvic node resection for carcinoma of the vulva with positive groin nodes. Obstet Gynecol. 1986;68:733–40.

[27] Sherman A, Ter-Pogossian M. Lymph-node concentration of radioactive colloidal gold following interstitial injection. Cancer. 1953;6:1238–40.

[28] Iversen T, Aas M. Lymph drainage from the vulva. Gynecol Oncol. 1983;16:179–89.

[29] Wong JH, Cagle LA, Morton DL. Lymphatic drainage of skin in a sentinel lymph node in a feline model. Ann Surg. 1991;214:637–41.

[30] Morton DL, Wen DR, Wong JH, et al. Technical details of intraoperative lymphatic mapping for early stage melanoma. Arch Surg. 1992;127:392–9.

[31] Levenback C, Burke TW, Gershenson DM, et al. Intraoperative lymphatic mapping for vulvar cancer. Obstet Gynecol. 1994;84(2):163–7.

[32] Burke TW, Levenback C, Tornos C, et al. Intraabdominal lymphatic mapping to direct selective pelvic and paraaortic lymphadenectomy in women with high-risk endometrial cancer: results of a pilot study. Gynecol Oncol. 1996;62(2):169–73.

[33] Balch CM. Detection of melanoma metastases with the sentinel node biopsy: the legacy of Donald L. Morton, MD (1934–2014). Clin Exp Metastasis. 2018;35(5–6):425–9.

[34] Singletary SE, Allred C, Ashley P, et al. Staging system for breast cancer: revisions for the 6th edition of the AJCC Cancer Staging Manual. Surg Clin North Am. 2003;83(4):803–19.

[35] Balch CM, Soong SJ, Gershenwald JE, et al.

Prognostic factors analysis of 17,600 melanoma patients: validation of the American Joint Committee on Cancer melanoma staging system. J Clin Oncol. 2001;19(16):3622–34.

[36] NCCN Vulvar Squamous Cell Carcinoma Guidelines Version 2.2021. Available from: www.nccn.org.

[37] NCCN Guidelines Version 1.2021, endo-C, p. 1. Available from: www.nccn.org.

[38] NCCN guidelines version 1.2021 Cervical Cancer.

Available from: www.nccn.org.

[39] Marcus RK, Lillemoe HA, Caudle AS. Facilitation of surgical innovation: is it possible to speed the introduction of new technology while simultaneously improving patient safety? Ann Surg. 2019;270(6):937–41.

[40] Chassin MR, Loeb JM. High-reliability health care: getting there from here. Milbank Q. 2013;91(3):459–90.

[41] Levenback CF. Editorial, International Journal of Gynecologic Oncology, in Press.

第2章 淋巴解剖学的显微解剖学与生理学
Lymphatic anatomy: microanatomy and physiology

Erin K. Crane　Charles F. Levenback　著

高睿 译　李征宇 校

人体淋巴系统由复杂的淋巴管和淋巴结组成，具有维持间质 – 血管渗透压平衡、过滤免疫原和物质微粒、运输体液和免疫细胞等重要作用。淋巴系统可介导机体对肿瘤和病原体的免疫反应，引导免疫细胞与抗原结合，最终决定是否参与免疫应答或免疫耐受。本章旨在对淋巴系统进行阐述，重点描述淋巴系统与淋巴结显影技术的关系。

一、淋巴系统的早期研究

公元前4世纪，古希腊的希波克拉底和亚里士多德在著作中首次将淋巴管描述为"位于血管和神经之间，内含无色液体的纤维"[1]。随着解剖学的发展，人们对淋巴系统认识的逐渐加深[2]，17世纪中期，Bartholin提出了"淋巴"这一概念，并发现腹水、水肿的形成都与淋巴功能异常有关。18世纪中期，法国外科医师 Petit 发现乳腺癌可沿淋巴管转移到腋窝淋巴结[3]。Virchow 也发现淋巴系统参与了肿瘤的发展，提示淋巴系统具有过滤作用[4]。尸体解剖有助于人们认识淋巴系统，体内研究让人们更加深入地学习了淋巴系统的功能。19世纪90年代，Staring 证实了淋巴系统内存在液体静水压和胶体渗透压[5]。

20世纪初，外科手术逐渐盛行，术中的直接观察激发了研究者们对淋巴系统功能的兴趣。Braithwaite 观察到感染的阑尾显色淋巴结可沿肠系膜上动脉到达十二指肠，基于此，他进一步研究了小肠网膜淋巴结引流并提出了"前哨淋巴腺"的概念[6]。1938年，Gray 将氧化钍注射到新鲜切除的皮肤组织内，开始了皮肤淋巴系统研究领域[7]，并提出了淋巴的组织学鉴别标准：①有内膜；②常有半月瓣；③淋巴管与淋巴腺相连；④淋巴管中空或有凝固的淋巴液[7]。20世纪50年代，Kinmoth 将对比剂注入淋巴系统，实现了淋巴显影[8]。

Gray 将氧化钍注射到刚切除的乳腺肿瘤中发现，肿瘤往往通过淋巴液中的癌栓向淋巴腺转移[7]。William Halsted 关于乳腺淋巴结清扫的研究结果也支持这一理论，他认为恶性肿瘤是从淋巴结转移到内脏的[7,9]。然而，他们的观点饱受争议。例如，Tyzzer 在无区域淋巴结转移的肿瘤患者身上发现了远处转移灶[10]。现如今，人们对恶性肿瘤血行转移和淋巴转移的机制已经有了非常深刻的认识，但这些先前的工作仍确立了淋巴结评估在肿瘤学中的重要地位。

二、淋巴和淋巴管

淋巴遍布除骨髓、软骨、角膜外的所有人体器官。人们曾经普遍认为中枢神经系统中没有淋巴，但在 2015 年，Louveau 等证实了脑膜内也有淋巴管存在[11]。

淋巴系统始于有液体交换作用的毛细淋巴管（终末淋巴管）。毛细淋巴管的盲端由一层重叠的内皮细胞构成，细胞间隙为 10～25μm[12]（图 2-1），这些细胞被胶原纤维固定于周围的结缔组织。在白细胞渗出、液体静水压和胶体渗透压的共同作用下，物质微粒和液体可穿过内皮细胞间隙。据推测，纤维的收缩和舒张可调节淋巴和间质组织之间的微瓣大小，控制物质通过内皮细胞进入淋巴管[13]。

传入（收集）淋巴管与终末淋巴管相连。与终末淋巴管不同，传入淋巴管上有平滑肌纤维和瓣膜，但缺少纤维连接，较厚的传入淋巴管逐渐汇合并形成大淋巴管，最终流入区域淋巴结。大淋巴管内皮由环形平滑肌纤维构成，常分布于血管周围或包含滋养血管，以

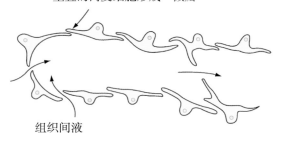

重叠的内皮细胞形成 "微瓣"

组织间液

▲ 图 2-1　毛细淋巴管的末端存在盲端，管壁由一层重叠的内皮细胞构成，内皮细胞间存在直径 10～25μm 的微瓣，允许组织液通过并进入毛细淋巴管

改编自 Kam C, Uren RF. Microanatomy and physiology of the lymphatic system. In: Nieweg O, et al, eds, Lymphatic Mapping and Probe Applications in Oncology. Marcel Dekker: New York, 2000: 1–22.

获得营养支持[13]（图 2-1）。次级瓣膜可以防止淋巴回流并区分具有收缩性的淋巴单元[14]。

近来，各种淋巴管内皮标志物被发现，如 prospero 同源框蛋白 1（prospero homeobox protein 1，PROX1）、淋巴管内皮透明质酸受体 1（lymphatic vessel endothelial hyaluronan receptor 1，LYVE1）、血管内皮生长因子受体 3（vascular endothelial growth factor receptor-3，VEGFR3），有助于淋巴管组织学检测，并加深人们对淋巴生成和淋巴解剖的认识[15-17]。

三、淋巴系统生理

人体每天有 8～12L 淋巴液参与淋巴循环，大部分为被动循环且依赖液体静水压、渗透压、扩散与对流及趋化作用这几项因素。终末淋巴管通常是塌陷的，组织间质压力增加时，与之相连的胶原纤维会拉开内皮细胞间隙，使淋巴液流入末梢毛细淋巴管。随后具有平滑肌的大淋巴管收缩并促进淋巴液和物质微粒流动，直至回流到循环中。淋巴系统缺乏中央泵，仅依赖瓣膜来防止淋巴回流。淋巴管的压力很低，对刺激十分敏感，仅需 2～4cmH_2O 的压力就可使其节律性收缩[18]。Gray 认为注射后按摩组织可促进淋巴液流动，因此一些医生在进行淋巴显影时常通过按摩的方式促进染料扩散。

淋巴液通常是无色透明的，类似于稀释的血浆。淋巴液的容量、流速和成分因部位和活性的不同而存在差异。在前哨淋巴结显影中，淋巴液流速有着特殊的临床意义，研究都通过淋巴荧光显像技术证实了这一观点，在淋巴荧光显像操作过程中，被标记的胶体流过淋巴管时可显像。淋巴液的流量变化取决于组织类型，皮下注射与皮内注射相比，淋巴液在皮肤中流动得较慢，而在骨骼肌中

流动得较快[19]。组织水肿或淋巴水肿时，淋巴液流动减慢，而在运动或炎症时，淋巴液流动速度加快。解剖位置也影响淋巴液的流速，头颈部的淋巴液流速最低，而下肢淋巴液流速最高[20]。

外阴、宫颈或子宫恶性肿瘤的原发灶相对更靠近区域淋巴结床，因此染料和放射性核素能够很快转染前哨淋巴结或其他淋巴结。例如，对子宫内膜癌患者的宫颈注射吲哚菁绿，实现盆腔淋巴结显影约需 5min，显影可持续 1h[21]。

四、淋巴结

淋巴结很小、呈豆状，遍布全身（图2-2）。淋巴结是高度复杂的器官，是人体识别抗原的主要部位，相当于颗粒物、抗原和癌细胞的"过滤器"。

传入淋巴管将淋巴液输送到淋巴结，再进入髓窦，后者是微小转移癌的好发部位。淋巴液流过淋巴结髓质和生发中心进入传出淋巴管。下肢和骨盆的淋巴汇入集合管，最终形成胸导管。胸导管和右侧淋巴管在左锁骨下静脉和颈静脉交汇处与静脉相通（图2-3）。因此，左锁骨上淋巴结是妇科肿瘤转移的常见部位。

传入淋巴管将淋巴细胞和抗原提呈细胞（antigen-presenting cell，APC）转运到淋巴结，后者受基质趋化因子作用到指定的位置发挥作用[22]。树突状细胞在淋巴结索内将抗原提呈给 T 细胞，而滤泡状树突细胞在淋巴结滤泡内将抗原提呈给 B 细胞[23]。未与抗原结合的淋巴细胞离开该淋巴结并继续前往下一个淋巴结。

当游离肿瘤细胞进入淋巴循环，并通过区域淋巴结排出时，即发生淋巴结转移。一

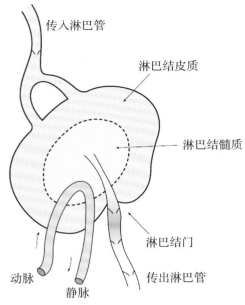

▲ 图 2-2　淋巴结解剖

淋巴结过滤淋巴中的杂质，是抗原提呈和免疫激活的关键位置（改编自 Kam C, Uren RF. Microanatomy and physiology of the lymphatic system. In: Nieweg O, et al, eds, Lymphatic Mapping and Probe Applications in Oncology. Marcel Dekker: New York, 2000: 1–22.）

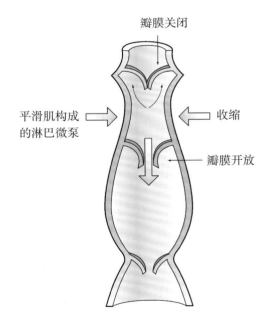

▲ 图 2-3　淋巴液引流通道存在活瓣，确保淋巴液单向流动

改编自 Kam C, Uren RF. Microanatomy and physiology of the lymphatic system. In: Nieweg O, et al, eds, Lymphatic Mapping and Probe Applications in Oncology. Marcel Dekker: New York, 2000: 1–22.

些肿瘤（如肉瘤）常常通过血行转移，而不通过淋巴转移，而另外一些肿瘤（如类癌），可能出现比原发灶更大的淋巴结转移。在妇科恶性肿瘤，如子宫内膜腺癌、外阴及宫颈鳞状细胞癌中，淋巴结是否受累是唯一的预后因素。

五、局部淋巴结免疫学

过去10年里，我们对肿瘤免疫的认识迅速增加。淋巴结和免疫系统既可抑制又可促进肿瘤转移。携带肿瘤抗原的树突状细胞可以从外周迁移到淋巴结，甚至肿瘤抗原可直接进入淋巴结。淋巴结内的抗原提呈细胞（如巨噬细胞、滤泡树突状细胞、B细胞）可以识别这些抗原并诱导免疫反应或免疫耐受[24]。

有研究将黑色素瘤细胞直接注射到淋巴结中，结果显示 CD8[+] 细胞介导细胞毒性反应致肿瘤细胞死亡[25]；还有研究发现，原发肿瘤旁淋巴结内的淋巴细胞对黑色素瘤细胞生长的抑制作用较差，而距原发肿瘤部位较远的淋巴结中淋巴细胞能诱导肿瘤细胞凋亡[26]。上述结果表明，在初始免疫应答后，持续的肿瘤抗原会导致免疫耗竭，产生免疫耐受和免疫抑制[24]。此外，前哨淋巴结在"肿瘤转移前状态"中发挥着重要作用，主要与肿瘤分泌的细胞因子有关，如血管内皮生长因子（vascular endothelial growth factor, VEGF）。VEGF 可诱导淋巴管形成并增加淋巴管内淋巴液流量，为"种子提供丰富的土壤"[27]。

对于妇科肿瘤学领域，在前哨淋巴结中也观察到了类似的免疫抑制微环境。Heeren 等在宫颈癌的研究中发现，与无肿瘤累及的淋巴结相比，肿瘤转移的淋巴结分子谱与免疫抑制相关性更强[28]。对子宫内膜癌和宫

颈癌的前哨淋巴结和非前哨淋巴结树突状细胞进行分析的结果表明，前哨淋巴结中的树突状细胞免疫刺激标志物表达升高，而转移灶中成熟树突状细胞较少，提示存在免疫抑制[29]。Baiocchi 等研究表明，前哨淋巴结转移灶的大小与非前哨淋巴结转移的风险相关[30]，较小的抗原载量就可以让前哨淋巴结保持免疫原性；还有研究表明，在各种恶性肿瘤中，前哨淋巴结中孤立的肿瘤细胞通常是无临床意义的。Fattorossi 等描述了子宫内膜癌和宫颈癌患者癌旁淋巴结内淋巴细胞的组成存在差异，而远端淋巴结却无差异[31]。

前哨淋巴结最终会被抗原侵袭，而远端淋巴结仍保持其免疫功能，这一发现证实了妇科肿瘤中前哨淋巴结显影的意义。系统性淋巴结切除并不优于前哨淋巴结显影，仍需进一步研究，以全面了解肿瘤向前哨淋巴结转移的过程，从而有助于肿瘤的治疗。

六、淋巴系统手术解剖

淋巴管在术中通常不可见，但在淋巴显影技术下可呈现绿色或蓝色（图2-4）。此外，淋巴结的大小和连续性也并不相同，仅部分淋巴结能在外科手术中被触及。术中切除淋巴管不会造成任何不良后果，因为有大量低压淋巴管网络及其广泛的侧支存在。

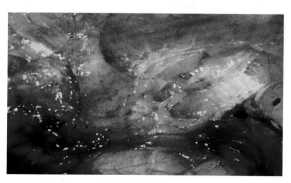

▲ 图 2-4　淋巴显影中可见粗大的淋巴干

外科医师在病理报告中描述的区域淋巴结数目有很大差异。过去认为，淋巴结数目越多代表检测敏感性越高、预后越好[32]，因此医学界将切除淋巴结的数目看作手术效果的反映，但淋巴结计数不仅与外科医师的操作有关，也因病理科医师的淋巴结分类方法而异[33]。目前，前哨淋巴结显影技术已广泛应用于外阴、宫颈和子宫恶性肿瘤，削弱了淋巴结计数的重要性。

虽然系统性淋巴结切除术切除淋巴结较多，可能提高诊断的敏感性，但也增加了外科术后并发症的风险，这些并发症包括切口感染和淋巴囊肿形成等。虽然大部分淋巴囊肿可以保守治疗，但仍有部分患者需要引流、手术甚至注射硬化剂治疗。系统性淋巴结切除术可能导致淋巴水肿，常见于妇科恶性肿瘤术后患者的下肢。外科手术引发的淋巴水肿是由淋巴管阻塞导致的，此时增加的压力可使淋巴液绕过堵塞部位（图 2-5）。压缩管、

连续按摩装置和抬高患处等措施有助于缓解，但淋巴水肿无法痊愈。在一项对 1000 例因妇科恶性肿瘤行淋巴结切除术患者的大型综述中，Querleu 等报道了 71 例淋巴囊肿，其中 15% 需要干预治疗[34]。在外阴癌患者中，全腹股沟淋巴结切除术可导致 30% 的患者术后出现淋巴水肿，在需要辅助放射治疗的患者中，这一比例更高[35]。前哨淋巴结显影技术显著减少了此类并发症的发生，这将在后续章节中进行详细的讨论。

我们对淋巴结生理、免疫功能的认识正在不断加深。淋巴结，尤其是前哨淋巴结不仅是免疫反应发生的初始部位，在免疫耐受和免疫逃逸中也发挥了重要作用。淋巴显影和前哨淋巴结活检技术为基础医学、转化医学及临床医学研究提供了更明确的方向。未来研究应聚焦于前哨淋巴结和非前哨淋巴结的区别，充分利用机体免疫在肿瘤治疗中的潜能。

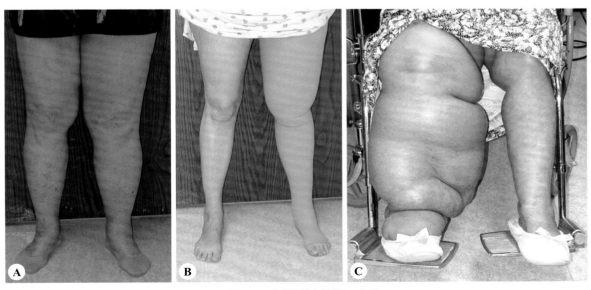

▲ 图 2-5　不同程度的淋巴水肿

A. 轻度，对生活的影响较小；B. 中度，需要按压器械及按摩干预，但大多数患者功能恢复良好；C. 重度，治疗困难

参考文献

[1] Crivellato E, Travan L, Ribatti D. The Hippocratic treatise 'on glands': the first document on lymphoid tissue and lymph nodes. Leukemia. 2007;21:591–2.

[2] Rusznyak I. [Significance of lymphatic circulation]. Orv Hetil. 1959;100:1857–63.

[3] Olson JS. Bathsheba's Breast: Women, Cancer, and History. 1st ed. Baltimore, MD: The Johns Hopkins University Press; 2005. pp. 27–45.

[4] Loukas M, et al. The lymphatic system: a historical perspective. Clin Anat. 2011;24:807–16.

[5] Taylor AE. Capillary fluid filtration. Starling forces and lymph flow. Circ Res. 1981;49:557–75.

[6] Braithwaite L. Flow of lymph from iliocecal angle. Br J Surg. 1923;11:7.

[7] Gray J. The relation of lymphatic vessels to the spread of cancer. Br J Surg. 1938;26:462–95.

[8] Liapis C, Balzer K, Benedetti-Valentinni F. Vascular Surgery. Berlin: Springer; 2007.

[9] Halsted WS, Dahlen G, Ohman AE. The results of operations for the cure of cancer of the breast performed at the Johns Hopkins Hospital from June, 1889, to January, 1894. The Johns Hopkins Hospital Reports. Ann Surg. 1894;20(5):497–555.

[10] Tyzzer EE. Factors in the production and growth of tumor metastases. J Med Res. 1913;28:309–32;301.

[11] Louveau A, et al. Structural and functional features of central nervous system lymphatic vessels. Nature. 2015;523:337–41.

[12] Tanis PJ, Nieweg OE, Valdes Olmos RA, et al. Anatomy and physiology of lymphatic drainage of the breast from the perspective of sentinel node biopsy. J Am Coll Surg. 2001;192:399–409.

[13] Breslin JW, et al. Lymphatic vessel network structure and physiology. Compr Physiol. 2018;9:207–99.

[14] Mislin H. Active contractility of the lymphangion and coordination of lymphangion chains. Experientia. 1976;32:820–2.

[15] Wigle JT, et al. An essential role for Prox1 in the induction of the lymphatic endothelial cell phenotype. EMBO J. 2002;21:1505–13.

[16] Thiele W, Rothley M, Schmaus A, et al. Flow cytometrybased isolation of dermal lymphatic endothelial cells from newborn rats. Lymphology. 2014;47:177–86.

[17] Jussila L, et al. Lymphatic endothelium and Kaposi's sarcoma spindle cells detected by antibodies against the vascular endothelial growth factor receptor-3. Cancer Res. 1998;58:1599–604.

[18] Aukland K, Reed RK. Interstitial-lymphatic mechanisms in the control of extracellular fluid volume. Physiol Rev. 1993;73:1–78.

[19] Modi S, Stanton AW, Mortimer PS, et al. Clinical assessment of human lymph flow using removal rate constants of interstitial macromolecules: a critical review of lymphoscintigraphy. Lymphat Res Biol. 2007;5:183–202.

[20] Uren RF, Howman-Giles RB, Thompson JF. Demonstration of second-tier lymph nodes during preoperative lymphoscintigraphy for melanoma: incidence varies with primary tumor site. Ann Surg Oncol. 1998;5:517–21.

[21] Choi HJ, et al. Time-lapse imaging of sentinel lymph node using indocyanine green with near-infrared fluorescence imaging in early endometrial cancer. J Gynecol Oncol. 2016;27:e27.

[22] Gasteiger G, Ataide M, Kastenmuller W. Lymph node–an organ for T-cell activation and pathogen defense. Immunol Rev. 2016;271:200–20.

[23] Willard-Mack CL. Normal structure, function, and histology of lymph nodes. Toxicol Pathol. 2006;34:409–24.

[24] Sleeman JP. The lymph node pre-metastatic niche. J Mol Med (Berl). 2015;93:1173–84.

[25] Preynat-Seauve O, et al. Extralymphatic tumors prepare draining lymph nodes to invasion via a T-cell crosstolerance process. Cancer Res. 2007;67:5009–16.

[26] Farzad Z, et al. Lymphocytes from lymph nodes at different distances from human melanoma vary in their capacity to inhibit/enhance tumor cell growth in vitro. Melanoma Res. 1997;7(Suppl 2):S59–65.

[27] Qian CN, et al. Preparing the 'soil': the primary tumor induces vasculature reorganization in the sentinel lymph node before the arrival of metastatic cancer cells. Cancer Res. 2006;66:10365–76.

[28] Heeren AM, et al. Nodal metastasis in cervical cancer occurs in clearly delineated fields of immune suppression in the pelvic lymph catchment area. Oncotarget. 2015;6:32484–93.

[29] Kara PP, et al. Analysis of dendritic cells in sentinel lymph nodes of patients with endometrial and patients with cervical cancers. Int J Gynecol Cancer. 2009;19:1239–43.

[30] Baiocchi G, Salani R. Meeting report from the 19th meeting of the International Gynecologic Cancer Society (IGCS) 2019: summary of selected abstracts and meeting highlights. Gynecol Oncol. 2019;155:389–92.

[31] Fattorossi A, et al. Lymphocyte composition of tumor draining lymph nodes from cervical and endometrial cancer patients. Gynecol Oncol. 2004;92:106–15.

[32] Abu-Rustum NR, et al. Is there a therapeutic impact to regional lymphadenectomy in the surgical treatment of endometrial carcinoma? Am J Obstet Gynecol. 2008;198:457:e451–5; discussion 457:e455–6.

[33] Cormier B, Sauthier P, Lussier C, et al. Determinants of lymph node count in endometrial cancer surgical staging. Int J Gynecol Cancer. 2012;22:1361–6.

[34] Querleu D, et al. Audit of preoperative and early complications of laparoscopic lymph node dissection in 1000 gynecologic cancer patients. Am J Obstet Gynecol. 2006;195:1287–92.

[35] Huang J, Yu N, Wang X, et al. Incidence of lower limb lymphedema after vulvar cancer: a systematic review and meta-analysis. Medicine (Baltimore). 2017;96:e8722.

第3章 外阴淋巴解剖学
Lymphatic anatomy: lymphatics of the vulva

Anca Chelariu-Raicu Robert L. Coleman 著

王智亮 译 李征宇 校

一、外阴

了解外阴的解剖结构、区域淋巴结，以及其生理性淋巴引流的方向，才能更清楚地理解淋巴结显影对于外科手术的重要临床意义。外阴癌患者淋巴结系统的临床相关性研究表明，淋巴结显影及前哨淋巴结活检已经取代整块切除成为标准步骤。本章将结合胚胎学和尸体研究，重点介绍外阴和腹股沟的解剖结构，其中一些研究可能会挑战淋巴结位置的传统概念，因此对于手术理念的指导非常重要。

二、外阴及腹股沟胚胎学

在胚胎学上，女性外生殖器起源于未分化组织，其中包括生殖结节、阴唇阴囊隆起和尿生殖褶[1]。在缺乏胎儿雄激素的情况下，这些组织将进一步分化形成女性外阴形态，但需要发育至第 12 周才能分辨性别，这种分化的模糊性可能是由于发育过程中存在外源性或内源性类固醇引起的。然而，胚胎之所以发育为女性，正是由于缺乏某种类固醇，可以看作是一种"空表型"。

三、外阴局部解剖

外阴包括耻骨、阴蒂、大阴唇、小阴唇、前庭（尿道外口和处女膜痕）、会阴体、勃起组织和肌肉，以及皮下支撑组织（图 3-1）。这些结构表面由角质化、分层的鳞状上皮构成或覆盖，直到前庭区域过渡为非角质化的鳞状黏膜。会阴浅筋膜延续自腹部 Scarpa 筋膜尾端，外阴位于其正上方，通过疏松的附着获得相应的支持；会阴浅筋膜深部是生殖器官底部的勃起和肌肉组织（图 3-2）。阴蒂、坐骨海绵体肌、球海绵体肌和会阴深横肌所在的泌尿生殖膈深筋膜或下筋膜，是指示局部切除手术深部边缘的重要标志点，该筋膜层与阔筋膜连续。

四、腹股沟淋巴结局部解剖

腹股沟的特征和局部解剖结构见图 3-3。腹股沟表面由与外阴表面相同的角化鳞状上皮所覆盖，其下由浅筋膜或称为 Camper 筋膜分为皮肤与皮下组织。在浅筋膜的背侧是含有腹股沟浅淋巴结和浅表脉管系统的脂肪组织，这些脉管系统包括浅表旋髂血管、腹壁下血管和外阴浅表血管等。去除这一层后，可以看到股深筋膜，它在侧面与大腿的

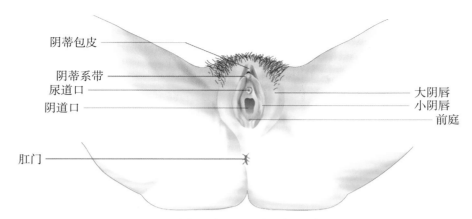

阴蒂包皮
阴蒂系带
尿道口
阴道口
大阴唇
小阴唇
前庭
肛门

▲ 图 3-1　女性外生殖器的主要解剖学标志

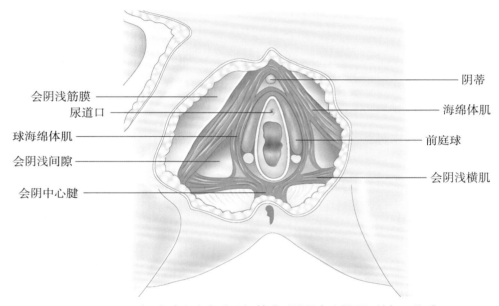

会阴浅筋膜
尿道口
球海绵体肌
会阴浅间隙
会阴中心腱
阴蒂
海绵体肌
前庭球
会阴浅横肌

▲ 图 3-2　外阴深部组织与会阴深筋膜（泌尿生殖器膈）的相互关系

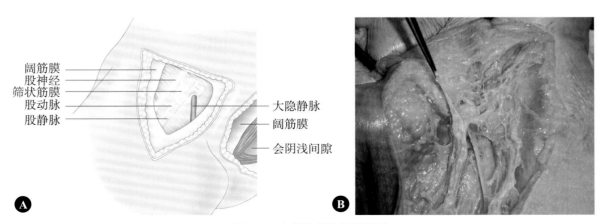

阔筋膜
股神经
筛状筋膜
股动脉
股静脉
大隐静脉
阔筋膜
会阴浅间隙

Ⓐ　Ⓑ

▲ 图 3-3　右侧腹股沟局部解剖

筋膜相连，在内侧与内收肌的筋膜相连，并与泌尿生殖器膈的下筋膜共水平。卵圆窝由镰状或 Hey 韧带划定，有大隐静脉和其他小血管穿过韧带。正如下文所述，覆盖在该窝上的筛孔筋膜被称为楔形薄层。股骨筋膜下面是股骨血管和神经，以及腹股沟的深层肌肉组织。股骨或腹股沟深部淋巴结沿股静脉分布，通常位于卵圆窝内。最上端的淋巴结通常被称为 Rosenmüller 或 Cloquet 淋巴结。

外阴（和阴道下 1/3）的淋巴引流方向主要从皮下组织进入大阴唇沟内侧再至腹股沟。淋巴结位于股三角（Scarpa 三角）的皮下组织，在解剖学上以腹股沟韧带为界，外侧为缝匠肌，内侧为长收肌。根据它们与阔筋膜和卵圆窝的位置关系，这些淋巴结被分为"浅群"和"深群"（图 3–4）。在传统图示中，卵圆窝之上覆盖有筛筋膜，其延续自阔筋膜表面且具有孔洞。然而，胚胎学研究表明，这种"筋膜"实际上不同于阔筋膜（股骨部分），它是在妊娠中期（妊娠 23～24 周）由卵圆窝的结缔组织发育而来 [2-4]。结缔组织的浅层逐渐增厚硬化，因此称其为"筛板"更准确，这种差异很重要，并且与组成股骨深群的腹股

沟淋巴结预期的位置相关，因为在胚胎淋巴结节中，它起源自同一结缔组织中的浅表淋巴结。

五、腹股沟浅淋巴管

腹股沟浅淋巴结群主要接收穿过大、小阴唇、阴阜至外阴组织的集合淋巴管。该群包含约 10 个淋巴结，主要位于卵圆窝、大隐静脉及其分支周围的皮下组织中。对该群淋巴结局部解剖表明，这些淋巴结均匀地分布于 Scarpa 三角内；在其内侧和下方，浅群淋巴结以股骨三角为界。Nicklin 等结合髂前上棘、耻骨结节等手术及解剖标志，使用淋巴管造影技术详细说明了该群淋巴结的位置 [5]，并指出，该群中最边缘的淋巴结从未超出腹股沟韧带右侧 15% 或左腹股沟韧带外侧 20%。Micheletti 等在后续的研究中，从解剖学和胚胎学上将这一观察结果与浅表外旋支脉管系统建立了关联 [3, 6]。在对早产胎儿的研究中，他们在这些浅表血管周围发现了淋巴结组织，却从未在缝匠肌内侧缘与腹股沟韧带的交点附近发现淋巴结。Rob 等提出一种将浅表淋巴结分为三组的方案：①浅内侧组

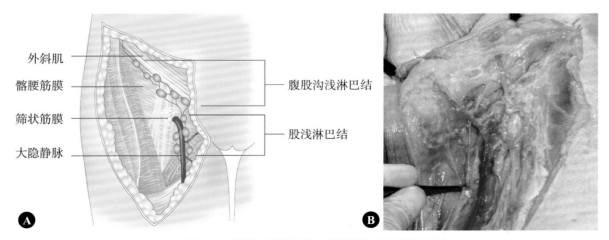

外斜肌
髂腰筋膜
筛状筋膜
大隐静脉

腹股沟浅淋巴结
股浅淋巴结

Ⓐ　　　　　　　　　Ⓑ

▲ 图 3–4　腹股沟浅淋巴结与股筋膜和卵圆窝的关系

（Sf-M）位于股静脉上内侧，大隐静脉内侧；②浅表中间组（Sf-IM）包括大隐静脉和股静脉附近，以及其上外侧区域的淋巴结；③浅外侧组（Sf-L）为腹股沟外 1/3 的淋巴结[7]；并报道，内侧组淋巴结占比最高（约 50%），其次是中间组（34.7%）。这些发现对于手术价值是用于划定皮肤和腹股沟淋巴结清扫时的横向切除范围，并且不破坏重要的潜在侧支淋巴回流，从而降低手术并发症。

六、股骨 – 腹股沟深淋巴管

如前所述，股骨或腹股沟深部淋巴结是在妊娠 11 周时，由卵圆窝顶部的一处淋巴组织发育而来。在妊娠期，卵圆窝的结缔组织增殖、分化，将淋巴组织划分为独立的淋巴结。通常只有少数，1~5 个淋巴结迁移至卵圆窝，沿股静脉分布，成为股骨淋巴结[6]。尸体研究发现，这些淋巴结最常见于大隐静脉与股静脉交界处或其下方（图 3-5）。在 1/3 的病例中，这些淋巴组织位于此点的头侧[2]。所有淋巴结组织似乎都位于卵圆窝边界以内。在阔筋膜以下的任何方向及股动脉外侧均未发现淋巴结组织。解剖研究的样本

中，Cloquet 淋巴结的发现率只有 46%，其中 30% 是单侧的，因此不能完全标记腹股沟头侧淋巴结范围。有假说认为，Cloquet 淋巴结是髂外淋巴结中最远的，也是不易识别的淋巴结。Rob 等报道，在腹股沟区域的解剖中，腹股沟深淋巴结的发现率只有 16.1%[7]。

七、淋巴的引流

Eichner 及 Parry-Jones 相继提出外阴淋巴体内引流的重要临床特征，即外阴同侧的淋巴引流不会横向跨越大阴唇沟，并且通常只有中线结构（如阴蒂或会阴）才有双向引流[8, 9]。早先有研究观察到阴蒂淋巴管与盆腔直接连通，虽然这在临床上是非常罕见的，但最近的一项研究证实了这一结果。先前的研究结果表明，在双侧前哨淋巴结显影出现单侧阳性的情况下，对侧非前哨淋巴结转移的风险非常低[10]。外阴的淋巴流向是有序的，通常先流向浅表组，然后引流至股淋巴结，再后引流淋巴管经股管中的腹股沟韧带下方穿过，与髂外淋巴结、盆腔淋巴结相通。一项针对外阴癌腹股沟清扫术的患者

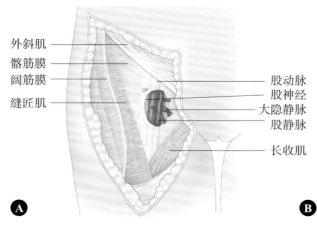

外斜肌
髂筋膜
阔筋膜
缝匠肌

股动脉
股神经
大隐静脉
股静脉

长收肌

Ⓐ

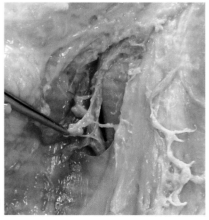

Ⓑ

▲ 图 3-5　腹股沟深淋巴结与股三角的关系

的淋巴显影结果证实，前哨淋巴结的位置并不统一，但最常见的是位于卵圆窝附近的内侧浅表淋巴结[11]。关于外阴淋巴结是否直接引流至盆腔的体内显影结果尚不统一，使用皮内注射的研究表明，外阴淋巴主要引流至腹股沟；而使用深层皮下注射的研究表明其直接引流至盆腔。临床实践表明，最适合做淋巴结显影的皮肤肿瘤，是那些基本上只通过皮肤淋巴管引流的较小的、浅表的肿瘤。

八、自然转归和转移模式

虽然在外阴或其相关附属结构中可出现多种肿瘤细胞类型，但大多数原发性外阴癌为起源于上皮层的鳞状细胞癌[12]，最常见的受累部位是小阴唇、阴蒂、阴唇系带、会阴体和大阴唇内侧。其典型的生长和扩散模式是局部扩散或经脉管癌栓到局部或远处，但外阴黑色素瘤是个例外，其转移模式相对可预测。外阴原发性肿瘤的局部生长通常呈放射状，并深入皮下组织。随着 TNM 分期系统的创建，对这种生长的测量已经标准化[13]。TNM 肿瘤分期系统根据肿瘤大小（T_1 直径≤2cm，T_2 直径>2cm）、是否累及远端中线结构（T_3 累及尿道、阴道和肛门）、是否侵犯中线器官（T_4 侵犯膀胱黏膜、上尿道和直肠黏膜）或是否发生骨转移对肿瘤进行分期。

一旦发生侵袭，肿瘤可以按照先前描述的引流模式，通过皮肤淋巴管扩散到区域淋巴结。根据浸润深度，似乎存在一个腹股沟转移的阈值。Kelley 及其同事报道，在 24 例浸润深度为 1mm 或以下（测量为从最近的钉突至最深的浸润深度）的患者中，转移发生率为 0%[14]。而浸润超过 1mm 的肿瘤淋巴结转移的风险高达 34%[15]，这一观察结果导致了 Ⅰ 期外阴癌的亚分类（ⅠA：T_1 病灶浸润 1mm 或更小，ⅠB：T_1 病灶浸润超过 1mm），其临床意义在于可以避免某些患者行淋巴结清扫。他们还研究了一种测量浸润深度替代方法，即从最深的肿瘤未浸润钉突的基底膜到最深的浸润点，并将其与传统测量方法及临床结果进行比较来评估其准确性。结果表明，这种替代测量方法使得 19% 的 FIGO ⅠB 期肿瘤患者降级至 FIGO ⅠA 期，从而免于腹股沟淋巴结清扫术[16]。然而，这种替代测量方法还需要进一步的临床验证，传统方法仍然是标准方法。

目前对早期外阴癌的治疗是分别切除原发肿瘤病灶和有风险的腹股沟淋巴结[17-19]。Cherry 和 Glücksmann 对肿瘤整块切除和活检进行研究表明，肿瘤淋巴栓子仅存在于 19% 的病例中[20]。临床上，在采用独立切口分别切除原发灶和区域淋巴结的患者中，在保留皮肤桥部位的复发并不常见。这一观察结果支持这样的假设，即淋巴转移是由于有活力肿瘤组织快速栓塞淋巴管而产生的，而且通常没有栓塞和转移的时间间隔。

九、腹股沟区域解剖示意图

由于存在解剖学和命名混乱，腹股沟区解剖学引起了妇科肿瘤医师的广泛关注。有关命名问题已有数位作者进行了详细探讨[2, 3, 21]。由于腹股沟区域解剖图有误，以及其在传播过程中不断产生的争议，使得有关命名问题更加复杂。本部分将回顾以前研究者在描绘腹股沟区域解剖结构所做的努力，同时明确最准确的图像。

　　1971 年，Plentl 和 Friedman 提供了一组新的腹股沟解剖图，并被广泛引用[22]（图3-6）。在图 3-6A 中，腹股沟浅淋巴结的大致位置是准确的。然而，淋巴结数目（5 个）少于常见的 8～10 个。在所有图中，浅表淋巴结和股骨淋巴结显示为相同大小，但淋巴结大小不同是很常见的，通常前哨淋巴结直径至少为 1cm。

　　在图 3-6C 的横截面中，患者非常瘦，因为皮肤和 Camper 筋膜之间几乎没有脂肪。该图显示腹股沟浅淋巴结非常贴近皮肤。事实上，在某些患者中，由于皮下脂肪层厚，"浅层"腹股沟淋巴结可能距离皮肤非常"深"。这一被忽视的情况导致妇科肿瘤学组行部分外照射治疗的结果不满意。筛状筋膜被描绘为分隔浅表淋巴结和股骨淋巴结的粗黑线。如前所述，该结构应更恰当地描述为"层"。

　　基于 Cabanas[24] 绘制的男性腹股沟中前哨淋巴结位置示意图，DiSaia 等[25] 于 1979年修正后用以描绘浅表淋巴结的位置（图

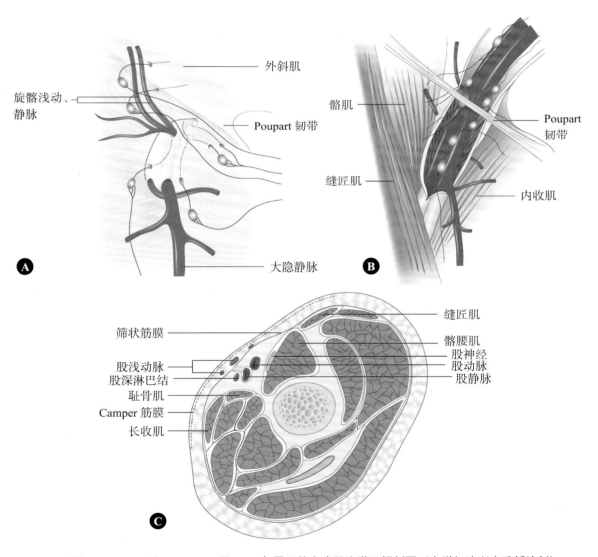

▲ 图 3-6　**Plentl 和 Friedman 于 1971 年展示的右腹股沟淋巴解剖图（为增加清晰度重新绘制）**

3–7A）。该图中所示的淋巴结相当大，并显示多个前哨淋巴结位置。当前的淋巴结显影经验表明，前哨淋巴结通常位于股三角的内侧边缘，很少位于大隐静脉的外侧。DiSaia 等还绘出了腹股沟的新横截面图（图 3–7B）。

在该图中单个横截面可见 7 个淋巴结，其股骨淋巴结位于股动脉外侧且比浅表淋巴结大，筛状筋膜较厚且连续。此解剖图已更新，更准确地将筛状筋膜描绘为有孔结构（图 3–8）。此外，传统上描述的"股骨"淋巴结位于卵

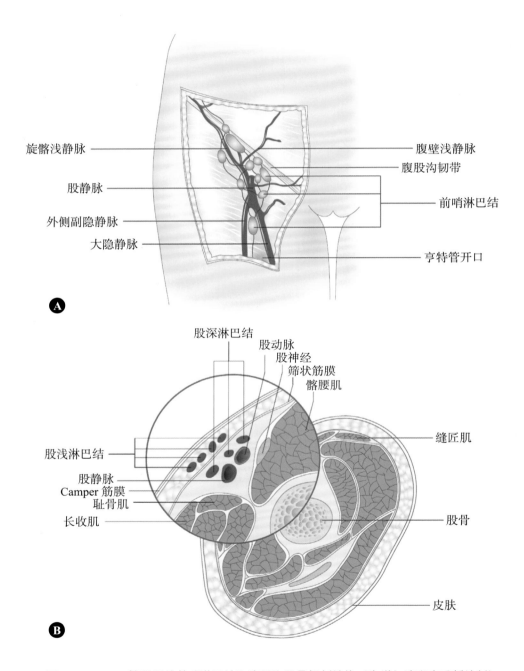

▲ 图 3–7　DiSaia 等所示的前哨淋巴结和腹股沟股骨解剖结构（为增加清晰度重新绘制）

圆窝内，这些淋巴结在筛状筋膜"下方"的区别已被淡化。

其他书籍采用了不同的方法（图 3-9）。在图 3-9A 中，外阴淋巴管似乎穿过大阴唇沟，这与 Parry-Jones 的著作相反[7]。在图 3-9B 中，Camper 筋膜没有显示，所有淋巴结均位于上下起伏的筛状筋膜上方。Rouzier 等[26] 试图用示意图来说明腹股沟淋巴结的相对位置，这些示意图还显示了各种手术方式的范围（图 3-10）。

外阴和腹股沟解剖学在当前外阴相关疾病诊治策略的优化中依然发挥着重要作用。尤其是可以通过亚甲蓝等对淋巴结和淋巴管进行显影以来，淋巴结显影和前哨淋巴结显影有助于更好地了解腹股沟区域的解剖结构。未来的研究将进一步阐明重要淋巴结的筛选标准，使得患者接受个体化的根治性手术，从而将并发症发生率降至最低。

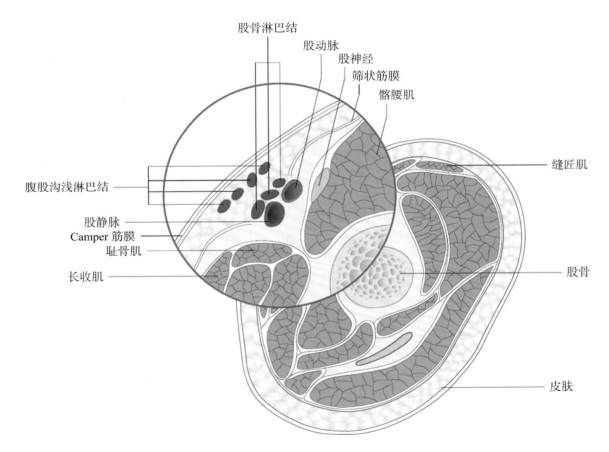

▲ 图 3-8　腹股沟横断面解剖结构的更新
为增加清晰度依据参考文献 [28] 重新绘制

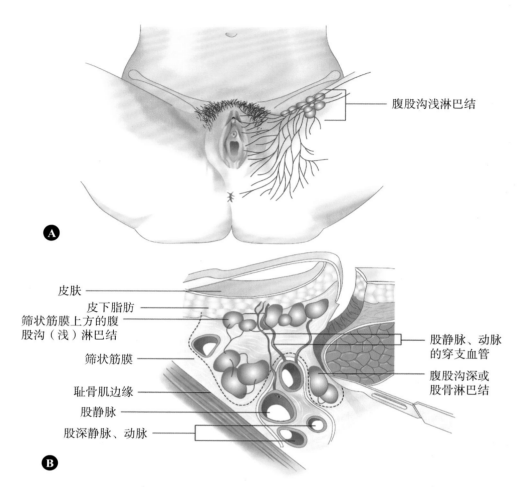

腹股沟浅淋巴结

皮肤
皮下脂肪
筛状筋膜上方的腹股沟（浅）淋巴结
筛状筋膜
耻骨肌边缘
股静脉
股深静脉、动脉

股静脉、动脉的穿支血管
腹股沟深或股骨淋巴结

▲ 图 3-9 外阴和腹股沟淋巴解剖

为增加清晰度依据参考文献 [29] 重新绘制

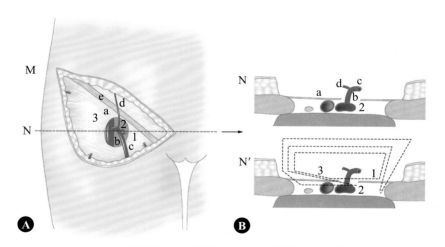

▲ 图 3-10 腹股沟的手术视野（A）和横截面（B）解剖示意图

a. 阔筋膜；b. 卵圆窝；c. 大隐静脉；d. 腹壁浅静脉；e. 腹股沟韧带；腹股沟隔室：1 为内侧腹股沟浅淋巴结；2 为内侧股骨淋巴结；3 为外侧腹股沟浅淋巴结；前哨淋巴结最常见于隔室 1，有时在隔室 3；股骨的前哨淋巴结很少见（为增加清晰度依据参考文献 [26] 重新绘制）

参 考 文 献

[1] Langman J. Urogenital system. In: Langman J, editor, Medical Embryology. Baltimore, MD: William & Wilkins; 1981. pp. 255–9.

[2] Borgno G, Micheletti L, Barbero M, et al. Topographic distribution of groin lymph nodes. J Reprod Med. 1990;35:1127–9.

[3] Micheletti L, Preti M, Zola P, et al. A proposed glossary of terminology related to the surgical treatment of vulvar carcinoma. Cancer. 1998;83:1369–75.

[4] Micheletti L, Levi AC, Bogliatto F, et al. Rationale and definition of the lateral extension of the inguinal lymphadenectomy for vulvar cancer derived from an embryological and anatomical study. J Surg Oncol. 2002;81:19–24.

[5] Nicklin JL, Hacker NF, Heintze SW, et al. An anatomical study of inguinal lymph nodes topography and clinical implications for the surgical management of vulval cancer. Int J Gynecol Cancer. 1995;5:128–33.

[6] Micheletti L, Levi AC, Bogliatto F. Anatomosurgical implications derived from an embryological study of Scarpa's triangle with particular reference to groin lymphadenectomy. Gynecol Oncol. 1998;70:358–64.

[7] Rob L, Robova H, Pluta M, et al. Further data on sentinel lymph node mapping in vulvar cancer by blue dye and radiocolloid Tc99. Int J Gynecol Cancer. 2007;17(1):147–53.

[8] Parry-Jones E. Lymphatics of the vulva. J Obstet Gynecol Br Commonwealth. 1963;70:751–65.

[9] Eichner E, Mallin LP, Angell ML. Further experience with direct sky blue in the in vivo studies of gynecologic lymphatics. Am J Obstet Gynecol. 1955;69:1019–26.

[10] Woelber L, Eulenburg C, Grimm D, et al. The risk of contralateral non-sentinel metastasis in patients with primary vulvar cancer and unilaterally positive sentinel node. Ann Surg Oncol. 2016;23(8):2508–14.

[11] Levenback C, Coleman RL, Burke TW, et al. Intraoperative lymphatic mapping and sentinel node identification with blue dye in patients with vulvar cancer. Gynecol Oncol. 2001;83:276–81.

[12] Wilkinson E. Premalignant and malignant tumors of the vulva. In: Kurman R, editor, Blaustein's Pathology of the Female Genital Tract. New York: Springer-Verlag; 1994. pp. 87–129.

[13] AJCC. Cancer Staging Manual. Atlanta, GA: Lippincott- Raven; 1997.

[14] Kelley JL, Burke TW, Tornos C, et al. Minimally invasive vulvar carcinoma: an indication for conservative surgical therapy. Gynecol Oncol. 1992;44:240–4.

[15] Burke TW, Levenback C, Coleman RL, et al. Surgical therapy of T1 and T2 vulvar carcinoma: further experience with radical wide excision and selective inguinal lymphadenectomy. Gynecol Oncol. 1995;57:215–20.

[16] Yoder BJ, Rufforny I, Massoll NA, et al. Stage IA vulvar squamous cell carcinoma: an analysis of tumor invasive characteristics and risk. Am J Surg Pathol. 2008;32(5):765–72. https://doi.org/10.1097/PAS.0b013e318159a2cb. PMID: 18379417.

[17] van den Einden LC, Massuger LF, Jonkman JK, et al. An alternative way to measure the depth of invasion of vulvar squamous cell carcinoma in relation to prognosis. Mod Pathol. 2015;28(2):295–302.

[18] Berman ML, Soper JT, Creasman WT, et al. Conservative surgical management of superficially invasive stage I vulvar carcinoma. Gynecol Oncol. 1989;35:352–7.

[19] Hacker NF, Berek JS, Lagasse LD, et al. Individualization of treatment for stage I squamous cell vulvar carcinoma. Obstet Gynecol. 1984;63:155–62.

[20] Cherry C, Glucksmann A. Lymphatic embolism and lymph node metastasis in cancers of vulva and of uterine cervix. Cancer. 1955;8:564.

[21] Levenback C, Morris M, Burke TW, et al. Groin dissection practices among gynecologic oncologists treating early vulvar cancer. Gynecol Oncol. 1996;62:73–7.

[22] Plentl AA, Friedman EA. Clinical significance of the vulvar lymphatics. In: Lymphatic System of Female Genitalia. Philadelphia, PA: W.B.Saunders; 1971. pp. 27–50.

[23] Stehman FB, Bundy BN, Thomas G, et al. Groin dissection versus groin radiation in carcinoma of the vulva: a Gynecologic Oncology Group study. Int J Radiat Oncol Biol Phys. 1992;24:389–96.

[24] Cabanas RM. An approach for the treatment of penile carcinoma. Cancer. 1977;39:456–66.

[25] DiSaia PJ, Creasman WT, Rich WM. An alternate approach to early cancer of the vulva. Am J Obstet Gynecol. 1979;133:825–32.

[26] Rouzier R, Haddad B, Dubernard G, et al. Inguinofemoral dissection for carcinoma of the vulva: effect of modifications of extent and technique on morbidity and survival. J Am Coll Surg. 2003;196:442–50.

[27] Plentl AA, Friedman EA. Lymphatics of the cervix uteri. In: Plentl AA, Friedman EA, editors, Lymphatic System of Female Genitalia. Philadelphia: WB Saunders; 1971. pp. 75–115.

[28] DiSaia P. Invasive cancer of the vulva. In: DiSaia P, Creasman WT, editors, Clinical Gynecologic Oncology. St Louis, MO: Mosby; 2002.

[29] Doherty M. Clinical anatomy of the pelvis. In: Copeland L, editor, Textbook of Gynecology. Philadelphia, PA: WB Saunders; 1993. pp. 48–84.

第 4 章　宫颈淋巴解剖学
Lymphatic anatomy: lymphatics of the cervix

Anca Chelariu-Raicu　Katherine C. Kurnit　著

王智亮　译　　李征宇　校

尽管子宫颈和子宫体在解剖学和功能上有所不同，但它们的淋巴系统却非常相似。子宫体的黏膜层、肌层和浆膜层均有淋巴引流，而且子宫体和子宫颈的淋巴引流是连续的。由于子宫颈肿瘤与子宫体肿瘤的治疗方式不同，因此我们将分别讨论子宫颈和子宫体淋巴管的相关内容。对子宫颈正常淋巴解剖的了解和探索，将有助于推进宫颈病变治疗策略的精细化与个体化。进一步研究宫颈病变如何影响宫颈淋巴网络和淋巴管生成过程，将有助于阐明宫颈癌的自然病程并提升治疗效果。

一、子宫颈局部解剖

子宫颈解剖学定义是指从子宫峡部到阴道末端的子宫区域。受女性年龄及子宫和宫颈因素的影响，宫颈大小会随着宫体大小的变化而变化[1]。未孕女性宫颈长度为 2～4cm。宫颈通过纤维结缔组织斜行连接于阴道，这使得约 1/3 的宫颈前壁和约 1/2 的宫颈后壁暴露于阴道内（宫颈阴道部）[2]（图 4-1）。宫颈阴道部外凸，其中心是宫颈外口。宫颈口大小受女性年龄和分娩史的影响。宫颈管为椭圆形靠近外口，其内侧界是子宫颈与子宫峡部汇合的宫颈内口。在宫颈阴道上部的前方

与后方，均有壁腹膜覆盖。

子宫颈由弹性纤维组织和平滑肌组织构成，其中纤维结缔组织为主要成分，平滑肌仅占宫颈的 15% 且主要位于宫颈管，其表面被覆柱状和鳞状上皮细胞。宫颈管表面有一层可产生黏蛋白的柱状上皮，该柱状上皮也被覆在许多宫颈腺体上。宫颈管黏膜远端与宫颈外口的复层非角化鳞状上皮连接。青春期后阴道 pH 降低，移行区域在育龄期不断变化[3]。在这个过程中，柱状上皮化生，变成更具弹性的鳞状上皮[4]。大多数癌前病变或浸润性宫颈病变均发生在转化区。在远端，宫颈外口组织与阴道上皮相连续。

成对的子宫骶韧带和主韧带是支撑子宫颈和子宫体的主要结构。子宫骶韧带附着在宫颈后方，并通过直肠子宫腹膜皱襞延伸至骶骨。

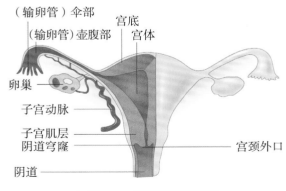

▲ 图 4-1　子宫颈局部解剖

主韧带是增厚的纤维组织带，与骨盆内筋膜相连，并延伸至骨盆侧壁（图 4-2），这些韧带内也包含通向宫颈或盆腔脏器的神经和血管。

二、子宫颈淋巴管局部解剖

宫颈管黏膜的淋巴管位于立方形 / 柱状腺上皮的正下方，排列不规则。脆弱的单个毛细淋巴管汇合形成集合淋巴管，然后向宫颈管内的黏膜皱襞引流。当与宫颈基质接触时，淋巴管倒转而与宫颈管平行，进一步汇合形成更大的淋巴管；最终，这些淋巴管汇聚在位于基质脉管系统内的中间主干上。在宫颈间质内，可见密集且规则的淋巴管网格。近黏膜面淋巴管的数量远超过血管数量。在子宫颈外围，这些淋巴管汇合成更大的主干与子宫颈静脉伴行，并围绕这些静脉直达浆膜面。少数研究报道了间质淋巴管中存在瓣膜系统，在非疾病状态下这些瓣膜可以阻止逆流的发生。

当子宫颈间质淋巴管到达浆膜层时，它们通过一系列腔隙相互连接，这些腔隙覆盖

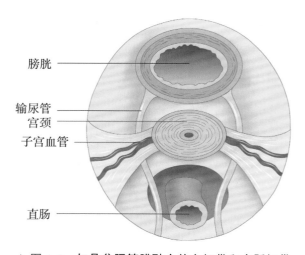

膀胱
输尿管
宫颈
子宫血管
直肠

▲ 图 4-2　与骨盆膈筋膜融合的主韧带和宫骶韧带共同支撑子宫颈

了整个子宫体[5]；这些淋巴引流管道在子宫颈处汇合形成 3 个主要的内脏外分支（包括前支、侧支和后支）。需要注意的是，这些子宫颈淋巴管通常与其他部位（如子宫体与阴道）共享终末淋巴结，然而，上述部位的淋巴液很少直接混合，来自这些部位的相对独立的淋巴管道，平行通向共同淋巴结群和特定淋巴结，这些淋巴管内的瓣膜系统还可以防止发生正常情况下的逆流。

（一）侧支

子宫颈最大和最重要的淋巴引流管道来自宫颈侧支。该侧支包含 3 个分支，每个分支都汇入盆腔内的特定淋巴结群（图 4-3）。上方分支包含 2～3 条较大的淋巴管，自宫颈浆膜向头端，沿子宫血管路径向前，越过输尿管和侧脐韧带，最终汇入髂外血管和髂内血管分叉处的髂内淋巴结群。子宫颈侧支引流被认为是宫颈主要的引流途径，并被 Leveuf 和 Godard 称为"主干（宫颈引流）"[6]。如果髂内外血管分叉处并未见到这一淋巴结，通常会在髂总血管处找到"次级淋巴结"。在右侧这个"次级淋巴结"通常位于髂总静脉旁，在左侧则位于髂腰肌和髂总动脉之间。

在侧支淋巴管上束引流至髂淋巴结的过程中，可观察到一些较小的宫旁淋巴结，这些小淋巴结因为体积太小很容易被忽视；在根治性手术过程中，这些小淋巴结也很难被发现。此外，由于它们与子宫颈距离较近，在淋巴结显影时，宫颈会残留较多对比剂，以致很难清晰区分宫颈和宫旁淋巴结。亚甲蓝染色研究中这些淋巴结也很难显示出来。

侧支淋巴管的中间分支同样非常重要，它是通往闭孔淋巴结的主要通路，也被称为后髂间淋巴结，其淋巴引流路径是由中间沿着主韧带走向髂内血管的后部。

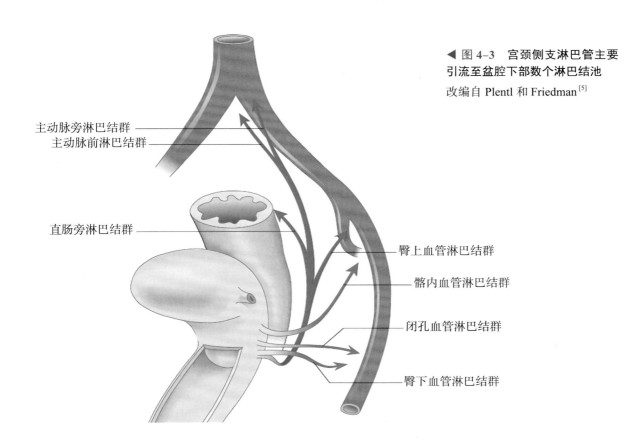

◀ 图 4-3 宫颈侧支淋巴管主要引流至盆腔下部数个淋巴结池
改编自 Plentl 和 Friedman[5]

主动脉旁淋巴结群

主动脉前淋巴结群

直肠旁淋巴结群

臀上血管淋巴结群

髂内血管淋巴结群

闭孔血管淋巴结群

臀下血管淋巴结群

从宫颈两侧的后方发出的是侧支下方分支，其中一些围绕输尿管并从其后方通过，或者向背侧达子宫骶韧带，到达臀下淋巴结，或者向头侧和腹侧走行，到达臀上淋巴结；还有一些沿骶骨孔向后走行，最终到达骶骨和主动脉下淋巴结。

侧支的下方分支通往臀上淋巴结和臀下淋巴结，该引流路径在尸体解剖学研究中有所描述，但在临床研究中很少报道这些淋巴结。臀部淋巴结似乎是肿瘤转移的罕见部位。下方分支继续走向骶前（主动脉下）淋巴结（见下文）。

（二）后支

宫颈淋巴管道的后支主要引流入主动脉下淋巴结群，该支起自子宫颈后部，沿子宫骶韧带延伸至直肠外侧筋膜，向前延伸至骶岬或向后至直肠上淋巴结（图 4-4）；其内有淋巴管道与输尿管伴行达骨盆边缘，进一步引流入髂总动脉、主动脉下动脉和主动脉淋巴结群，有的淋巴也可直接引流入主动脉淋巴结。

（三）前支

宫颈淋巴管道的前支离开宫颈前方后，沿膀胱后壁行进至膀胱上动脉，达侧脐韧带后，到达髂内淋巴结群远端的前方。在主韧带中，宫颈后支与侧支淋巴管道相遇，但两者相对独立地引流至其分支的所属区域。

三、与淋巴解剖相关的宫颈癌自然病程

子宫颈肿瘤大多数为上皮源性，组织学

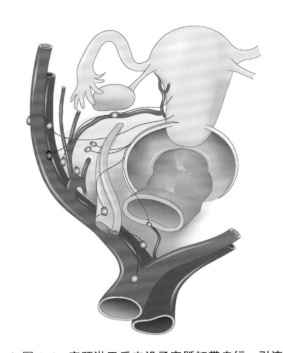

▲ 图 4-4　宫颈淋巴后支沿子宫骶韧带走行，引流至髂总、主动脉下、主动脉和臀上淋巴结

蓝色淋巴结为宫颈癌患者前哨淋巴结的常见位置，前哨淋巴结也可见于闭孔、髂总、骶前和主动脉旁部位（改编自 Plenty 和 Friedman[5]）

类型主要为鳞状细胞癌，但腺癌比例逐渐上升，目前占比约为 25%[7, 8]。宫颈癌被认为是由癌前病变、原位癌经过数年时间发展而来。然而，有学者提出一种模型假设，即原位癌可能在人乳头瘤病毒（human papilloma virus, HPV）感染后迅速发展，而不是从低度不典型增生逐渐发展[9]。尽管推动原位癌向侵袭性宫颈癌转变的一些分子事件尚不为人知，但早在 20 世纪 80 年代，Harold zur Hausen 就证明了生殖器 HPV 感染与宫颈癌的联系[10]。数据表明，HPV 病毒的存在和高病毒载量使患者患宫颈癌的风险增加[11, 12]。目前可以确定的是，从原位癌到浸润性癌的转变是遗传错误积累和 HPV DNA 与宿主基因组相互作用的结果[9, 13-16]。宫颈癌病变进展是一个动态过程：癌细胞先从镜下微浸润进入间质，然后呈放射状生长直达浆膜面，最终形成局部肿瘤组

织，并进一步浸润深部间质，然后侵犯宫颈旁和宫旁组织。如果不及时治疗，宫颈癌将扩散至骨盆壁。此外，它可能会侵犯膀胱、直肠。

据报道，10%～30% 的宫颈癌病变会侵犯子宫体，0.5%～1.6% 的病变会侵犯子宫附件[17-19]。约 17% 的早期宫颈癌患者有淋巴结转移[20-22]。宫颈癌的淋巴转移路径：从盆腔淋巴结（闭孔、髂内、髂外淋巴结）横向扩散到盆侧壁，进一步播散到髂总淋巴结，最后至腹主动脉旁淋巴结[20]。然而，使用前哨淋巴结显影研究表明，任何盆腔淋巴结群，甚至腹主动脉旁淋巴结，都可能包含前哨淋巴结[23]。无盆腔转移病灶的孤立腹主动脉旁淋巴结转移在宫颈癌中非常少见[20, 24]，盆腔淋巴结仍然是宫颈癌最常见的淋巴结转移部位[20]。早期宫颈癌患者淋巴结转移的可能性见表 4-1。

表 4-1　早期宫颈癌患者淋巴结转移的可能性

分　期	转移率（%）
Ⅰ A$_1$	0.3
Ⅰ A$_2$	1～7
Ⅰ B$_1$	16
Ⅰ B$_2$	32
Ⅱ A	25
Ⅱ B	27～43

血行转移在宫颈癌中非常少见，这一途径常累及肺、骨骼、腹腔内脏器或远处淋巴结等[25]。有研究表明，宫颈癌血行转移患者死亡风险是淋巴结转移患者的 5.3 倍[26]。特殊类型宫颈癌（如宫颈神经内分泌癌、宫颈毛玻璃样细胞癌等）在无局部扩散的情况下就出现远处转移可能与血行转移有关。目前对于这些类型宫颈癌的治疗，通常需采用针

对可能存在局部和远处转移的多模式综合治疗策略 [27, 28]。

子宫颈淋巴解剖结构异常复杂。盆腔淋巴结实际上是指几个彼此紧邻的淋巴结群。淋巴结显影研究可能会帮助我们理解各种盆腔淋巴结解剖变异的临床意义。

参考文献

[1] Bartoli JM, Moulin G, Delannoy L, et al. The normal uterus on magnetic resonance imaging and variations associated with the hormonal state. Surg Radiol Anat. 1991;13(3):213–20.

[2] Ferenczy A, Wright T. Anatomy and histology of the cervix. In: Kurman RK, editor, Blaustein's Pathology of the Female Genital Tract. New York: Springer-Verlag; 1994. pp. 185–201.

[3] Singer A. The uterine cervix from adolescence to the menopause. Br J Obstet Gynaecol. 1975;82:1–99.

[4] Reich O, Regauer S, McCluggage WG, et al. Defining the cervical transformation zone and squamocolumnar junction: can we reach a common colposcopic and histologic definition? Int J Gynecol Pathol. 2017;36(6):517–22.

[5] Plentl A, Friedman E. Lymphatics of the cervix uteri. In: Lymphatic System of Female Genitalia. Philadelphia, PA: WB Saunders; 1971. pp. 75–115.

[6] Leveuf J, Godard H. Les lymphatiques de l'utérus. Rev Chir. 1923:3:219–48.

[7] Smith HO, Tiffany MF, Qualls CR, et al. The rising incidence of adenocarcinoma relative to squamous cell carcinoma of the uterine cervix in the United States–a 24–year population-based study. Gynecol Oncol. 2000;78(2):97–105.

[8] van der Horst J, Siebers AG, Bulten J, et al. Increasing incidence of invasive and in situ cervical adenocarcinoma in the Netherlands during 2004–2013. Cancer Med. 2017;6(2):416–23.

[9] Nedjai B, Reuter C, Ahmad A, et al. Molecular progression to cervical precancer, epigenetic switch or sequential model? Int J Cancer. 2018;143(7):1720–30.

[10] zur Hausen H. Papillomaviruses causing cancer: evasion from host-cell control in early events in carcinogenesis. J Natl Cancer Inst. 2000;92(9):690–8.

[11] Josefsson AM, Magnusson PK, Ylitalo N, et al. Viral load of human papilloma virus 16 as a determinant for development of cervical carcinoma in situ: a nested case-control study. Lancet (London, England). 2000;355(9222):2189–93.

[12] Moberg M, Gustavsson I, Wilander E, et al. High viral loads of human papillomavirus predict risk of invasive cervical carcinoma. Br J Cancer. 2005;92(5):891–4.

[13] Park TW, Fujiwara H, Wright TC. Molecular biology of cervical cancer and its precursors. Cancer. 1995;76(10 Suppl):1902–13.

[14] Muller CY, O'Boyle JD, Fong KM, et al. Abnormalities of fragile histidine triad genomic and complementary DNAs in cervical cancer: association with human papillomavirus type. J Nat Cancer Inst. 1998;90(6):433–9.

[15] Wistuba, II, Montellano FD, Milchgrub S, et al. Deletions of chromosome 3p are frequent and early events in the pathogenesis of uterine cervical carcinoma. Cancer Res. 1997;57(15):3154–8.

[16] Wentzensen N, Sherman ME, Schiffman M, et al. Utility of methylation markers in cervical cancer early detection: appraisal of the state-of-the-science. Gynecol Oncol. 2009;112(2):293–9.

[17] Reyes C, Murali R, Park KJ. Secondary involvement of the adnexa and uterine corpus by carcinomas of the uterine cervix: a detailed morphologic description. Int J Gynecol Pathol. 2015;34(6):551–63.

[18] Sutton GP, Bundy BN, Delgado G, et al. Ovarian metastases in stage IB carcinoma of the cervix: a Gynecologic Oncology Group study. Am J Obstet Gynecol. 1992;166(1 Pt 1):50–3.

[19] Kim MJ, Chung HH, Kim JW, et al. Uterine corpus involvement as well as histologic type is an independent predictor of ovarian metastasis in uterine cervical cancer. J Gynecol Oncol. 2008;19(3):181–4.

[20] Hopkins MP, Morley GW. Stage IB squamous cell cancer of the cervix: clinicopathologic features related to survival. Am J Obstet Gynecol. 1991;164(6 Pt 1):1520–7; discussion 7–9.

[21] Sevin BU, Nadji M, Averette HE, et al. Microinvasive carcinoma of the cervix. Cancer. 1992;70(8):2121–8.

[22] Chen B, Wang L, Ren C, et al. The effect of neoadjuvant chemotherapy on lymph node metastasis of FIGO stage IB1–IIB cervical cancer: a systematic review and metaanalysis. Front Oncol. 2020;10:570258.

[23] Levenback C, Coleman RL, Burke TW, et al. Lymphatic mapping and sentinel node identification in patients with cervix cancer undergoing radical

hysterectomy and pelvic lymphadenectomy. J Clin Oncol. 2002;20(3):688–93.

[24] Balaya V, Mathevet P, Magaud L, et al. Predictive factors of unexpected lymphatic drainage pathways in early-stage cervical cancer. Gynecol Oncol. 2019;154(1):102–9.

[25] Delgado G, Bundy BN, Fowler WC, et al. A prospective surgical pathological study of stage I squamous carcinoma of the cervix: a Gynecologic Oncology Group Study. Gynecol Oncol. 1989;35(3):314–20.

[26] Kim K, Cho SY, Kim BJ, et al. The type of metastasis is a prognostic factor in disseminated cervical cancer. J Gynecol Oncol. 2010;21(3):186–90.

[27] Lagasse LD, Creasman WT, Shingleton HM, et al. Results and complications of operative staging in cervical cancer: experience of the Gynecologic Oncology Group. Gynecol Oncol. 1980;9(1):90–8.

[28] Cohen JG, Kapp DS, Shin JY, et al. Small cell carcinoma of the cervix: treatment and survival outcomes of 188 patients. Am J Obstet Gynecol. 2010;203(4):347 e1–6.

第5章 子宫体淋巴解剖学概述
Lymphatic anatomy: lymphatics of the uterus

Jennifer J. Mueller　Nadeem R. Abu-Rustum　著

黄　锦　译　　李征宇　校

与其他实体器官相比，子宫体的淋巴解剖相对复杂。临床和解剖学的先驱们在早期研究中留下了宝贵的研究资料，并逐渐揭开了其中的奥秘。在这些早期研究中，一部分研究关注正常子宫的淋巴定位；另一部分研究则关注子宫恶性肿瘤的淋巴定位，以确定肿瘤的转移途径。前者建立了可重复的子宫淋巴引流模式，后者则加深了对子宫内膜癌淋巴转移的认识。

本章回顾了有关子宫体淋巴引流途径的早期重要研究。我们也将根据尸体解剖研究和子宫内膜癌淋巴转移模式研究的文献，对子宫内膜癌淋巴转移的常见模式进行回顾。

因为子宫具有不同的解剖区域（如子宫颈、子宫体、子宫底和输卵管）和组织层次（如内膜层、肌层和浆膜层），所以子宫的淋巴管比较复杂。由于子宫内膜的周期性变化及淋巴管内的瓣膜阻碍了淋巴管染色研究，使子宫内膜的淋巴管解剖最具挑战性。20世纪80年代，Blackwell和Fraser使用42例具有正常月经周期女性的内膜标本对子宫内膜的浅层淋巴管进行了描述[1]。他们使用电子显微镜和光学显微镜的超微结构数据，对子宫内膜的淋巴管结构进行了三维重建。淋巴管起源于子宫内膜的盲端，这些毛细淋巴管延伸到子宫内膜基底面，管腔逐渐增大，并通过频繁吻合相互连接。超微结构重建表明，盲端通过收集组织液进入淋巴系统发挥吸收功能，这可能为子宫内膜癌（即使在早期）的淋巴转移提供了通道。当毛细淋巴管穿过子宫内膜时，其直径变大并连接成网状，与子宫肌层平行。淋巴管从毛细淋巴管网发出，以规则和垂直的方式穿透子宫肌层，到达子宫浆膜层，这些淋巴管在通往浆膜层的过程中，与其他淋巴管相互吻合，致使管腔扩大。子宫体和子宫颈淋巴管的吻合连接也以这种方式在子宫黏膜层和肌层中完成。淋巴干由该巨大的淋巴管网发出，作为主要通道将子宫淋巴液向外引流。子宫浆膜层的淋巴管也与之汇合，将子宫淋巴液汇流到子宫侧缘。

作为妇科医师及解剖学家的Erle Henriksen博士对子宫体的主要淋巴引流模式进行了描述[2, 3]，他根据420例子宫恶性肿瘤的尸体解剖研究，描述了淋巴管的高度变异性。这些淋巴管通常不规则，并频繁地发生吻合[3]，其与之前的研究结果相同。Henriksen之前的解剖学家也描述了一个高度不规则、高度吻合的子宫内膜淋巴管网络，这一网络保证了子宫各区域间淋巴管的连续性[4]。

Henriksen描述了宫颈的三条主要淋巴引流途径。第一条主要途径是从子宫颈出发，到达宫颈旁淋巴结、髂外淋巴结和闭孔淋巴结。第二条途径以类似第一条的方式，连接到髂内淋巴结。第三条途径沿子宫骶韧带，连接骶前淋巴结，这些淋巴管在髂间和骶前淋巴结群之间相互交通。Henriksen 还描述了三条子宫体的主要淋巴引流途径。子宫体上部淋巴管与卵巢血管伴行汇入肾血管下方腹主动脉旁淋巴结群。子宫体中部和下部淋巴管（与宫颈淋巴管关系密切）汇合并沿着子宫血管走行，引流至宫颈旁、髂血管间和闭孔淋巴结。子宫底部淋巴管沿圆韧带进入腹股沟淋巴结群。

Plentl 和 Friedman[4] 描述了子宫的四条主要淋巴引流途径：①宫底 / 卵巢途径，即淋巴管向头侧汇入肾血管下方腹主动脉旁淋巴结。②输卵管 / 宫角途径，即淋巴管与卵巢淋巴管吻合，引流至主动脉及臀上淋巴结。③子宫体中部及下部途径，即淋巴管在阔韧带内越过闭锁的脐韧带到达髂间淋巴结。在阔韧带区域，子宫体浆膜下的淋巴管通过名为"Poirier 吻合"的纵向通道与子宫颈的淋巴管交通。④圆韧带途径，即淋巴管引流到股淋巴结。

Lecuru 等在 11 具女性尸体的子宫中注射有色染料（其中 5 具为宫体注射、6 具为宫颈注射），然后对淋巴引流进行显影，以确定宫颈恶性肿瘤与宫体恶性肿瘤淋巴引流模式的差异[5]。宫颈注射染料后主要引流至髂内淋巴结，无主动脉旁引流。宫体注射染料后主要引流至髂外血管后方的闭孔区域淋巴结，较少引流至主动脉旁区域。综上所述，子宫的淋巴引流途径包括以下三条：①汇入主动脉和臀淋巴结区域的卵巢引流途径；②汇入腹股沟股淋巴结区域的圆韧带引流途径；③汇入髂外、闭孔，以及髂总、髂内、骶前淋巴结区域的宫颈 / 子宫体中部引流途径（图 5-1）。

这些早期工作也为研究人员提出了一些额外的问题。哪些淋巴结对手术评估最关键？在癌症进展的早期是否存在主要淋巴引流途径？子宫内膜肿瘤的位置是否影响肿瘤的淋巴结转移？

Henriksen 是较早对宫颈和宫体恶性肿瘤的淋巴结转移模式进行描述的研究者之一。他对 64 例不同肿瘤分期的患者（其中一些患者接受了放射治疗）进行了一系列研究[3]。通过大体解剖学研究记录肿瘤转移，他发现淋巴结转移位于髂外、髂内、髂总区域，以及闭孔、骶前、主动脉和腹股沟区域。

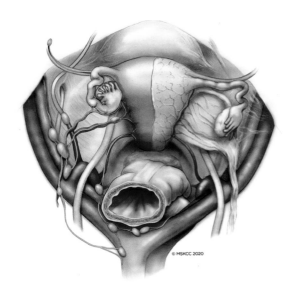

▲ 图 5-1　子宫的主要淋巴引流途径

图左侧显示了子宫体的三条主要淋巴引流途径。第一条途径沿髂血管和闭孔血管将宫颈和子宫体中下部的淋巴引流至盆腔淋巴结群，这条途径中最常见的是上或腹侧宫颈旁途径，淋巴干从子宫颈旁发出，由中部向外侧跨越闭锁的脐韧带头侧，较少见的是下或背侧宫颈旁途径，这些淋巴干由子宫颈旁发出，在输尿管系膜内转向背侧，引流至骶前髂总淋巴结；第二条途径与卵巢血管伴行，将子宫底部（包括浆膜层）的淋巴引流至主动脉旁淋巴结群；第三条途径（也是最不占优势的途径）沿圆韧带将子宫体中部淋巴引流至腹股沟淋巴结群；图右侧显示子宫浆膜层的淋巴管，毛细淋巴管穿越子宫内膜，在通过子宫肌层到达子宫浆膜层的过程中扩大、交联成网，子宫体与子宫颈的淋巴管在肌层和黏膜层发生频繁的吻合，形成了一个巨大、相互连接的通道网络，将子宫的淋巴液向外引流

Henriksen 后来又进行了 188 例子宫内膜癌的尸体解剖研究，得到了多项重要的观察数据。第一，在 15% 的患者中，只有主动脉淋巴结转移，没有其他远处转移。第二，淋巴管或淋巴结内的癌栓影响了淋巴液流动，造成了淋巴液向其他淋巴通道分流。这种侧支化可以导致不可预测的肿瘤转移部位出现，也可以绕过典型的第一站转移淋巴结。第三，部分患者有广泛盆腔淋巴结转移，而无主动脉淋巴结转移，反之也有部分患者存在广泛的主动脉淋巴结转移而无盆腔淋巴结转移[3]。

　　总体而言，这一系列研究体现了淋巴结评估在子宫内膜癌中的重要性。此后，研究人员试图了解肿瘤淋巴结转移的发生风险和淋巴结转移相对发生率。1989 年，Ayhan 等[6] 发表了一篇关于临床 I 期子宫内膜癌患者淋巴结转移的关键研究。该研究报道，在 106 例患者中，盆腔淋巴结转移率为 15%，主动脉旁淋巴结转移率为 9%。他们还观察到一些与盆腔和主动脉旁淋巴结转移率增加相关的特定危险因素，如肿瘤组织学分级增加、淋巴脉管间隙浸润、肌层浸润深度增加和子宫下段受累。淋巴结转移与子宫风险因素的关系在其他研究中也多次被证实[7-10]。

　　Mariani 等对 112 例临床 I 期子宫内膜癌手术患者的淋巴转移途径进行了研究。他们发现在所有患者中髂外淋巴结是最常见的转移淋巴结，其次是闭孔淋巴结[11]。在宫颈受累的患者中，髂总淋巴结转移显著增加。他们也发现 35 例患者（31%）发生主动脉旁淋巴结转移，除 3 例（9%）外其余患者均合并盆腔淋巴结转移。根据他们的数据，Mariani 及其同事得出结论，当宫颈受累时，肿瘤通过髂总淋巴结向主动脉旁淋巴结转移。当宫颈未受累时，肿瘤通过髂外淋巴结和闭孔淋巴结共享的通道转移至主动脉旁淋巴结。

　　Matsumoto 等[12] 对淋巴结阳性的 27 例子宫内膜癌、25 例宫颈癌和 58 例卵巢癌患者的淋巴转移途径进行比较，并描述了其主要淋巴引流途径。他们认为子宫内膜癌可以转移至盆腔（主要是髂和闭孔）和主动脉（主要位于肠系膜下动脉上方）淋巴结群。其中盆腔淋巴结转移是主要途径，极少有主动脉淋巴结直接转移（7%）。这与卵巢癌的情况不同，卵巢癌发生盆腔和主动脉淋巴结群转移的比例相当。而宫颈癌主要转移至盆腔淋巴结群。

　　研究表明子宫内膜癌的淋巴结转移对评价预后具有重要意义[13-15]。然而，定位阳性淋巴结却具有挑战性。转移性淋巴结通常仅在显微镜下才能被发现，由于子宫体的淋巴引流复杂，转移淋巴结的存在和位置可能受到肿瘤位置、组织学分级和子宫肌层浸润深度的影响。这些结果有助于将全面的盆腔和主动脉旁淋巴结切除术合理地纳入早期子宫内膜癌的手术分期程序中[16-18]。

　　结合我们对子宫内膜癌淋巴引流途径及隐匿性淋巴结转移位置的理解，前哨淋巴结（sentinel lymph node，SLN）显影应运而生。SLN 显影使外科医师可以实时观察患者的子宫淋巴引流情况。SLN 显影的现场演示及多年积累的 SLN 相关数据也拓展了我们对子宫内膜癌淋巴结转移的认识，有助于外科医师使用现代的方法观察盆腔淋巴引流。这种方法可以识别出有风险的淋巴结区域，避免切除未受累淋巴结群，最终提高手术精确度。1996 年，Burke 等首次对子宫内膜癌患者进行了选择性淋巴结活检的研究。他描述了在 15 例高级别子宫内膜癌患者中，使用宫底注射蓝色染料定位进行选择性淋巴结活检的可行性[19]。直到多年后，子宫内膜癌 SLN 显影的概念才重新被提出。一些关于 SLN 显影的研究已经标注出了其具体位置。Jewell 等对217 例接受手术分期的不同组织类型子宫内膜癌患者进行了研究，大多数 SLN 位于髂外和髂内淋巴结群（63%），其余位于闭孔、髂总和主动脉淋巴结群[20]。FIRES 试验对接受手术分期的子宫内膜癌患者进行了前瞻性研究，发现髂外（38%）和闭孔（25%）淋巴结群是SLN 最常见的部位，其次是主动脉旁（肠系膜下动脉下方）、髂内和骶前淋巴结群[21]。

宫颈注射示踪剂能有效地显影盆腔淋巴管和淋巴结，并且方法简单、易于统一，已成为子宫内膜癌 SLN 显影最常用的示踪剂注射方法。这种方式也得到了早期尸体解剖研究数据的支持。宫颈注射可以使示踪剂在子宫体的主要淋巴引流通道内被摄取，但这种方法也因主动脉淋巴结群内摄取示踪剂的频率较低而受到质疑[22, 23]。

根据历来解剖学教科书所述，宫颈注射染料后可以出现两种主要引流途径，Abu-Rustum 和纪念斯隆 - 凯特琳癌症中心研究团队的术中现场演示也证实了这一点。最常见的一条途径是从子宫体外侧出发，越过闭锁的脐韧带引流至髂外淋巴结和闭孔淋巴结（上或腹侧宫颈旁途径）。另一条较少见的途径是在输尿管系膜内向头侧引流至髂总和骶前淋巴结（下或背侧宫颈旁途径）[24]。图 5-2 和图 5-3 显示了子宫内膜癌患者宫颈注射染料后两种主要的盆腔 SLN 显影模式。2017 年，Geppert 及同事发表了他们在宫底或宫颈注射示踪剂后观察到的子宫淋巴引流情况，提出下宫颈旁引流途径更常见[25]。Bollino 等的研究表明，与低风险亚型相反，高风险子宫内膜癌更容易通过上宫颈旁途径引流[26]。有关子宫内膜癌 SLN 显影的全面讨论见第 13 章。

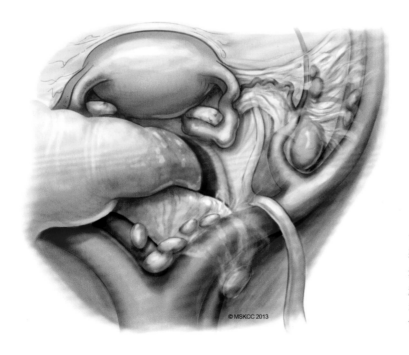

© MSKCC 2013

◀ 图 5–2　子宫内膜癌患者宫颈注射染料后最常见的盆腔 SLN 显影模式
淋巴管从宫颈旁发出，由子宫体外侧越过闭锁的脐韧带引流入髂外淋巴结和闭孔淋巴结，这也被称为上或腹侧宫颈旁途径

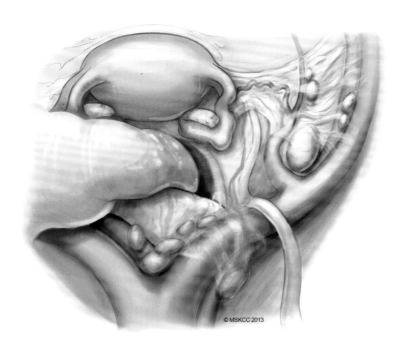

◀ 图 5-3 子宫内膜癌患者宫颈注射染料后不常见的盆腔 SLN 显影模式

淋巴管从宫颈旁发出，不越过闭锁的脐韧带，而是在输尿管系膜内向头侧引流至髂总和骶前淋巴结，这也被称为下或背侧宫颈旁途径

参 考 文 献

[1] Blackwell PM, Fraser IS. Superficial lymphatics in the functional zone of normal human endometrium. Microvasc Res. 1981;21(2):142–52.

[2] Henriksen E. The lymphatic spread of carcinoma of the cervix and of the body of the uterus. A study of 420 necropsies. Am J Obstet Gynecol. 1949;58(5):924–42.

[3] Henriksen E. The lymphatic dissemination in endometrial carcinoma. A study of 188 necropsies. Am J Obstet Gynecol. 1975;123(6):570–6.

[4] Plentl AA, Friedman EA. Lymphatics of the cervix uteri. In: Lymphatic System of the Female Genitalia: The Morphologic Basis of Oncologic Diagnosis and Therapy. Philadelphia: WB Saunders; 1971. pp. 75–115.

[5] Lecuru F, Neji K, Robin F, et al. Drainage lymphatique de l'uterus. Resultats preliminaires d'une etude experimentale. J Gynecol Obstet Biol Reprod (Paris). 1997;26(4):418–23.

[6] Ayhan A, Yarali H, Urman B, et al. Lymph node metastasis in early endometrium cancer. Aust N Z J Obstet Gynaecol. 1989;29(3 Pt 2):332–5.

[7] Creasman WT, Morrow CP, Bundy BN, et al. Surgical pathologic spread patterns of endometrial cancer. A Gynecologic Oncology Group Study. Cancer. 1987;60(8 Suppl):2035–41.

[8] Chi DS, Barakat RR, Palayekar MJ, et al. The incidence of pelvic lymph node metastasis by FIGO staging for patients with adequately surgically staged endometrial adenocarcinoma of endometrioid histology. Int J Gynecol Cancer. 2008;18(2):269–73.

[9] Creasman WT, Ali S, Mutch DG, et al. Surgicalpathological findings in type 1 and 2 endometrial cancer: an NRG Oncology/Gynecologic Oncology Group study on GOG-210 protocol. Gynecol Oncol. 2017;145(3):519–25.

[10] Mueller JJ, Nobre SP, Braxton K, et al. Incidence of pelvic lymph node metastasis using modern FIGO staging and sentinel lymph node mapping with ultrastaging in surgically staged patients with endometrioid and serous endometrial carcinoma. Gynecol Oncol. 2020;157(3):619–23. https://doi.org/10.1016/j.ygyno.2020.03.025.

[11] Mariani A, Webb MJ, Keeney GL, et al. Routes of lymphatic spread: a study of 112 consecutive patients with endometrial cancer. Gynecol Oncol. 2001;81(1):100–4.

[12] Matsumoto K, Yoshikawa H, Yasugi T, et al. Distinct lymphatic spread of endometrial carcinoma in comparison with cervical and ovarian carcinomas. Cancer Lett. 2002;180:83–9.

[13] Benedetti Panici P, Basile S, Maneschi F, et al. Systematic pelvic lymphadenectomy vs. no lymphadenectomy in early-stage endometrial carcinoma: randomized clinical trial. J Natl Cancer Inst. 2008;100(23):1707–16.

[14] Barton DP, Naik R, Herod J. Efficacy of systematic pelvic lymphadenectomy in endometrial cancer (MRC ASTEC Trial): a randomized study. Int J Gynecol Cancer. 2009;19(8):1465.

[15] Yokoyama Y, Maruyama H, Sato S, et al. Indispensability of pelvic and paraaortic lymphadenectomy in endometrial cancers. Gynecol Oncol. 1997;64(3):411–17.

[16] Hirahatake K, Hareyama H, Sakuragi N, et al. A clinical and pathologic study of para-aortic lymph node metastasis in endometrial carcinoma. J Surg Oncol. 1997;65(2):82–7.

[17] Chuang L, Burke TW, Tornos C, et al. Staging laparotomy for endometrial carcinoma: assessment of retroperitoneal lymph nodes. Gynecol Oncol. 1995;58(2):189–93.

[18] Larson DM, Johnson KK. Pelvic and para-aortic lymphadenectomy for surgical staging of high-risk endometrioid adenocarcinoma of the endometrium. Gynecol Oncol. 1993;51(3):345–8.

[19] Burke TW, Levenback C, Tornos C, et al. Intraabdominal lymphatic mapping to direct selective pelvic and paraaortic lymphadenectomy in women with high-risk endometrial cancers: results of a pilot study. Gynecol Oncol. 1996;62(2):169–73.

[20] Jewell EL, Huang JJ, Abu-Rustum NR, et al. Detection of sentinel lymph nodes in minimally invasive surgery using indocyanine green and near-infrared fluorescence imaging for uterine and cervical malignancies. Gynecol Oncol. 2014;133(2):274–7.

[21] Rossi EC, Kowalski LD, Scalici J, et al. A comparison of sentinel lymph node biopsy to lymphadenectomy for endometrial cancer staging (FIRES trial): a multicentre, prospective, cohort study. Lancet Oncol. 2017;18(3): 384–92.

[22] Rossi EC, Jackson A, Ivanova A, et al. Detection of sentinel nodes for endometrial cancer with robotic assisted fluorescence imaging: cervical versus hysteroscopic injection. Int J Gynecol Cancer. 2013;23(9):1704–11.

[23] Rossi EC. Current state of sentinel lymph nodes for women with endometrial cancer. Int J Gynecol Cancer. 2019;29(3):613–21.

[24] Abu-Rustum NR. Sentinel lymph node mapping for endometrial cancer: a modern approach to surgical staging. J Natl Compr Canc Netw. 2014;12(2):288–97.

[25] Geppert B, Lonnerfors C, Bollino M, et al. A study on uterine lymphatic anatomy for standardization of pelvic sentinel lymph node detection in endometrial cancer. Gynecol Oncol. 2017;125(2):256–61.

[26] Bollino M, Geppert B, Lonnerfors C, et al. Pelvic sentinel lymph node biopsy in endometrial cancer: a simplified algorithm based on histology and lymphatic anatomy. Int J Gynecol Cancer. 2020;30(3):339–45.

第6章 卵巢淋巴解剖学
Lymphatic anatomy: lymphatics of the ovary

Ate G. J. van der Zee 著

勾金海 译   李征宇 校

关于卵巢淋巴系统的信息主要从三种不同类型的研究中获取：①描述性解剖学报道，这类报道研究了卵巢的淋巴解剖，无论是否预先注射了不同类型的染剂；②关于早期卵巢癌患者盆腔和腹主动脉淋巴结转移分布的研究，这类研究中患者进行了盆腔和腹主动脉淋巴结评估；③在早期卵巢癌患者中通过注射示踪剂进行淋巴显影研究。然而，与宫颈癌、子宫内膜癌和外阴癌相比，卵巢癌的第三类研究数量非常有限。淋巴显影研究缺乏，很可能为淋巴转移途径并不是卵巢癌的主要播散途径。卵巢癌最常见和最早的播散途径是种植转移。然而，在1985年，国际妇产科联盟（International Federation of Gynecology and Obstetrics，FIGO）修改了卵巢癌的分期，一定程度上是为了反映盆腔或腹主动脉淋巴结转移的预后意义[1]。特别是对于肉眼病灶局限于单侧卵巢的患者，当发现腹膜后转移时，生存率明显下降，从而强调了评估淋巴结的必要性。因此，当发现淋巴结转移时，需要进行更积极的辅助治疗[2]。

一、淋巴解剖

卵巢的白膜几乎没有淋巴管，而卵巢实质具有一个丰富的淋巴管网络，其与卵泡发育相关。卵巢的淋巴由6～8条大的集合干向外引流，这些集合干由来自子宫体、输卵管和卵巢的输出管组成，从系膜侧离开卵巢门，进而形成卵巢下丛。源自各器官的淋巴引流会进行汇合。来自卵巢下丛的输出管与卵巢血管一起向头侧引流，最终引流至腹主动脉淋巴结。在约25%的女性中，存在一条绕过卵巢下丛的侧支。此侧支沿阔韧带到达盆壁，最终引流至最上方的髂内淋巴结[3]。

二、卵巢癌患者盆腔和腹主动脉淋巴结转移的分布

在卵巢癌患者中经常发现单独的盆腔和腹主动脉淋巴结转移，因而盆腔和腹主动脉淋巴结也可能是卵巢癌的首站淋巴结和前哨淋巴结。在Matsumoto等的研究中，进行了系统的盆腔和腹主动脉淋巴结切除，在淋巴结阳性的卵巢癌患者（包含所有FIGO分期）中，腹主动脉淋巴结单独转移的发生率为21%[4]，这与以往报道（15%～55%）一致[5-8]。总体来说，这些研究数据表明，直接转移到腹主动脉淋巴结在卵巢癌中经常发生。Matsumoto及同事还发现，盆腔和腹主动脉淋巴结同时发生转移在卵巢癌中很常见，这

也与以往研究结果一致。如果腹主动脉淋巴结转移是来源于盆腔淋巴结转移，那么腹主动脉淋巴结转移率应该受到盆腔淋巴结亚组转移率的影响。然而，腹主动脉淋巴结转移的发生率与髂总淋巴结和骶淋巴结亚组阳性率无关。同时，卵巢癌患者仅存在盆腔淋巴结转移的发生率为 17%，这些数据清楚地表明了卵巢癌淋巴转移的两种不同途径。因此，卵巢癌转移可能通过两种不同的途径，一种是通过阔韧带到髂内、髂外和闭孔淋巴结，另一种是通过骨盆漏斗韧带到腹主动脉淋巴结（图 6-1）。

对于肉眼病灶局限于单侧卵巢的卵巢癌，淋巴转移模式存在争议，尤其是要考虑对侧淋巴结是否发生转移。在对这类患者的回顾性研究中，Cass 等发现仅有盆腔淋巴结阳性的患者占 50%，仅有腹主动脉淋巴结阳性的患者占 36%，两者都阳性的占 14%，而有 4% 的患者仅有对侧淋巴结阳性[9]。一些研究也报道了类似的低发生率[10-13]，而有一些研究则没有发现对侧淋巴结转移[14, 15]。根据淋巴解剖学，很难猜测对侧淋巴结转移的途径。由于所有报道关于对侧淋巴结转移的研究都是回顾性的，很可能导致该侧卵巢的隐匿性病变被遗漏。

三、卵巢癌前哨淋巴结检测

超过 20% 的上皮性卵巢癌患者被诊断时处于疾病早期（Ⅰ～Ⅱ期），病变局限于盆腔[16]。由于附件的骨盆外血液供应，约 30% 的疑似早期患者在经过全面淋巴结和腹膜分期后，会出现分期升级[17]。因此，盆腔和腹主动脉旁淋巴结切除术是早期疾病全面手术分期的一部分，以确定准确分期，这对于术后选择适当的辅助治疗有重要意义。早

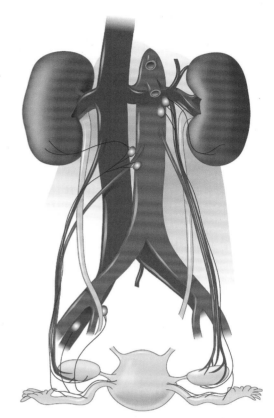

▲ 图 6-1　卵巢和输卵管的淋巴引流
改编自 Plentl 和 Friedman[3]

期上皮性卵巢癌（epithelial ovarian cancer，EOC；所有组织学等级）淋巴结转移的发生率为 14%～15%[18, 19]，其中约 35% 的患者只有盆腔淋巴结阳性、37% 只有腹主动脉旁淋巴结阳性、28% 的患者两者均为阳性[20]。需要特别说明的是，对于明显的早期患者，由于淋巴结转移可能性较低，因而这部分患者可进行前哨淋巴结检测，以避免行全面盆腔和腹主动脉旁淋巴结切除术所带来的不良反应。最近一篇综述指出，这些患者的淋巴结转移发生率约为 3%，该结果强调了对于这部分患者采用替代性分期手术的必要性，如采取前哨淋巴结检测而不是系统性淋巴结切除术[21]。

正如上文提到的，卵巢癌淋巴引流的研究数据有限。直到最近，也只发表了对小部

分患者使用不同示踪剂和注射部位的回顾性研究。从现有的回顾性文献来看，最有希望的技术可能是注射到骨盆漏斗韧带及卵巢固有韧带。吲哚菁绿可能是卵巢癌前哨淋巴结成功检测的示踪剂，可以在腹腔镜或机器人手术中使用。研究报道的检测率和阳性率支持对该技术进行深入研究[22, 23]。最近在一项前瞻性的 II 期研究中，Lago 等展示了前哨淋巴结检测用于卵巢癌分期的可行性和安全性。在该方案中，^{99m}Tc 和吲哚菁绿在术中（开腹手术或腹腔镜手术时）被注射到子宫 – 卵巢残端和骨盆漏斗韧带残端[24]。早期卵巢癌前哨淋巴结试验（SELLY 试验）是一项正在进行的前瞻性、II 期、单臂研究，研究纳入了

疑似 I ～ II 期上皮性卵巢癌拟立即或延迟行微创系统性分期手术的患者。最近发表了对首批 31 例患者的中期分析结果显示，当患者接受延迟分期手术时，早期卵巢癌前哨淋巴结的检测率很低。在卵巢蒂处注射吲哚菁绿进行前哨淋巴结显影可行，但在技术上具有挑战性。关于其诊断准确性的初步数据表明，术中注射吲哚菁绿的前哨淋巴结显影技术有可能提供关于淋巴结是否发生转移的可靠和有用信息，并且可能使大多数明显的早期患者避免系统性淋巴结切除[25]。然而，需要等待这项试验和其他更多可靠数据。在此之前，前哨淋巴结技术在卵巢癌患者中的应用也仅限于临床试验。

参 考 文 献

[1] FIGO. Changes in gynecologic staging by the International Federation of Gynecologists and Obstetricians. Am J Obstet Gynecol. 1990;162:610–11.

[2] Carnino F, Fuda G, Ciccone G, et al. Significance of lymph node sampling in epithelial carcinoma of the ovary. Gynecol Oncol. 1997;65:467–72.

[3] Plentl A, Friedman E. Lymphatic System of the Female Genitalia. Vol. 2. Philadelphia, PA: WB Saunders; 1971.

[4] Matsumoto K, Yoshikawa H, Yasugi T, et al. Distinct lymphatic spread of endometrial carcinoma in comparison with cervical and ovarian carcinomas. Cancer Lett. 2002;180:83–9.

[5] Chen SS, Lee L. Incidence of para-aortic and pelvic lymph node metastases in epithelialcarcinoma of the ovary. Gynecol Oncol. 1983;16:95–100.

[6] Onda T, Yoshikawa H, Yokota H, et al. Assessment of metastases to aortic and pelvic lymph nodes in epithelial ovarian carcinoma. A proposal for essential sites for lymph node biopsy. Cancer. 1996;78:803–8.

[7] Sakai K, Kamura T, Hirakawa T, et al. Relationship between pelvic lymph node involvement and other disease sites in patients with ovarian cancer. Gynecol Oncol. 1997;65:164–8.

[8] Tsumura N, Sakuragi N, Hareyama H, et al. Distribution pattern and risk factors of pelvic and para-aortic lymph node metastasis in epithelial ovarian carcinoma. Int J Cancer. 1998;79:526–30.

[9] Cass I, Li AJ, Runowicz CD, et al. Pattern of lymph node metastases in clinically unilateral stage I invasive epithelial ovarian carcinomas. Gynecol Oncol. 2001;80:56–61.

[10] Wu P, Qu J, Lang J, et al. Lymph node metastasis of ovarian cancer: a preliminary survey of 74 cases of lymphadenectomy. Am J Obstet Gynecol. 1986;155:1103–8.

[11] Petru E, Lahousen M, Tamussino K, et al. Lymphadenectomy in stage I ovarian cancer. Am J Obstet Gynecol. 1994;170:656–62.

[12] Onda T, Yoshikawa H, Yasugi T, et al. Patients with ovarian carcinoma upstaged to stage III after systematic lymphadenectomy have similar survival to stage I/II patients and superior survival to other stage III patients. Cancer. 1998;83:1555–60.

[13] Walter AJ, Magrina JF. Contralateral pelvic and aortic lymph node metastasis in clinical stage I epithelial ovarian cancer. Gynecol Oncol. 1999;74:128–9.

[14] Burghardt E, Girardi F, Lahousen M, et al. Patterns of pelvic and paraaortic lymph node involvement in ovarian cancer. Gynecol Oncol. 1991;40:103–6.

[15] Benedetti Panici P, Greggi S, Maneschi F, et al. Anatomical and pathological study of retroperitoneal nodes in epithelial ovarian cancer. Gynecol Oncol. 1993;51:150–4.

[16] Young RC, Walton LA, Ellenberg SS, et al. Adjuvant therapy in stage I and stage II epithelial ovarian cancer. Results of two prospective randomized trials. N Engl J Med. 1990;322:1021–7.

[17] Timmers PJ, Zwinderman K, Coens C, et al. Lymph node sampling and taking of blind biopsies are important elements of the surgical staging of early ovarian cancer. Int J Gynecol Cancer. 2010;20:1142–7.

[18] Berek JS, Crum C, Friedlander M. Cancer of the ovary, fallopian tube, and peritoneum. Int J Gynaecol Obstet. 2012;119(Suppl 2):S118–29.

[19] Ledermann JA, Raja FA, Fotopoulou C, et al. Newly diagnosed and relapsed epithelial ovarian carcinoma: ESMO Clinical Practice Guidelines for diagnosis, treatment and follow-up. Ann Oncol. 2013;24(Suppl 6):vi24–32.

[20] Ledermann JA, Luvero D, Shafer A, et al. Gynecologic Cancer InterGroup (GCIG) consensus review for mucinous ovarian carcinoma. Int J Gynecol Cancer. 2014;24(9 Suppl 3):S14–19.

[21] Lago V, Minig L, Fotopoulou C. Incidence of lymph node metastases in apparent early-stage low-grade epithelial ovarian cancer: a comprehensive review. Int J Gynecol Cancer. 2016;26:1407–14.

[22] Uccella S, Gisone B, Ghezzi F. Laparoscopic sentinel node detection with ICG for early ovarian cancer: description of a technique and literature review. EJOGR. 2018;221:193–4.

[23] Mach P, Kimmig R, Buderath P. The role of sentinelnode biopsy in ovarian cancer. Minerva Ginecol. 2020;72(6):399–403.

[24] Lago V, Bello P, Montero B, et al. Sentinel lymph node technique in early-stage ovarian cancer (SENTOV): a phase II clinical trial. Int J Gynecol Cancer. 2020;30(9):1390–6.

[25] Uccella S, Nero C, Vizza E, et al. Sentinel-node biopsy in early-stage ovarian cancer: preliminary results of a prospective multicentre study (SELLY). Am J Obstet Gynecol. 2019;221(4):324.e1–324.e10.

第 7 章 乳腺及腋窝淋巴解剖学概述
Lymphatic anatomy: lymphatics of the breast and axilla

James V. Fiorica 著

赵成志 译　　李征宇 校

乳腺淋巴显影正在逐渐改变乳腺癌的治疗模式，即同时行腋窝淋巴结全面清扫的乳腺癌根治术。这种改变与 100 年前 Halsted 诊治模式截然不同[1]。腋窝淋巴结转移是影响乳腺癌患者预后的最重要因素[2]。乳房位于胸壁前的浅筋膜内，附着固定于胸壁的胸大肌筋膜上。乳房由皮肤、实质及间质组织构成。间质成分和结缔组织与血管、神经和淋巴管交织在一起。乳头下方有 5～10 个输乳管，它们连接 5～10 个或更多的附属导管，每个附属导管引流一个独立的乳腺小叶。每个乳腺腺叶由 20～40 个小叶组成，这些小叶依次与 10～100 个称为腺泡的管状成囊状小体连接。皮下的结缔组织包绕腺体，作为间隔乳腺叶和乳腺小叶的排列延伸，为腺体提供支持。Cooper 韧带是乳腺的悬韧带，是垂直于乳房皮肤的纵向条索状纤维结构。

胸大肌是呈扇形的肌肉，分为锁骨部和胸肋部。锁骨部起源于锁骨，很容易与较大面积的胸肋部区分开来，胸肋部起源于胸骨和第 2～6 肋软骨，这些肌肉的纤维聚集在肱骨大结节嵴上。胸小肌位于胸大肌的深层面，起源于第 2～5 肋骨的外表面。乳房悬韧带从乳房的深面延伸至胸深筋膜。肩胛下肌起源于第 1 肋骨且靠近其软骨的交界处，并向外侧延伸，止于锁骨下表面的肱骨小结节。

腋鞘，又称颈腋鞘，从颈部延伸至腋窝，周围有一层筋膜，是颈深筋膜深层的延续。腋鞘包裹上肢的腋动脉、腋静脉和臂丛的锁骨下部分。腋动脉因其前方有胸小肌跨过被分成 3 段。第一段位于胸小肌近侧，有胸上动脉分支。该分支主要分布于第 1～2 肋间隙及胸肌。第二段位于胸小肌后方，有胸肩峰干和胸外侧动脉分支。第三段位于胸小肌远侧。腋动脉有 3 个分支，即肩胛下动脉、旋肱后动脉及旋肱前动脉。腋下血管分支中最为粗大的动脉是肩胛下动脉。该动脉又分为旋肩胛动脉和胸背动脉，与中央区域和肩胛下区域的淋巴结相关，下文将对其进行详细描述。

乳房的血供由乳腺内侧动脉（65%）和胸外侧动脉（35%）组成（图 7-1）。头静脉是分隔胸大肌和三角肌的标志。头静脉与胸肩峰动脉的三角肌支伴行，穿过锁胸筋膜，注入腋静脉。臂丛神经的分支遍布于整个腋窝中。胸长神经位于腋窝内侧壁，是臂丛锁骨上部的分支，含有第 5～7 颈神经前支的纤维。胸长神经支配前锯肌，从而使手臂能够上抬超过肩膀。肋间臂神经是第 2 肋间神经外侧皮支的后支，与前臂内侧皮神经连接，支配上臂内侧及背侧皮肤。

乳房的淋巴系统同样错综复杂。Sappey 乳晕下丛淋巴通过垂直淋巴管与皮下和真皮

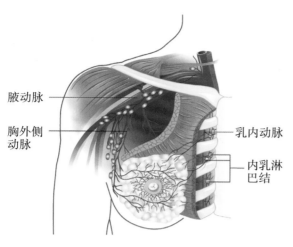

▲ 图 7-1　乳房的主要血液供应

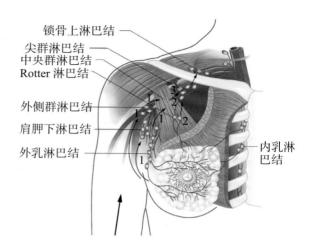

▲ 图 7-2　乳腺和腋窝的主要淋巴结

淋巴管连接。从表面到深丛，从乳晕下丛到小叶周围和深皮下丛，淋巴液单向流动。这个深淋巴丛以离心的方向流向腋窝淋巴结（97%）和内乳腺淋巴结（3%）。腋窝淋巴结分为六组：①外侧群淋巴结，沿腋静脉的内侧和后部排列，含 4～6 个淋巴结；②前群淋巴结，位于前锯肌表面、胸小肌下缘，沿胸外侧动、静脉分布，含 4～5 个淋巴结；③后群淋巴结，又称肩胛下淋巴结，位于肩胛骨外侧边缘的腋窝后壁，含 6～7 个淋巴结；④中央群淋巴结：位于胸小肌后方腋窝的脂肪组织内，位置表浅，是临床体格检查中最易发现的淋巴结群，含 3～4 个淋巴结；⑤尖群淋巴结，又称锁骨下淋巴结，位于胸小肌的上缘，所处的位置是腋窝的顶端，含 6～12 个淋巴结；⑥此外，还有经胸和胸后 2 个途径的淋巴结，又称 Rotter 淋巴结，位于胸大肌、胸小肌之间血管周围的脂肪内，含 1～4 个淋巴结，直接引流到中央群淋巴结和尖群淋巴结。胸肌前淋巴结常为单个淋巴结，位于乳房内的皮下组织中（图 7-2）。

内乳淋巴结位于胸骨边缘 2cm 以内的胸骨后间隙，沿内乳血管分布。右侧内乳淋巴结进入内乳淋巴干，终止于锁骨下淋巴结群，左侧内乳淋巴结进入主胸导管[3]。外科医师应熟悉乳腺淋巴系统的解剖，以避免前哨淋巴结（sentinel lymph node，SLN）出现假阴性结果。如果假阴性率过高，患者可能得不到充分的治疗，导致预后较差[4]。与胸小肌相关的淋巴结通常被描述为 I、II 或 III 级淋巴结。胸小肌外侧的淋巴结组织为 I 级淋巴结（外乳淋巴结、外侧群淋巴结、肩胛下淋巴结）。胸小肌下方的淋巴管为 II 级（中央群淋巴结 ± 肩胛下淋巴结），胸小肌内侧边缘的淋巴结称为 III 级淋巴结（尖群淋巴结）。摘除 I 级和部分 II 级淋巴结是一个标准解剖过程[5]（表 7-1）。

腋窝淋巴结清扫的支持者认为，这种方法可以对腋窝内的病变进行区域控制。自 Halsted 诊治模式应用以来，淋巴结引流区域的状态一直是预测预后的最重要因素[6]。最近的研究支持这样一种观点，即微小病灶可以通过辅助化疗治愈，与是否切除淋巴结无关。一些医生甚至主张放弃腋窝淋巴结清扫。随着术中淋巴显影技术和选择性淋巴结切除术的发展，绘制原发肿瘤的淋巴起源和识别不同部位的前哨淋巴结逐渐成为可能。

对于大多数淋巴结阴性的患者，SLN 活

表 7-1 乳腺引流淋巴结的分类

淋巴结 分组	解剖学 名称	级 别	淋巴结 数目（个）
腋群	外乳	Ⅰ 级	4～5
	肩胛下群	Ⅰ 级	6～7
	外侧群	Ⅰ 级	4～6
	中央部	Ⅱ 级	3～4
	Rotter	Ⅱ 级	1～4
	尖群	Ⅲ 级	6～12
内乳		—	6～8
胸肌前		—	1
三角肌		—	1～2
锁骨上	（第Ⅳ级）	—	2～3

检可以避免常规腋窝淋巴结清扫，也可以为患者和临床医师提供预后信息。由于Ⅰ、Ⅱ和Ⅲ级的设定相对粗糙，是导致跳跃转移发病率较高的原因（15%）[7]。来自美国外科医师学会肿瘤组 2001[1] 试验的数据表明，即使是 T_1 或 T_2 期肿瘤伴有 1 个或 2 个阳性淋巴结的患者，也可以避免腋窝淋巴结清扫[8]。通过淋巴显影，可以清楚看到乳腺淋巴引流的变化。观察到跳跃转移的现象，如从肿瘤原发部位直接转移到Ⅱ级和Ⅲ级腋窝淋巴结，如锁骨下淋巴结和锁骨上淋巴结。通过区分哪些患者可以通过手术本身（完全切除）获益，哪些患者通过辅助治疗获益，因而这种更精确的分层可以提高患者的生存率。目前，在以更加保守手术和新系统性新辅助治疗来应对乳腺癌治疗新时代，肿瘤大小和淋巴结状态仍然对患者生存有显著影响，而不受年龄和肿瘤生物学影响。转移和死亡的风险随检测的乳腺肿瘤大小和腋窝淋巴结转移数量而变化[9]。乳腺淋巴分级法是一种更精确清

除病灶的方法[10]。此外，SLN 活检能够减少更广大范围手术切除或辅助治疗带来的并发症。如果女性锁骨上淋巴结确实存在微转移，则将其归类为Ⅳ期。

掌握适当的注射技巧和时机，以及特定的解剖标志有助于 SLN 识别。在胸大肌外侧边缘画线和腋下背阔肌外侧边缘画线可勾勒出腋窝解剖学边界线。然后以从前到后的方向画一条垂直于腋毛线的切线，再画一条线穿过腋窝轴，穿过腋毛线的中心点。这些相交的线在腋窝上标记了一个 5cm 的圆圈。94% 的 SLN 位于该区域，剩余的 6% 位于Ⅱ级水平（图 7-3）。在皮肤上标记出 SLN 后，依据淋巴结的位置可以作精确的切口选择，再将伽马探针覆盖在活性最高的区域。在内侧，解剖标志是腋中央静脉和锁胸筋膜下方肋间神经第三分支。静脉很容易找到，当神经跨过静脉时，就可以在之前描述的圆形区域内划分出腋窝的四个象限。如果淋巴结呈蓝色，或者有蓝染的淋巴管向这个淋巴

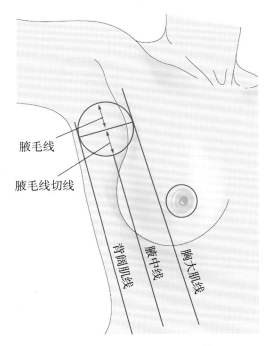

▲ 图 7-3 腋窝前哨淋巴结的位置

结走行，则视这个淋巴结为 SLN。此外，如果该淋巴结的体内放射性（SLN 与邻近非 SLN 的放射性比值）为 3∶1 或离体后的放射性为 10∶1，则该淋巴结为 SLN[11]。

这种显影技术在不同的中心稍有不同。然而，在技术熟练的医师中，这一结果具有相似的高成功率。灵敏度和诊断准确率均＞95%，假阴性（跳跃）率为 0%～10%。这些结果表明，淋巴显影技术有可能改变乳腺癌手术治疗的标准[12]。

正在进行的最新研究包括放射性红外激活基准点反射。初步研究结果表明，这种反射引导切除可能更准确地反映新辅助化疗后腋窝的状态[13]。

参考文献

[1] Chua B, Ung O, Boyages J. Competing considerations in regional nodal treatment for early breast cancer. Breast J. 2002;8:15–22.

[2] Manca G, Rubello D, Tardelli E, et al. Sentinel lymph node biopsy in breast cancer: indications, contraindications, and controversies. Clin Nucl Med. 2016;41:126–33.

[3] Bland K, Klimberg V, Copeland EM, et al. Anatomy of the breast, axilla, chest wall, and related metastatic sites. In: The Breast Comprehensive Management of Benign and Malignant Diseases. Philadelphia, PA: Elsevier; 2018. pp. 20–36.

[4] Goel V, Raju K, Dasu S, et al. Awareness of lymphatic system to decrease false negative sentinel node rate in breast cancer. Indian J Surg Oncol. 2019;10:673–5.

[5] Nathanson SD, Wachna DL, Gilman D, et al. Pathways of lymphatic drainage from the breast. Ann Surg Oncol. 2001;8:837–43.

[6] Heerdt AS. Lymphatic mapping and sentinel lymph node biopsy for breast cancer. JAMA Oncol. 2018;4(3):431. https://doi.org/10.1001/jamaoncol.2017.4000.

[7] Veronesi U, Rilke F, Luini A, et al. Distribution of axillary node metastases by level of invasion. An analysis of 539 cases. Cancer. 1987;59:682–7.

[8] Marino MA, Avendeno D, Zapata R, et al. Lymph node imaging in patients with primary breast cancer: concurrent diagnostic tools. Oncologist. 2020;25:e231–42.

[9] Saadatmand S, Bretveld R, Siesling S, et al. Influence of tumour stage at breast cancer detection on survival in modern times: population based study in 173797 patients. BMJ. 2015;351:h4901–10.

[10] Yuan Q, Hou J, He Y, et al. Minimize the extent and morbidity of axillary dissection for node-positive breast cancer patients: implementation of axillary lymph node dissection based on breast lymphatic level. BMC Cancer. 2021;21:293–302.

[11] Cox C. Techniques for lymphatic mapping in breast carcinoma. In: Whitman D, Reintgen D, editors, Radioguided Surgery. Austin, TX: Landes Biosciences; 1999. pp. 72–82.

[12] Reintgen M, Kerivan L, Reintgen E, et al. Breast lymphatic mapping and sentinel lymph node biopsy: state of the art 2015. Clin Breast Cancer. 2016;16:155–65.

[13] Taback B, Jadeja P, Ha R. Enhanced axillary evaluation using reflective-guided sentinel lymph node biopsy: a prospective feasibility study and comparison with controversial lymphatic mapping techniques. Clin Breast Cancer. 2018;18:e869–74.

第8章 淋巴显影中前哨淋巴结的检测方法
Modalities of detection of sentinel nodes in lymphatic mapping

Blanca Segarra　Nuria Agusti　Pedro T. Ramirez　著

赵成志　译　李征宇　校

近年来，淋巴定位示踪剂不断发展，其在妇科肿瘤学领域的应用也越来越广泛。新的示踪剂在降低了应用成本的同时还提高了检出率、减少了不良反应发生率。根据示踪剂的成分不同，标记淋巴结的效果和用途也各不相同。理想的示踪剂应该具有淋巴检出率高、成本低和不良反应小等特点。在前哨淋巴结（sentinel lymph node，SLN）显影中，它可以降低假阴性率（即在淋巴结清扫术中淋巴结被示踪剂标记为阴性，而病理学检查为阳性的 SLN），从而能够最大限度地避免对患者的治疗不足。

一、示踪剂

目前常用于妇科手术的三种示踪剂，即锝 –99m（^{99m}Tc）放射性胶体、各种蓝色染料和吲哚菁绿（Indocyanine Green，ICG）。既往 SLN 检测通常是在瘤体周围或肿瘤内部注射示踪剂。在大多数肿瘤中，蓝色染料通常与 ^{99m}Tc 纳米白蛋白联用，因为该组合可以提高淋巴结的检出率，而这也一直是妇科肿瘤中最常选择的药物[1]。最近 ICG 作为一种基于荧光显影的非放射性示踪剂，在特定波长激发后的光发射来检测淋巴结，在临床的应用越来越广泛，成为一些机构的标准示踪剂。

（一）蓝色染料

最常用作蓝色染料的两种物质分别是亚甲蓝和异硫蓝（有时称为专利蓝），这些物质在被用作生物示踪剂时，它们在功能上可以相互替换，并且具有相同的效果，但不同的化学结构也决定了元素的关键差异。亚甲蓝是一种分子质量为 319.8g/mol 的有机氯化物。因为亚甲蓝经皮内注射吸收很差且很容易扩散到周围组织中，导致大量周围组织被染色，从而失去针对 SLN 的特异性染色，因此它不是一种理想的示踪剂。然而，一些学者认为亚甲蓝的优点也不容忽视，如它的价格便宜、方便获得，相较于异硫蓝不良反应更小。值得注意的是，亚甲蓝有较高的过敏发生率。还有一种蓝色染料是异硫蓝，分子质量是 566.7g/mol，它是专利蓝的 2, 5– 二磺酸异构体。约 50% 的异硫蓝与血清蛋白的结合能力较弱，皮内注射后能够迅速通过淋巴管运输，使其很少扩散到周围组织。异硫蓝和亚甲蓝都包含有疏水和亲水的分子结构。因其分子结构的亲水性使异硫蓝和亚甲蓝均能溶于水或血液中，因此临床上这两种示踪剂均可采用静脉滴注。而疏水的分子结构可以作为异硫蓝和亚甲蓝在淋巴血管系统中流动肿瘤蛋白的高亲和力结合位点。蓝色染料只能在相应的可见光谱中被观察到。这些差异有助于普及蓝染技术和降低成本。

（二）胶体和核素扫描淋巴显像

闪烁成像技术可以跟踪体内的放射性示踪剂，并形成放射性示踪剂的位置和浓度视图。^{99m}Tc 在核医学中的应用占 80% 以上，锝的名字来源于拉丁语中"人工"一词，因为它是第一种人工合成的元素。虽然自然界中可以得到 ^{99m}Tc，其中"m"代表亚稳（放射性）同位素，但世界上供应的大部分 ^{99m}Tc 都是合成的。^{99m}Tc 具有不同的生物吸收特性，这取决于它的氧化状态。鉴于有以下优点，^{99m}Tc 标记的放射性药物被用于 85% 的核医学操作中。

- 半衰期约为 6h。这种较短的半衰期允许在短时间内捕获更多的放射性，从而产生可以形成高分辨率图像的放射密度。
- 小颗粒可以更快地流入下一级淋巴结，因此能够识别更多的淋巴结。
- 140keV 的伽马光子发射能量是诊断伽马相机成像和伽马探头检测的理想选择。这种能量水平提供了足够的组织渗透力和方便操作的成像技术。
- 患者低剂量辐射吸收，最大限度地减少患者暴露于有害辐射的剂量。虽然半衰期相对较短，但剂量足以在注射 24h 后仍能检测出阳性淋巴结。
- 药物成本、放射性同位素药物的应用价值，以及生产、研究、运输和储存等成本均对其临床应用产生较大影响。最常用的仍然是合成放射性同位素。它们成本高于在反应堆中获得的放射性同位素，但因其应用广泛价格也随之被拉低。
- 广泛的商业可用性。
平面成像是最常用于 SLN 识别的术前成

像技术。核素扫描淋巴显像是一种安全、可重复、无创的技术，利用放射性核素对区域淋巴结引流进行成像[1]。淋巴管道在合成的动态图像中能够得到最好的识别。整个过程通常需要 20min。然后在注射放射性胶体示踪剂后的 2.5～3h 进行延迟性扫描。这些扫描的范围应包括所有可以接收来自注射部位引流的淋巴结。每次静态采集需要持续 5～10min，以确保即使非常弱的 SLN 也能被检测到[2]。一种常用的成像方式是单光子发射计算机断层扫描（SPECT），与传统的计算机断层扫描（CT）重叠使用（SPECT/CT）。这些设备可以让外科医师确定 SLN 的解剖位置及其相关图像。与核素扫描淋巴显像相比，SPECT/CT 在 SLN 检测和解剖定位方面似乎有显著改善，因其提供了更准确的病理成像，并能够降低患者体内辐射吸收[3]。

术中对 SLN 的检测不仅可以通过对"蓝色淋巴结"的观察来发现盆腔淋巴结，还可以通过伽马检测装置对 SLN 或"热淋巴结"中的放射性胶体进行评估。术中使用的检测设备是手术伽马探头和便携式伽马成像相机。这些便携式检测仪器可能会提高 SLN 阳性的准确率。以下为伽马探测探头性能的质量标准[4]。

- 距离探测器 30cm 的空间，具有选择性径向灵敏度，即测量锥的宽度。如果测量范围过宽可能会存在非目标辐射，以致淋巴结检测会受影响。重要的一点是因为背景信号可以超过淋巴结的目标信号。
- 空间分辨率决定了 2 个淋巴结单独检测所需的最小距离。腋窝、腹股沟和髂血管区域空间分辨率高于 25mm。对于 SLN 检查，需要高空间分辨率的探针来确保更准确的定位。当需要更精确的活动空间定位时，可能需要探测器的平行校正。

- 屏蔽（探头外壳处的灵敏度）。泄漏灵敏度不应超过系统灵敏度的 0.1%。术中探头用于定向计数，需在背面和侧面有足够的屏蔽。

- 灵敏度。由每单位活动的计数率定义，并在探头的顶端确定。可以通过扩大能量窗口和（或）减少平行校正和屏蔽来增加灵敏度。

- 能量识别。高能量分辨率可以同时使用 2 种不同的放射性同位素，并将患者的辐射信号与背景辐射信号区分开来。

- 显示和声学。音调和测量信号的明确相关性。建议使用数字或模拟显示器。

- 探头形状需要细长弯曲的探头。

在将 ICG 作为示踪剂引入之前，蓝色染料被视为标准示踪剂。而放射性胶体注射和核素扫描淋巴显像检查等技术是 ICG 不可用的情况下，蓝色染料的替代方式。使用放射性胶体和淋巴核素扫描显像检查的主要优点是可以更好地检测出常规解剖标志以外的淋巴结，从而降低 SLN 识别的失败率。此外，使用伽马探头，外科医师可以明确那些因蓝色染料效果不佳或核素扫描淋巴显像未识别的潜在 SLN 区域。其需要核医学专家、外科医师、病理学家，有时还需要放射科医师和医学物理学家的密切合作，以确保最高检出率[5]。

SLN 识别的第一步是术前核素扫描淋巴显像检查。采用 1 天或 2 天的方案，分别在术前 4~6h 或术前 16~20h 注射 ^{99m}Tc 标记的放射性胶体。手术的准备工作基于所选择的方案，1 天方案选择 15~20MBq，2 天方案 37~74MBq。方案的选择取决于团队工作习惯和经验[6]。术中核素扫描淋巴显像检查通常在应用放射性胶体后 120min 进行（静态检查期）。在某些情况下，为了确定淋巴引流方向并便于识别 SLN，在使用放射性示踪剂后，需立即进行动态检查[7]。建议使用伽马探头对 SLN 放射性进行定量测量，来检测高出基础计数的辐射计数（至少是背景放射性的 5~10 倍）。

（三）吲哚菁绿

ICG 是一种无菌、阴离子、水溶性三碳菁染料，在 806nm 光照射下，在近红外光谱中显示漫射荧光[8]。其生物半衰期为 150~180s。它无气味，在溶液中不稳定，可溶于水和甲醇，不溶于其他有机溶剂[1]。ICG 发出光的波长约为 820nm，使用特定摄像机设备捕获，能够使其显示在可见光谱中。ICG 的有机结构使其能够通过静脉滴注而安全使用。静脉滴注后，ICG 迅速与血浆蛋白质，特别是脂蛋白结合，并分布在整个淋巴血管系统[9]。ICG 代谢没有肝外或肝外循环等途径，ICG 只被肝实质细胞从血浆中吸收，并全部分泌到未结合胆汁酸中排出。注射的 ICG 分布于宫颈淋巴系统，通过淋巴通道和淋巴结引流与脂蛋白结合。从淋巴结开始，过滤后的淋巴液通过锁骨下静脉返回到血液循环中，以维持组织液的稳态[8]。

静脉滴注和黏膜下给药是主要的给药方式[9]。目前，对于 ICG 注射的浓度和剂量尚未达成共识。静脉滴注剂量为 1.25~5mg（单图像序列），宫颈黏膜下注射剂量为 1.25~5mg/ml（4~10ml）。然而，最大剂量不得超过 2mg/kg（静脉滴注）或 5mg（间质注射）[8]。临床工作中常用的标准剂量为 0.1~0.5mg/（ml·kg），远低于毒性阈值水平。

ICG 的注射浓度应为 1.25mg/ml，一般采用 20ml 无菌水溶液稀释一瓶 25mg 的 ICG 粉末。如果 ICG 溶液以 4℃保存，则应在制备后的 1～2 天内使用[10]。目前对于妇科开腹手术的 ICG 注射时机尚未确定，建议在皮肤切开前进行 ICG 注射。在腹腔镜和机器人辅助手术中，应在放置举宫装置之前进行 ICG 注射。当注射部位是子宫内膜时，在注射前需将双侧输卵管封闭。关于注射后何时开始清扫淋巴结尚无明确的最佳时间，Rossi 等建议在注射后等待 10min 再行淋巴结清扫[11]。有关学习曲线对手术影响的研究报道显示，外科医师需要有 30 次以上的手术操作，才能在最小创伤的情况下实现该技术的有效检出率和假阴性率[12]。

（四）空淋巴结包综合征

按淋巴结显影阳性切除但在最终病理学上被确定为仅淋巴干或脂肪组织而无淋巴结组织，这种现象似乎与 ICG 的使用增加相关。FILM 研究[13] 旨在明确对于接受根治性手术的 I 期子宫内膜癌或宫颈癌的患者，ICG 在 SLN 检测方面是否优于异磺胺蓝染料，结果显示，5%～6% 显影阳性的"淋巴结"在最终病理学上却不是淋巴结。Thomaier 及其同事[14] 研究了空包切除率是否随着外科医师经验的增加而变化。研究中总共 236 例患者接受了腹腔镜下全子宫切除术，同时对子宫内膜癌（占 85%）及复杂不典型增生（占 15%）患者进行了 SLN 检测。研究表明，随着手术数量的增加，空淋巴结包综合征的发生率下降；而 SLN 的切除数量并没有随着外科医师专业技术的提高而改变。著者得出结论，使用 ICG 染料后空包 SLN 切除率随着手术次数的增加而降低，且在 30 次手术操作后趋于稳定。当手术医师担心这种情况发生时，建议将组织送至病理科，由病理学家确认标本是否为淋巴结组织。

二、按疾病部位划分的技术

（一）外阴癌

SLN 显影已被作为早期外阴癌腹股沟淋巴结清扫的替代方案。外阴癌的传统淋巴显影采用双模式方法：①术前 ^{99m}Tc 注射加术中伽马探头进行核素扫描淋巴显像检测；②术中外阴癌病灶周围注射蓝色染料。放射性胶体示踪剂可单独使用或与蓝色染料一起使用。核素扫描淋巴显像无法识别出腹股沟 SLN 患者时，应添加蓝色染料。Ontario 癌症治疗团队通过 Meta 分析报道表明，单独使用蓝色染料总检出率为 63%，而单独使用放射性胶体总检出率为 85%[15]，蓝色染料和放射性胶体联合检测总检出率为 86.9%。单独使用蓝色染料和单独使用放射性胶体的假阴性率分别为 9.3% 和 10.4%，但当这两种技术结合使用时，假阴性率降至 6.6%。因此，该团队建议单独使用放射性胶体示踪剂，或者将放射性胶体示踪剂与蓝色染料结合使用，用于早期外阴癌的 SLN 显影。

放射性示踪剂的应用改善了 SLN 显影，并提高了可靠性。Puig-Tintore 等[16] 报道了核素扫描淋巴显像检查结合手持伽马探测器和异硫蓝检测外阴癌 SLN 的可行性。在他们的研究中，放射性示踪剂的引入使 SLN 的定位率提高到 98%，并认为这两种方法结合是最好的 SLN 显影方法。因此，与单独使用蓝色染料技术相比，联合放射性示踪剂可以提高 SLN 显影效果。目前还没有足够的证据给出关于术前核素扫描淋巴显像检查的建议。然而，当计划使用淋巴显影和 SLN 活检时，术前核素扫描淋巴显像检查可能有助于识别 SLN 的存在、位置（单侧与双侧）和数量。注射放射性胶体后，应在 1～6h 内进行影像学检查［核素扫描淋巴显像检查和（或）SPECT-CT 及手术］。

放射性示踪剂的使用需要严密的组织工作，尽管术前计划使用放射性胶体，然而该技术是基于术中的声反馈，同时也无法提供实时视觉引导。最近，ICG 已被用于多个实体肿瘤的淋巴显影。使用荧光剂技术的最大优点是术中仅需一步操作，从而减少与当前两步操作（包括术前注射放射性胶体）带来的患者不适感。此外，从理论上讲，与其他肿瘤相比，外阴癌淋巴通道和 SLN 通常位于腹股沟相对较表浅的位置。因此，近红外荧光成像可能对某些淋巴结显像特别有效。但是，这项技术需要特殊设备（近红外成像摄像机），但目前大多数机构均无此仪器。

Crane 等[17] 首次进行了术中近红外荧光成像检测外阴癌 SLN 技术可行性的临床研究。研究采用浓度为 0.5mg/ml 的 ICG，结合术中成像系统进行外阴癌 SLN 检测。研究包含 10 例患者，29 个 SLN 中有 26 个（90%）在体内被近红外荧光检测到。此外，在 16 个含有 SLN 的腹股沟中，有 5 个（31%）可见淋巴通道。总之，在大多数医疗单位中，单独使用放射性胶体示踪剂或与蓝色染料联合使用仍然是检测外阴癌中 SLN 的标准。

（二）前哨淋结巴活检技术

使用蓝色染料和 ^{99m}Tc 纳米胶体进行 SLN 显影，将术前成像和使用伽马探头相结合，是检测腹股沟区 SLN 最有效的方法。

在手术前 1 天，可注射 2～4ml 体积的总计 1～2.5mCi 的 ^{99m}Tc。通常选择 2 点钟、5 点钟、7 点钟和 10 点钟方位采用四点注射方法进行皮内注射[18]。值得注意的是，示踪剂不应注射到肿瘤内，而应注射到肿瘤边缘外的正常上皮中。为了将浅表真皮淋巴引流到

腹股沟区，皮内注射很重要，注射过深可能导致示踪剂进入盆腔淋巴系统，从而无法定位原发性外阴肿瘤的准确淋巴位置。

手术当天，麻醉诱导后在相同位置注射蓝色染料共 4ml。术中使用手持式伽马探测器来确认淋巴闪烁造影标记腹股沟活性最高的部位。在进行腹股沟皮肤切开之前，需考虑这一点，以便调整切口的位置和大小。切开 Scarpa 筋膜，然后打开深部组织，进一步识别淋巴通道。一旦暴露腹股沟区淋巴管，外科医师应沿蓝染的淋巴管进行解剖。通过间断的使用伽马探头，识别并切除 SLN。逐次切除 SLN，离体后再次重复测量。在切除第一个 SLN 后，需重新检测腹股沟的放射性。如果检测到放射性活性大于第一次切除 SLN 的 10%，则继续解剖以寻找其他的 SLN。

近红外荧光引导的 SLN 活检在外阴癌中的可行性，已经通过使用几种基于 ICG 的示踪剂方案得到证实。为了检测 SLN，分别在皮肤切开之前[19] 和术中应用经皮近红外荧光持续测量荧光信号。为了确保淋巴结全部被切除，应使用荧光成像及其他技术，如放射追踪／成像、蓝色染料视诊和触诊，并多次检查手术切口。若使用这种技术，还应在体内检测 SLN。

（三）子宫内膜癌

子宫内膜癌的 SLN 显影技术根据注射部位的不同分为 3 种，即子宫底浆膜下、宫颈或宫腔镜下的子宫内膜。浆膜下和宫腔镜下的子宫内膜注射具有一定的技术要求，导致它们在技术上比宫颈注射更具挑战性、更低的可重复性、更高的成本，所以这两种方法未被普及。有证据表明，宫颈注射与宫腔镜注射相比，SLN 显影具有更高的检出率且淋

巴结解剖分布相似[11]。宫颈注射对子宫主要的淋巴干结构具有极好的着色渗透性，这些淋巴干聚集在子宫旁侧，显色于通向盆腔的阔韧带中，偶尔也出现在主动脉旁 SLN 中。此外，子宫颈易于暴露且很少因既往手术而变形或留下瘢痕。

关于示踪剂的选择，一些研究已经评估了 ICG 单独使用或与蓝色染料和 ^{99m}Tc 结合使用的效果。其中，一项前瞻性随机研究通过纳入了 157 例患者旨在评估蓝色染料、ICG 和 ^{99m}Tc 这三种示踪剂的联用是否优于 ICG 和 ^{99m}Tc 两种示踪剂联用。80 例患者接受 ICG 和 ^{99m}Tc 两种示踪剂联用，单侧和双侧 SLN 检出率分别为 97.5% 和 81.3%。70 例患者接受了三种示踪剂联用，单侧和双侧检出率分别为 93.5% 和 80.5%。两组患者在单侧或双侧的淋巴结检出率或识别转移方面无明显差异[20]。

蓝色示踪剂主要优点是不需要专用的昂贵设备。患者在手术室麻醉后即可进行蓝色染料注射。为优化淋巴渗透和尽量减少盆腔深层组织着色，使用腰穿针在每个象限以 5～10s 的速度注射 4ml 染料[21]。注射液由 10mg/ml（译者注：原著疑有误，已修改）的蓝色染料溶液组成，总剂量为 40mg。该剂量在 3 点钟和 9 点钟方位分别注射于宫颈表面（2～3mm）和深层（3～4mm），共注射 4 次。对于选择使用放射性标记胶体作为 SLN 显影示踪剂的医疗中心，最常用的是 ^{99m}Tc。手术前（通常在手术前 1 天）在有辐射防护的条件下进行注射。建议在手术前 1 天或手术当天的早上，用 25G 腰穿针在宫颈的 3 点钟、6 点钟、9 点钟和 12 点钟方位注射 4 次未过滤的锝硫胶体（Nanocis; CIS Bio International, Saclay, France），每次 0.2ml（每次 20MBq）。注入后 2h，每 30 分钟用伽马相机（Irix;

Marconi Corporation, Cleveland, OH, USA）获得图像。

在某些机构，ICG 较其他示踪剂的组合更受欢迎，或者至少认为与蓝色染料和放射性标记胶体一样有用[22]。FILM 研究[13]是 FDA 申请使用 ICG 宫颈间质注射联合近红外成像进行淋巴显影的基础。这是第一个前瞻性、随机、Ⅲ期、多中心、非劣效试验，证实了 ICG 提高了 SLN 检出率（使用异硫蓝染料检测至少 1 个 SLN 的检出率为 74%，而使用 ICG 的检出率为 96%。使用蓝色染料的双侧 SLN 的检出率为 31%，使用 ICG 的检出率为 78%）。

宫颈直接注射有 3 种不同方式，但最常用的是两象限注射，通常优于四象限注射（图 8-1）。具体方法是全身麻醉后，ICG 分别在 3 点钟和 9 点钟方位注入宫颈深部（3～4cm）和表面（2～3mm 宫颈黏膜下层），共注射 4 次[22]。外科医师应该避免广泛性涂抹。子宫体淋巴干通常穿过闭塞的脐动脉，盆腔 SLN 最常见的位置位于髂外血管内侧、腹侧至下腹部或闭孔区的上部（图 8-2）。外科医师应打开后腹膜，激活摄像头上的红外按钮来寻找淋巴结。所使用的主要模式是近红外模式，但也可以使用两种其他模式，即 SPY 模式（黑白模式）或有颜色梯度的颜色分色荧光模式（color segmented fluorescence mode），外科医师可以根据需要进行不同模式来回切换。

三、前哨淋结巴显影中吲哚菁绿使用剂量

Papadia 等设计了一项为评估不同剂量 ICG（高剂量：5mg/ml，容量 8ml；低剂量：1.25mg/ml，容量 4ml）对子宫内膜癌 SLN 显影影响的研究。结果显示，ICG 浓度和容量

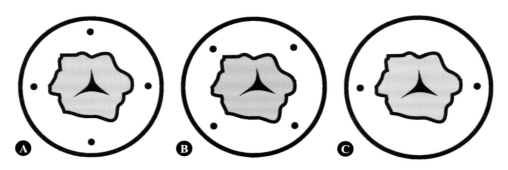

▲ 图 8-1　子宫癌的常见宫颈注射部位示意

经许可转载，引自 Abu-Rustum NR, Rob L, Sentinel lymph node identification for early-stage cervical and uterine cancer, in Abu Rustum NR, Barakat RR, Levine DA, eds, Atlas of Procedures in Gynecologic Oncology 3E, CRC Press, 2013.

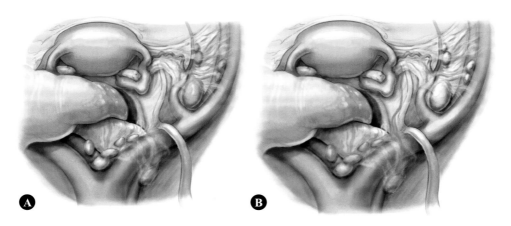

▲ 图 8-2　A. 宫颈注射后 SLN 的最常见位置（蓝箭）；B. SLN 的不常见位置（绿箭）通常出现在淋巴干不穿过脐韧带，而是沿着输尿管中段头侧至髂骨和骶前区

经许可转载，引自 Abu-Rustum NR, Rob L, Sentinel lymph node identification for early-stage cervical and uterine cancer, in Abu Rustum NR, Barakat RR, Levine DA, eds, Atlas of Procedures in Gynecologic Oncology 3E, CRC Press, 2013.

越高，SLN 检出数量越多[23]。

　　SLN 成功显影的关键是遵守 SLN 算法，结合 SLN 显影的算法将假阴性率降低到 2%[24]。合理的 SLN 检出率也因操作不同而存在差异，但期望值是达到 80%～90%，甚至更高的检出率[12]。子宫内膜癌的 SLN 显影正在成为世界各中心的标准治疗程序，同时也增加了外科医师的经验，并将检出率提高到了 90% 及更高。此外，由于遵守 SLN 算法，假阴性率也相应降低[25]。手术技术的标准化和手术质

量评估工具对临床试验的进行也至关重要。基于大量国际专家的共识，已经确定并验证了子宫内膜癌 SLN 手术解剖的具体强制性和禁止性步骤。

（一）宫颈癌

　　宫颈癌的 SLN 显影最初评估了蓝色染料和（或）放射性胶体的效果。当患者处于麻醉状态时，注射 1% 异硫蓝（Lymphazurin）或亚甲蓝，用腰穿刺针将总量为 4ml 的蓝色

染料直接注射到瘤体旁的宫颈间质中。阴道拉钩可协助宫颈间质的药物注射。选择对应宫旁的宫颈3点钟和9点钟方位进行注射，每侧每次注射2ml。为避免膀胱阴道间隙染色，取消12点钟方位的注射。在开腹手术中，建议完成手术野暴露后再进行注射。考虑LACC试验结果证实的宫颈癌腹腔镜根治性子宫切除术的无瘤生存率低于相应的开腹手术，因此该手术拟通过开腹完成[26]。要先进行SLN的识别和切除。术前使用放射性标记的过滤的 ^{99m}Tc 进行淋巴核素扫描显像检查。使用腰穿针在靠近正常宫颈/肿瘤边界的区域将 ^{99m}Tc 直接注射到宫颈间质的两个象限。对于之前接受过锥切的患者，在手术前一天注射到锥切的手术创面。鉴于ICG更高的检出率、更好的显色效果、更高的成本效益，以及较少的不良反应和毒性，ICG正逐渐成为标准诊治的一部分。在宫颈癌中，ICG注射方法与上文的子宫内膜癌注射方法类似。

（二）卵巢癌

SLN在卵巢癌中的检测已在早期卵巢癌中进行了评估，目前处于试验阶段。自1991年首次被报道以来[27]，出现一些样本例数较少的小规模研究。大多数研究都是尝试对卵巢淋巴引流进行评估的探索性研究且多数是卵巢良性疾病[27]，交界性、宫颈或子宫内膜癌[27]，而非卵巢癌。在早期卵巢癌中进行SLN显影的主要困难包括大而复杂的淋巴引流、需要术中注射，以及确定注射部位（由于存在肿瘤破裂的风险，不可能进行瘤周或瘤内注射）。最近发表了一篇唯一的关于SLN在上皮性卵巢癌中应用可行性的系统综述[28]。迄今为止的研究证实，该技术理论上可行，检出率约为90%，但存在重要的局限性，如样本量小、注射示踪剂的部位不同，以及使用示踪剂不同（放射性示踪剂、亚甲蓝和ICG联合使用，或者单独使用）等。由综述发现，对于卵巢癌的SLN检测，ICG是最佳示踪剂，2个最佳注射部位是骨盆漏斗韧带和卵巢固有韧带。

有5项研究评估了放射性示踪剂和蓝色染料的联合使用。当使用放射性胶体，含或不含蓝色染料时，检出率为88.1%（n=109）。有3项研究将亚甲蓝与 ^{99m}Tc 相结合，3项研究中仅用亚甲蓝染料检出SLN数量分别为100%、83%和20%[28]。当单独使用ICG时，检出率为93.3%（n=15）[29]。根据已发表的文献，似乎除亚甲蓝外，其他示踪剂都有较高的SLN检出率。在大多数研究中，卵巢固有韧带和骨盆漏斗盆韧带被用作注射部位。示踪剂的注射最好是附件尚在原位的情况下进行，包括在卵巢固有韧带和骨盆漏斗盆韧带。采用这种方法的检出率已超过90%。在其他两项研究中，卵巢皮质注射似乎不太敏感（71.4%，n=21）[28]。理想情况下，注射后应间隔10～15min，再开始SLN显影，目的是为示踪剂提供足够的时间扩散到淋巴结（检出率＞90%）。

（三）安全性

1. 亚甲蓝

异硫蓝溶解于水，约50%与血清蛋白质弱结合，使其对淋巴通道具有亲和力。主要通过胆汁排泄（90%），因此肝胆功能不全的患者，发生相应并发症的风险可能增加，总体并发症发生率不超过1.5%[30]。麻醉期间变态反应发生率降低，通常表现为心力衰竭、红斑、血管性水肿、支气管痉挛（严重或短暂）、荨麻疹和（或）皮疹、胃肠道症状和肺水肿[31]。重要的是，在麻醉期间有90%的变态反应在静脉注射后10min内出现[32]。然而，在发生亚甲蓝变态反应时，可能会有15～30min 的延迟，这表明可能是皮内给药而不是静脉给药，所以吸收相对缓慢。异硫蓝出现不良反应较罕见，发生率不到 2%[33]。

异硫蓝皮内注射后出现的一种全身表现是氧饱和度急性短暂或更长时间的下降。Coleman 等对这一现象的病因学进行了详细的综述[34]。脉搏血氧仪是一种无创性检查方法，可连续监测外周组织血氧饱和度。它通过测量 660nm 和 940nm 两个波长的吸光度，来测定氧合血红蛋白和还原血红蛋白的浓度。异硫蓝的吸光度峰为 646nm，因其可导致血红蛋白种类异常而影响脉搏血氧饱和度的测量[35]。所幸这种现象是暂时的，通常持续3～5min。当脉搏血氧计的 SpO_2 急性下降时抽取动脉血液样本，检测发现血液样本的血氧饱和度高于脉搏血氧计读数，从而证实了其不准确性。

2. 锝

辐射防护主要基于国际辐射防护委员会的三项原则[36]。①理由：只有当辐射对受照射者的利大于弊时，才有理由使用。②优化：确保患者的辐射剂量"合理且达到最低水平"。③限制：应对个人风险设定界限，以确保风险不超过可接受值。患者暴露辐射剂量的决定因素是注射部位和淋巴结清除程度。放射性胶体从间隙的清除非常缓慢，因此辐射的最大剂量局限在注射部位。应强调的是，根据国际原子能机构的准则，允许的年剂量为 1mSv。根据美国国家辐射防护委员会（NCRP）的建议，暴露人员皮肤的最大允许辐射剂量为每年 500mSv。根据这个剂量限制，外科医师可以进行 9000 次以上的 SLN手术[37]。

3. 吲哚菁绿

ICG 具有良好的安全性，对白蛋白有很高的亲和力，因此该化合物几乎不会渗漏到周围组织中。ICG 通过肝吸收和排泄，代谢物无有毒物质[1]。因此，其毒性低、不良反应少（共 21 278 例应用者中仅有 36 例发生不良反应，约 0.17% 的发生率），症状包括休克（0.02%）、恶心（0.08%）、血管疼痛（0.04%）和发热（0.02%）[38]。之前报道的轻度不良反应发生率为 0.15%，严重不良反应发生率为 0.05%，1923 例后没有死亡病例发生[39]。应该注意的是，使用 ICG 有一些禁忌证，如碘过敏、肝病、透析、肾衰竭、尿毒症或以前记录的变态反应（42 000 例患者中有 1 例）。对于器官功能下降的老年患者也应谨慎使用[39]。目前没有可靠数据描述ICG 过量的症状、体征或相应的实验室检查结果。

（四）特殊情况的淋巴显影

1. 妊娠

SLN 显影技术在妊娠者中是可行的。SLN应被视为临床阴性腋窝黑色素瘤和乳腺癌的标准治疗方法。异磺胺蓝只有在益处大于风险时才应在妊娠期使用，因为它在皮下注射后被全身吸收[40]。根据 FDA 的规定，亚甲蓝在孕妇中并没有证实其安全和有效性，所以尚未获得批准妊娠期应用。当给孕妇服用时，它可能会对胎儿造成伤害。妊娠中期羊膜内注射可能会导致新生儿肠道闭锁和胎儿死亡。当在器官形成过程中口服该药物时，也会对动物的发育产生不利影响[41]。

99mTc 作为放射性示踪剂在 SLN 中广泛使用，美国临床肿瘤学会始终认为妊娠是这种放射性示踪剂的禁忌证[42]。然而，欧洲核医学协会和核医学与分子成像学会却认为考虑到所用示踪剂的剂量有限，风险较低，因此使用 99mTc 是合理的[43]。据计算，当使用一种半衰期短、粒径大的纳米胶体（如 ^{99m}Tc）时，由于纳米胶体在淋巴结本身的积聚，即使在腹股沟淋巴结中，胎儿的辐射暴露也低于 5mGy。同时建议在妊娠期使用 1 日方案，因为该方案给药剂量较低，入院和手术的时间较短，检出率与 2 日方案没有差异。因此，当母体结局可能受益于 SLN 时，不应因为担心胎儿的辐射暴露而放弃 SLN[44]。

通常不建议孕妇再使用放射性胶体进行淋巴标测，因为应始终将辐射剂量的目标量定为"剂量合理并且尽可能最低"。工作人员应与孕妇患者保持至少 1m 的距离。建议在进行 SLN 的程序前，应通知所有人员正确处理材料和安全防护[5]。由于放射性胶体属于 ICG，尽管 FDA 将其归类为 C 类药物，但 ICG SLN 显影在妊娠宫颈癌患者中似乎是可行的，并且没有报道 ICG 注射的不良事件[45]。

2. 肥胖

Tanner 等[46] 和 Eriksson 等[21] 发表的两项独立研究，表明体重指数（BMI）增加会对 SLN 检测产生影响。第一项研究的目的是明确在子宫内膜癌和复杂或非典型增生患者中成功进行 SLN 的患者、肿瘤和医生因素。著者认为在 BMI≥30kg/m^2 的患者中，58% 的患者使用蓝色染料进行双侧标记的成功率降低。虽然 ICG 的这一成功率始终优于异磺胺蓝，但 BMI 越高，变异越明显。Eriksson 等[21] 的研究旨在确定肥胖对接受机器人手术的子宫内膜癌患者 SLN 显影成功率的影响，并比较 ICG 和蓝色染料的 SLN 检测率。随着 BMI 的增加，ICG 组和蓝色染料组的双侧标测成功率显著降低。然而，在所有 BMI 组中，与使用蓝色染料相比，使用 ICG 可以获得更好的双侧和整体显色率。总之，这些研究得出结论，与蓝色染料相比，在肥胖患者中使用 ICG 可以改善 SLN 的检出率。

四、创新的模式

（一）术中识别技术

替马诺塞

^{99m}Tc - 替马诺塞（商品名为 Lymphoseek）是一种结合细胞核网状内皮细胞受体的分子，可通过术中手持式伽马探测器进行评估[47]。Lymphoseek 已在美国和欧洲被批准用于乳腺癌[47]、黑色素瘤[48] 和头颈癌[49] 的 SLN 显影，检测 SLN 的灵敏度>97%。荧光标记的替马诺塞可能优于硫胶体，因为它对患者的耐受性更好，而且从注射部位清除的速度是硫胶体的 5 倍。子宫内膜癌的临床前动物模型试验已经成功，通过机器人手术识别 SLN，将 ^{99m}Tc - 替马诺塞（标记到近红外荧光染料上及 ^{68}Ga），以便进行正电子发射断层成像（PET）评估。在机器人或腹腔镜手术中，荧光标记的替马诺塞不需要放射检测设备的技术。尽管术前 ^{99m}Tc - 替马诺塞成像可能不经常使用，但横断面图像对 BMI 较高的患者特别有用。

（二）纳米炭颗粒

纳米炭颗粒是一种 150nm 的颗粒，可以注射到目标淋巴解剖区域，并通过淋巴管引流（淋巴管引流的颗粒直径一般为 120～500nm），然后在淋巴管和 SLN 中可以直接看到的黑色染色剂。纳米炭颗粒的优势在于不需要核医学等特殊设备，相对便宜。总体来说，它们的耐受性很好，但有一个主要的不良反应为皮肤染色[51]。最近，在有 115 例患者的前瞻性单中心试验中，研究了纳米炭颗粒在子宫内膜癌中的应用[52]，研究表明该示踪剂的检出率与目前在子宫内膜癌中使用的其他示踪剂相比，检出率相当，并且对于 SLN 显影安全、有效。该项研究结果显示，纳米炭颗粒的总检出率为 96.5%，宫颈注射途径的敏感性和阴性预测值均为 100%。虽然需更多研究来证实这些结论，但这种对比成像的示踪剂为缺乏荧光成像系统的医学中心，提供了一种可行的替代方法。

1. 墨汁

墨汁是一种可注射的碳颗粒胶体悬浮液，可将 SLN 染色为黑色。在一项针对早期宫颈癌的研究中[53]，墨汁与放射性胶体和蓝色染料联合使用，以确定添加这种胶体是否有助于识别子宫旁的病理 SLN，著者使用"三重注射"技术对 20 例接受根治性子宫切除术或子宫颈根治术的女性进行了淋巴显影和 SLN 活检。然后对宫旁组织和淋巴结组织进行病理学检查，以识别标本中的墨汁。在这项研究中，仅墨汁发现了 1 个（0.3%）用蓝色染料和（或）放射性胶体没有检测到的盆腔 SLN。因此，添加这种墨汁有助于检测真正的 SLN，而不是已经经过蓝色染料检测到的前哨节点后再由这种墨汁去验证。

2. 超顺磁性铁

超顺磁性铁是一种可在术前注射的示踪剂，用于术中磁性检测。2016 年，Karakatsanis[54] 进行了一项多中心前瞻性试验，旨在比较这种新型示踪剂与 ^{99m}Tc 和专利蓝在乳腺癌 SLN 活检中的疗效，并对所有已发表的研究进行了 Meta 分析。该项 Meta 分析共包括 7 项研究，共检索了 1118 个病例及 2300 个淋巴结。其中任何一项研究（超顺磁铁和传统方法的每个病例）均未观察到检出率存在差异。

（三）成像增强模式

超声造影

超声造影是一种通过注射全氟丁烷微泡，以在超声检查时可视化淋巴管的技术，这种技术应用皮肤标记或穿刺定位有助于 SLN 的识别、活检或切除。该方法已通过系统回顾和 Meta 分析中进行了研究，以评估超声造影引导的 SLN 核心活检，可以在术前识别淋巴结转移，并减少乳腺癌患者 SLN 的手术切除的数量，包括 11 项前瞻性研究和一项有 1520 例参与者的回顾性研究，提示超声造影引导皮肤标记的 SLN 识别和显影有不同的成功率（70%～100%）[55]。引入超分辨率成像、超快超声成像和改进的微泡传输可能会提高该技术对淋巴管和 SLN 的可视化程度。

将新技术应用于临床实践具有挑战性，新技术或新程序的应用相关风险使其很难取代传统的或已被接受的手术操作。为了克服这种情况，Marcus 等[56] 聚焦于评估手术创新的机构，以结构化衡量新手术的安全性和有效性。由外科质量成员为主的多学科专业团队组成了持续质量改进团队（CQIT），在接受价值分析业务团队的评估之前，对新手术进行了系统的审查评估。结果表明，评审过程提高了手术的安全性和效率，未观察到与设备相关的并发症，产品提案和试验安全性的时间从平均 260 天减少到 99 天（$P=0.014$）。

随着收集信息的增加淋巴显影和 SLN 检测在妇科肿瘤治疗中的效用获得更多的支持，我们这样做旨在降低患者发病率并提高诊断准确性。虽然大多数妇科肿瘤灌注显影研究的重点是锝胶体和蓝色染料，但随着 SLN 识别新方式的出现，其检出率得到提高，同时还降低了成本和不良反应。关于妇科和非妇科肿瘤淋巴显影的其他替代方法也正在研究中。

参考文献

[1] Moukarzel LA, Feinberg J, Levy EJ, et al. Current and novel mapping substances in gynecologic cancer care. Int J Gynecol Cancer. 2020;30(3):387–93.

[2] Hiram SC. The role of nuclear medicine. Sentinel Lymph Node Biopsy. Breast Cancer Res. 2001;3(2):104–8.

[3] Zalewski K, Benke M, Mirocha B, et al. Technetium-99mbased radiopharmaceuticals in sentinel lymph node biopsy: gynecologic oncology perspective. Curr Pharm Des. 2018;24(15):1652–75.

[4] Wengenmair KJ. Quality Criteria of Gamma Probes: Requirements and Future Developments. Berlin, Heidelberg: Spring; 2005.

[5] Giammarile F, Bozkurt MF, Cibula D, et al. The EANM clinical and technical guidelines for lymphoscintigraphy and sentinel node localization in gynaecological cancers. Eur J Nucl Med Mol Imaging. 2014;41(7):1463–77.

[6] Mount MG, White NR, Nguyen CL, et al. Evaluating one day versus two days preoperative lymphoscintigraphy protocols for sentinel lymph node biopsy in breast cancer. Am Surg. 2015;81(5):454–7.

[7] Petersen LJ, Pedersen RD, Skindhoj S, et al. Early dynamic versus late static lymphoscintigraphy for the identification of sentinel lymph nodes in breast cancer. Clin Nucl Med. 2011;36(12):1098–101.

[8] Ferreira H, Smith AV, Wattiez A. Application of indocyanine green in gynecology: review of the literature. Surg Technol Int. 2019;34:282–92.

[9] Reinhart MB, Huntington CR, Blair LJ, et al. Indocyanine green: historical context, current applications, and future considerations. Surg Innov. 2016;23(2):166–75.

[10] Mindt S, Karampinis I, John M, et al. Stability and degradation of indocyanine green in plasma, aqueous solution and whole blood. Photochem Photobiol Sci. 2018;17(9):1189–96.

[11] Rossi EC, Jackson A, Ivanova A, et al. Detection of sentinel nodes for endometrial cancer with robotic assisted fluorescence imaging: cervical versus hysteroscopic injection. Int Gynecol Cancer. 2013;23(9):1704–11.

[12] Khoury-Collado F, Glaser GE, Zivanovic O, et al. Improving sentinel lymph node detection rates in endometrial cancer: how many cases are needed? Gynecol Oncol. 2009;115(3):453–5.

[13] Frumovitz M, Plante M, Lee PS, et al. Near-infrared fluorescence for detection of sentinel lymph nodes in women with cervical and uterine cancers (FILM): a randomised, phase 3, multicentre, non-inferiority trial. Lancet Oncol. 2018;19(10):1394–403.

[14] Thomaier L, Jager L, Stone R, et al. Risk of empty lymph node packets in sentinel lymph node mapping for endometrial cancer using indocyanine green. Int J Gynecol Cancer. 2019;29(3):513–17.

[15] Covens A, Vella ET, Kennedy EB, et al. Sentinel lymph node biopsy in vulvar cancer: systematic review, metaanalysis and guideline recommendations. Gynecol Oncol. 2015;137(2):351–61.

[16] Puig-Tintoré LM, Ordi J, Vidal-Sicart S, et al. Further data on the usefulness of sentinel lymph node identification and ultrastaging in vulvar squamous cell carcinoma. Gynecol Oncol. 2003;88(1):29–34.

[17] Crane L, Themelis G, Arts H, et al. Intraoperative nearinfrared fluorescence imaging for sentinel lymph node detection in vulvar cancer: first clinical results. Gynecol Oncol. 2011;120(2):291–5.

[18] Koh W-J, Greer BE, Abu-Rustum NR, et al. Vulvar cancer, version 1.2017, NCCN clinical practice guidelines in oncology. J Natl Compr Canc Netw. 2017;15(1):92–120.

[19] Schaafsma BE, Verbeek FP, Peters AA, et al. Near-infrared fluorescence sentinel lymph node biopsy in vulvar cancer: a randomised comparison of lymphatic tracers. BJOG. 2013;120(6):758–64.

[20] Kessous R, How J, Abitbol J, et al. Triple tracer (blue dye, indocyanine green, and Tc99) compared to double tracer (indocyanine green and Tc99) for sentinel lymph node detection in endometrial cancer: a prospective study with random assignment. Int J Gynecol Cancer. 2019;29(7):1121–5.

[21] Eriksson AGZ, Montovano M, Beavis A, et al. Impact of obesity on sentinel lymph node mapping in patients with newly diagnosed uterine cancer undergoing robotic surgery. Ann Surg Oncol. 2016;23(8):2522–8.

[22] National Comprehensive Cancer Network. Uterine Neoplasms (Version1.2020) [cited 2020 Feb 10]. Available from: www.nccn.org/professionals/physician_gls/default. aspx#uterine.

[23] Papadia A, Buda A, Gasparri ML, et al. The impact of different doses of indocyanine green on the sentinel lymphnode mapping in early stage endometrial cancer. J Cancer Res Clin Oncol. 2018;144(11):2187–91.

[24] Barlin JN, Khoury-Collado F, Kim CH, et al. The importance of applying a sentinel lymph node mapping algorithm in endometrial cancer staging: beyond removal of blue nodes. Gynecol Oncol. 2012;125(3):531–5.

[25] Abu-Rustum NR. Update on sentinel node mapping in uterine cancer: 10–year experience at Memorial Sloan–Kettering Cancer Center. J Obstet Gynaecol

Res. 2014;40(2):327–34.

[26] Ramirez PT, Frumovitz M, Pareja R, et al. Minimally invasive versus abdominal radical hysterectomy for cervical cancer. N Engl J Med. 2018;379(20):1895–904.

[27] Vanneuville G, Mestas D, Le Bouedec G, et al. The lymphatic drainage of the human ovary in vivo investigated by isotopic lymphography before and after the menopause. Surg Radiol Anat. 1991;13(3):221–6.

[28] Dell'Orto F, Laven P, Delle Marchette M, et al. Feasibility of sentinel lymph node mapping of the ovary: a systematic review. Int J Gynecol Cancer. 2019;29(7):1209–15.

[29] Angelucci M, Corrado G, Mancini E, et al. Laparoscopic indocyanine green sentinel lymph node mapping in early ovarian cancer. A pilot study and review of the literature. Ann Surg Oncol. 2016;28:23–8.

[30] Ramirez PT, Levenback C. Sentinel nodes in gynecologic malignancies. Curr Opin Oncol. 2001;13(5):403–7.

[31] Fisher M, Baldo B. Anaphylaxis during anaesthesia: current aspects of diagnosis and prevention. Eur J Anaesthesiol. 1994;11(4):263–84.

[32] Moss J. Adverse drug reactions caused by Histamine. ASA Refr Cours Anesthesiol. 1992;20:155–68.

[33] Cimmino VM, Brown AC, Szocik JF, et al. Allergic reactions to isosulfan blue during sentinel node biopsy–a common event. Surgery. 2001;130(3):439–42.

[34] Coleman RL, Whitten CW, O'Boyle J, et al. Unexplained decrease in measured oxygen saturation by pulse oximetry following injection of Lymphazurin 1%(isosulfan blue) during a lymphatic mapping procedure. J Surg Oncol. 1999;70(2):126–9.

[35] Scheller MS, Unger RJ, Kelner MJ. Effects of intravenously administered dyes on pulse oximetry readings. Anesthesiology (Philadelphia).1986;65(5):550–2.

[36] Protection ICoR. 1990 recommendations of the international commission on radiological protection. Ann ICRP. 1991;21(1–3):1–201.

[37] Najafi M, Nedaie H, Lahooti A, et al. Radiation exposure of the surgeons in sentinel lymph node biopsy. Iran J Radiat Res. 2012;10(1):53–7.

[38] Lecuru FR, McCormack M, Hillemanns P, et al. SENTICOL III: an international validation study of sentinel node biopsy in early cervical cancer. A GINECO, ENGOT, GCIG and multicenter study. Int J Gynecol Cancer. 2019;29(4):829–34.

[39] Hope-Ross M, Yannuzzi LA, Gragoudas ES, et al. Adverse reactions due to indocyanine green. Ophthalmology. 1994;101(3):529–33.

[40] Khera SY, Kiluk JV, Hasson DM, et al. Pregnancyassociated breast cancer patients can safely undergo lymphatic mapping. Breast J. 2008;14(3):250–4.

[41] Drugs.com. Contraindications in Methylene Blue Injection 2018 [updated 2018 Jan 11] [cited 2020 Feb 3]. Available from: www.drugs.com/pro/methylene-blue-injection.html #s-34070–32020.

[42] Lyman GH, Somerfield MR, Bosserman LD, et al. Sentinel lymph node biopsy for patients with early-stage breast cancer: American Society of Clinical Oncology clinical practice guideline update. J Clin Oncol. 2016;35(5):561–4.

[43] Giammarile F, Alazraki N, Aarsvold JN, et al. The EANM and SNMMI practice guideline for lymphoscintigraphy and sentinel node localization in breast cancer. Eur J Nucl Med Mol Imaging. 2013;40(12):1932–47.

[44] de Haan J, Vandecaveye V, Han SN, et al. Difficulties with diagnosis of malignancies in pregnancy. Best Pract Res Clin Obstet Gynaecol. 2016;33:19–32.

[45] Papadia A, Mohr S, Imboden S, et al. Laparoscopic indocyanine green sentinel lymph node mapping in pregnant cervical cancer patients. J Minim Invasive Gynecol. 2016;23(2):270–3.

[46] Tanner EJ, Sinno AK, Stone RL, et al. Factors associated with successful bilateral sentinel lymph node mapping in endometrial cancer. Gynecol Oncol. 2015;138(3):542–7.

[47] Surasi DS, O'Malley J, Bhambhvani P. 99mTc-tilmanocept: a novel molecular agent for lymphatic mapping and sentinel lymph node localization. J Nucl Med Technol. 2015;43(2):87–91.

[48] Wallace AM, Han LK, Povoski SP, et al. Comparative evaluation of [99m Tc] tilmanocept for sentinel lymph node mapping in breast cancer patients: results of two phase 3 trials. Ann Surg Oncol. 2013;20(8):2590–9.

[49] Sondak VK, King DW, Zager JS, et al. Combined analysis of phase III trials evaluating [99m Tc] tilmanocept and vital blue dye for identification of sentinel lymph nodes in clinically node-negative cutaneous melanoma. Ann Surg Oncol. 2013;20(2):680–8.

[50] Agrawal A, Civantos FJ, Brumund KT, et al. [99m Tc] Tilmanocept accurately detects sentinel lymph nodes and predicts node pathology status in patients with oral squamous cell carcinoma of the head and neck: results of a phase III multi-institutional trial. Ann Surg Oncol. 2015;22(11):3708–15.

[51] Zhang L, Huang Y, Yang C, et al. Application of a carbon nanoparticle suspension for sentinel lymph node mapping in patients with early breast cancer: a retrospective cohort study. World J Surg Oncol. 2018;16(1):112.

[52] Zuo J, Wu LY, Cheng M, et al. Comparison study

of laparoscopic sentinel lymph node mapping in endometrial carcinoma using carbon nanoparticles and lymphatic pathway verification. J Minim Invasive Gynecol. 2019;26(6):1125–32.

[53] Frumovitz M, Euscher ED, Deavers MT, et al. 'Triple injection' lymphatic mapping technique to determine if parametrial nodes are the true sentinel lymph nodes in women with cervical cancer. Gynecol Oncol. 2012;127(3):467–71.

[54] Karakatsanis A, Christiansen PM, Fischer L, et al. The Nordic SentiMag trial: a comparison of super paramagnetic iron oxide (SPIO) nanoparticles versus Tc99 and patent blue in the detection of sentinel node (SN) in patients with breast cancer and a meta-analysis of earlier studies. Breast Cancer Res Treat. 2016;157(2):281–94.

[55] Moody AN, Bull J, Culpan A-M, et al. Preoperative sentinel lymph node identification, biopsy and localization using contrast enhanced ultrasound (CEUS) in patients with breast cancer: a systematic review and meta-analysis. Clin Radiol. 2017;72(11): 959–71.

[56] Marcus RK, Lillemoe HA, Caudle AS, et al. Facilitation of surgical innovation: is it possible to speed the introduction of new technology while simultaneously improving patient safety? Ann Surg. 2019;270(6):937–41.

第 9 章　前哨淋巴结的超分期
Ultrastaging of the sentinel node

Celien P. H. Vreuls　Ate G. J. van der Zee　Paul J. van Diest　著

明　秀　译　　李征宇　校

病理学家的主要任务是检查前哨淋巴结（sentinel lymph node，SLN）是否存在转移[1-5]。对 SLN 的检查需要更加精细（"超分期"），而不能采用传统的苏木精 – 伊红（hematoxylin and eosin，HE）染色常规检查切除的淋巴结。SLN 评估假阴性会导致部分患者未接受淋巴结切除，进而可能导致残留有肿瘤细胞的淋巴结生长成无法治愈的局部肿瘤。目前 SLN 的评估通常在术后进行，若评估结果提示 SLN 有转移，则需要二次手术行完整的淋巴结切除。如果 SLN 评估能在术中进行，进一步区域淋巴结切除便可以与 SLN 切除和原发性肿瘤切除同时进行，这对患者和医生都是有利的。因此，需要病理学家在术中对 SLN 进行准确有效的评估。

妇科恶性肿瘤中 SLN 转移病灶大小的测量遵循乳腺癌和黑色素瘤的界限值，即<0.2mm 的转移称为孤立肿瘤细胞，0.2～2mm 的转移称为微转移，而>2mm 的转移称为宏转移。在乳腺癌中，肿瘤细胞可能通过活检过程转运到 SLN，这将导致 SLN 中出现的上皮细胞群并不代表真正的转移[6, 7]。到目前为止，医学界尚未对妇科肿瘤细胞的移位进行研究。当存在多个较小的独立但相邻的肿瘤细胞群时，很难准确测量转移灶的大小，Gabor Cserni 已为此提供了指导[8]。

术后和术中评估 SLN 的方法包括传统的组织病理学检查、免疫组织化学染色（immunohisto-chemistry staining，IHC）、印片细胞学、细针吸取细胞学、流式细胞术和分子分析。目前已有一些关于 SLN 病理学的综述[1, 5, 9-11]。本章的目的是对这些不同方法优点和缺陷进行最新的讨论，并为妇科肿瘤的 SLN 研究提供实用指南。

一、冰冻切片

正如上文提到的，如果区域淋巴结切除术在必要时可以与前哨淋巴结切除术和原发肿瘤切除术同时进行，这样可以避免进行再次手术，对患者和医生都是有利的。然而这里存在一个逻辑上的缺陷，即所有患者都需要保留可能随后行淋巴结切除的时间，而实际只有部分患者需要再次行淋巴结切除。

病理学家对 SLN 准确有效的术中评估可以通过冰冻切片检查来完成，通常只需要进行单次 HE 染色冰冻切片。下文明确指出，如果没有逐层切片和 IHC，乳腺癌或皮肤黑色素瘤中 15%～20% 的转移可能会被漏诊。因此，通过单次 HE 染色冰冻切片评估转移的理论灵敏度（在最佳条件下）可能不高于 80%。

在对 54 例乳腺癌患者的研究中[12]，通过冰冻切片检测到 27/31 的 SLN 转移。灵敏度为 87%，特异度为 100%，阳性预测值为 100%，阴性预测值为 91%。这些数据优于一些早期研究[13-15]。然而，在一项更大规模的随访研究中，当小叶癌的百分比增加时，灵敏度约下降到 60%，并且冰冻切片由经验不足的病理学家进行常规分析会导致一些诊断错误[16]，而这项研究的结论已被其他研究证实[17, 18]。显然，冰冻切片检测宏转移的能力高于微转移，更高于孤立肿瘤细胞[18]。若冰冻切片未检测到较小转移灶出现在最终石蜡 HE 染色或 IHC 切片中，通常需要在第二次手术中进行淋巴结切除。

Veronesi 等[19] 描述了术中逐层冰冻切片与快速 IHC 组合以达到乳腺癌术中最终诊断，正确预测了 95.4% 的未转移 SLN[20]。然而，该过程非常损耗人力，并且导致手术时间显著增加（长达 1h）。Zurrida 等[21] 设计了一种相似但更快的术中诊断方法，只需要约 40min，其中前 15 个切片每 50μm 取样，此后每 100μm 取样，以此方法取样整个淋巴结。这种广泛的术中冷冻检查正确预测了 95.3% 未转移的腋窝淋巴结。这种情况下需使用超快速 IHC[22]。在一项使用广泛术中抽样的研究中，每个 SLN 最多进行 60 次切片[14]，该研究证明由经验丰富的病理学家进行 HE 染色切片分析比 IHC 更重要。对于宫颈腺癌和外阴及宫颈鳞状细胞癌，冰冻切片程序不应有本质区别[23]。

在冰冻切片检查中，需注意将组织冷冻平整（如用冷却的扁平重物压平冷冻组织），并谨慎地进行切割，尽可能防止造成组织丢失。术中逐层切片非常耗时，可能导致组织过度丢失且需要立即为 IHC 切割不同水平的额外切片[19]。因此一些 SLN 组织将不可避免地丢失。从理论上讲，这可能会遗漏一些较小的 SLN 转移。发生这种情况的概率取决于这些转移病灶的大小和分布。由于次级淋巴结有转移的可能性通常与 SLN 转移病灶大小相关[24, 25]，因而该风险可以接受。当采取适当的措施防止组织丢失时，在组织处理过程中丢失的 SLN 转移百分比可能相当低，因为在最初乳腺癌研究[12] 中发现的 SLN 转移百分比与其他没有进行术中逐层切片的乳腺癌研究相当[26-28]。同时，我们需意识到，对于普通的淋巴结，即使进行逐层切片和 IHC，实际能在显微镜下观察的淋巴结体积也仅占总淋巴结体积的 1% 左右。

冰冻切片在宫颈癌中的价值已有相关研究。在最近的 SENTIX 试验中，冰冻切片未能检测到 54% 的阳性淋巴结（pN1），包括 28% 的宏转移和 90% 的微转移[29]。在 Roy 等的宫颈癌研究中，冰冻切片检查遗漏了 42% 的 SLN 转移[30]。最近的研究结果也类似。Rychlik 等报道的灵敏度为 81%，阴性预测值为 98%（不包括孤立肿瘤细胞）[31]。Balaya 等报道的灵敏度为 42%，阴性预测值为 90%，如果不包括孤立肿瘤细胞，则灵敏度为 56%、阴性预测值为 94%[32]。Dostalek 等报道的灵敏度为 47%，阴性预测值为 93%（不包括孤立肿瘤细胞）[33]。这些研究表明，宫颈癌术中冰冻切片的检查结果尚不令人满意。

在我们看来，更精细的 SLN 冰冻切片检查可以发现比常规局部区域淋巴结检查出更多的淋巴结转移病例，从而在初始手术期间对 SLN 转移患者进行全面淋巴结切除术，这可以充分弥补由于 SLN 冰冻切片检查组织丢失造成一些较小转移灶可能遗漏的缺点。冰冻切片检查可能引起 15~20min 手术延迟是可以接受的，因为在此期间可以切除原发性肿瘤。

二、印片细胞学

印片细胞学通过将淋巴结切面牢固地压在切片上，相继使用 May-Grünwald-Giemsa 和 Quickdiff 染色来检测转移细胞。已有研究认为印片细胞学有助于检测前列腺癌[34] 和乳腺癌的淋巴结转移[35, 36]。Fisher 等[36] 在术中使用印片细胞学检测到 86%（21 例中有 18 例）的乳腺癌发生腋窝淋巴结转移。在一项关于乳腺癌的研究中[12]，所有 SLN 切面均制备了印片，结果显示印片细胞学检测 SLN 转移的灵敏度为 62%，特异度为 100%。印片细胞学的灵敏度明显低于冰冻切片。此外，印片细胞学能显示的 SLN 转移，在冷冻切片中均有显示。因此，我们发现印片细胞学相比于术中冰冻切片在检查 SLN 方面并不具有更大的价值。

但是，有一些研究者使用印片细胞学获得了更好的结果。Motomura 等[37] 报道了乳腺癌术中 SLN 进行印片细胞学的灵敏度为 91%，这一结果优于 HE 染色冰冻切片检查。Turner 等[38] 将冰冻切片检查和印片细胞学组合，也获得了较高的灵敏度。Ratanawichitrasin 等[39] 报道，与 HE 染色最终切片（无 IHC）相比，印片细胞学灵敏度为 82%，与 Cserni 的结果相当[40]，因此印片细胞学对术中 SLN 的评估似乎具有不错的价值。

值得注意的是，外科医师对假阴性和假阳性结果重要性的看法似乎正在发生变化。从传统意义上来看，完整的淋巴结切除术是标准疗法，假阳性结果并不是问题。而假阴性结果会导致患者需再次手术行淋巴结切除，这才是问题的关键。然而，随着前哨淋巴结手术的可靠性和重要性日益提高，假阳性结果的影响也得到了更多关注，因为它们会导致"不必要的"淋巴结切除。

三、连续病理切片

连续病理切片是将 SLN 固定在中性缓冲甲醛液中，根据标本大小制成薄片后全部进行包埋。研究者们已经提出了各种制作薄片的方案。首选方法：＜0.5cm 的 SLN 完整地包埋石蜡，0.5～1cm 的 SLN 切半后进行包埋，＞1cm 的 SLN 切成约 0.5cm 的标本块进行包埋（图 9-1）。有研究者认为，肿瘤细胞先通过淋巴结门的对侧进入 SLN[38]。如果这个结论是真的，将会产生重要的影响，因为沿 SLN 的长轴从包膜到淋巴结门进行一分为二的切割会产生中线区域的两个切割表面，转移的第一个单个肿瘤细胞或较小的肿瘤细胞团将很容易被查到。然而，现实中缺乏这一理论的实验证据，也很难识别淋巴结门。因此，有足够的证据表明连续病理切片是当前的最佳方案（表 9-3）。在淋巴结门理论得到更好的验证后，可致力于未来更有效地 SLN 取样。通常，目前的做法是垂直于长轴进行切片，以便最大限度地可视化 SLN 表面[11, 41]。

对于一般淋巴结，可以产生数千张切片。显然，这使病理科医师面临着难以承受的巨大工作量，因此需在工作量和灵敏度之间找

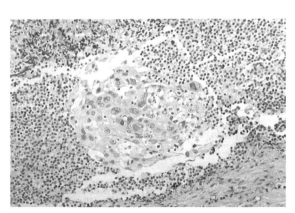

▲ 图 9-1　淋巴结转移的常规组织病理学检查（HE 染色，200×）

到折中方案，即便这种方案难免会遗漏一些肿瘤细胞。这种折中方案便是逐层切片，可增加约 8% 的 SLN 检出率 [42, 43]（表 9–1）。在外阴鳞状细胞癌中 [23, 44-47]，逐层切片和 IHC 的获益似乎较低。在外阴癌中，De Hullu 等 [44] 在 102 个常规检查转移病灶阴性的 SLN 中通过逐层切片和 IHC 检测到 4 个额外的转移病灶（4%，95%CI 1%～9%）。这 4 个转移阳性的 SLN 中有 3 个来自常规检查 SLN 转移阴性的患者，第 4 个来自 1 例常规检查中已经发现了 SLN 转移的患者。在宫颈鳞状细胞癌中，Levenback 等 [23] 对 31 例常规 HE 染色没有发现阳性 SLN 的患者进行连续逐层切片检查，均未发现微转移。对 10 例常规 HE 染色和连续逐层切片检查均阴性的患者的 SLN 进行了细胞角蛋白 IHC 分析，均未发现转移。对 1 例常规 HE 染色 SLN 阳性的患者对侧 SLN 进行连续切片发现了微转移 [23]。

在子宫内膜癌中，"超分期"方案使淋巴结转移检出率从 10.6% 提高到 15.2%，但没有分析逐层切片和 IHC 的获益 [48]。

只有当常规检查肿瘤阴性时，才需要进行逐层切片检查。在切割逐层条带时，每个

表 9–1 在 86 例患者中，每增加一个切割水平（250mm 间隔）累计发现的乳腺癌前哨淋巴结转移患者数量

	HE 染色阳性		IHC 阳性	
	数量（例）	占比（%）	数量（例）	占比（%）
水平 1	69	80	74	86
水平 2	71	83	77	90
水平 3	73	85	81	94
水平 4	75	87	84	98
水平 5	76	88	86	100

HE. 苏木精 – 伊红；IHC. CAM5.2 免疫组织化学染色
改编自 Torrenga 等 [42]

条带中的 1 张切片均需进行 HE 染色，条带的其余部分均用于最终的 IHC（见下文）。虽然黏蛋白组织化学染色（阿尔辛蓝 – 过碘酸希夫染色）可能有助于检测腺癌转移，特别是在原发性小叶乳腺癌中，但 IHC 是一种更为敏感的方法（见下文）。

四、免疫组织化学

IHC 是一种普遍适用且具有成本效益的技术，研究者已证明 IHC 对于检测淋巴结中的肿瘤细胞非常有效，特别是对于微转移和孤立肿瘤细胞。该技术通过检测组织内含有的肿瘤特异性蛋白质来发现转移病灶（图 9–2 和图 9–3）。总体而言，IHC 使非前哨淋巴结中发现的转移率平均增加约 20% [1]，其中小叶乳腺癌的增幅最高。对于 SLN，通过超分期检出的转移率提高为 2%～20%（不同的切片方案），平均为 11%（表 9–2）。

乳腺癌的 IHC 使用了不同抗体，其中 CAM5.2 似乎是使用最广泛的一种。一般来说，这种抗体极少看到背景染色，其灵敏度约为 100%。观察要点是上皮和间皮细胞里的包涵体，以及吞噬了角蛋白的巨噬细胞。

IHC 有时可以观察到树突状细胞，特别是在使用自动免疫染色剂时，树突状细胞因

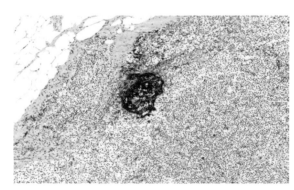

▲ 图 9–2 免疫组织化学病理学检查证实的淋巴结转移（AE1/3 免疫组织化学染色，100×）

其形态较易被识别。CAM5.2 也可用于检测大多数其他部位腺癌转移。由于 EMA 和其他 MUC1 抗体也可能染色浆细胞和巨噬细胞，因此其特异度低。乳腺癌和其他腺癌很

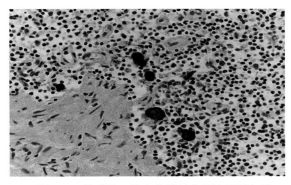

▲ 图 9-3　前哨淋巴结中分散的角蛋白阳性细胞
该发现在妇科癌症中的临床意义尚不清楚（AE1/3 免疫组织化学染色，400×）

可能 EMA 阴性，因此 EMA 的灵敏度也很低。CEA 和 NCRC11 的特异度高，但敏感度低。

　　Dundr 等在宫颈癌研究中提到，只有在超分期达到 21% 的病例后淋巴结受累才能被检测到[62]。

　　对于检测鳞状细胞癌转移，AE1/3 是一种可靠的抗体，它同时具有较高的特异度和灵敏度。Van den Brekel 等[63] 使用该抗体在头颈部鳞状细胞癌患者中发现了 23%（13 例中有 3 例）的额外的非前哨淋巴结转移。这种抗体也可用于妇科鳞状细胞癌。然而，其获益似乎不高。对于黑色素瘤，推荐联合使用灵敏度高的标志物（S100）和特异度高的标志物（Melan A、MART1、酪氨酸酶）。

表 9-2　通过免疫组织化学将原阴性前哨淋巴结检出为阳性的妇科癌症研究

研　究		脏　器	转阳的病例数	免疫组织化学转阳率(%)
de Hullu, 2000[44]	36	外阴	3/23	13
Terada, 2000[49]	73	外阴	2/14	4
Molpus, 2001[50]	75	外阴	2/18	11
Levenback, 2000[47]	21	子宫颈	0/31	0
Moore, 2003[51]	29	外阴	0/29	0
Van der Zee, 2008[52]	403	外阴	68/163	42
Euscher, 2008[53]	48	子宫颈	1/33	19
Devaja, 2011[54]	60	外阴	0/5	0
Ballester, 2011[55]	125	子宫内膜	8/16	50
Levenback, 2012[56]	418	外阴	30/132	23
Koskas, 2013[57]	187	子宫内膜	18/38	47
Kim, 2013[58]	508	子宫内膜	23/64	36
Naoura, 2015[59]	180	子宫内膜	17/41	41
Touhami, 2015[60]	268	子宫内膜	19/43	44
Salvo, 2017[61]	188	子宫颈	6/27	22
总　计			197/677	29

五、细针吸取细胞学检查

一些研究已经探索了超声引导下细针吸取活检（fine-needle aspiration biopsy，FNAB）检测 SLN 转移的可能性。Motomura 等[64]检查了 60 例乳腺癌患者的腋窝淋巴结，他们在超声定位下使用伽马探针检测热点部位。研究者将术前使用伽马探针对 SLN 进行超声引导下 FNAB 的诊断结果与 SLN 的组织学结果进行比较。60 例患者中有 29 例（48%）通过超声检查发现 SLN。超声诊断 SLN 转移的灵敏度、特异度和总准确率分别为 50%、92% 和 77%。超声检查结果阳性的 14 例患者，细胞学检查阳性者 4 例、阴性者 2 例。超声联合超声引导下 FNAB 用于可视淋巴结的转移检测灵敏度为 79%，特异度为 93%，总准确率为 86%。在超声未能成功定位 SLN 的患者中，盲目对热点部位进行 FNAB 对于检测 SLN 转移是没有意义的。因此，伽马探针联合超声引导下的 FNAB 可能是术前检测 SLN 转移的可用方法。SLN FNAB 阳性的患者不需要再行进一步 SLN 活检，并且可以在初次手术中行完整的腋窝淋巴结清扫术。最近发表的一篇外阴癌超声引导下 FNAB 的可行性研究显示，43 例患者中有 37 例（86%）SLN FNAB 结果与最终组织学一致，灵敏度和特异度分别为 77% 和 100%[65]。

六、流式细胞术

流式细胞术（flow cytometry，FCM）是一种用荧光染料染色后测量悬浮液中细胞特性的技术，这是一种快速技术，可以在数分钟内筛选数千个细胞。用于检测淋巴结转移的第一种 FCM 是使用与 IHC 相同的抗体，并且结合荧光标记。然而，使用此法进行广泛的组织病理学检查的价值非常有限。此外，还有一种方法是 DNA FCM，其中 DNA 含量异常或 S-G$_2$M 期细胞百分比高的克隆细胞可能为肿瘤转移细胞。Joensuu 等[66]发现这种 DNA FCM 用于淋巴结细针吸取的诊断准确率为 92%、灵敏度为 91%、特异度为 95%。DNA FCM 在 7 例细胞学假阴性病例中的 5 例及 12 例细胞学不确定或可疑病例中的 9 例中做出了正确的诊断。

Leers 等[67]描述了一种更复杂的方法是 DNA/细胞角蛋白双重染色程序。在这项研究中，逐层切片条带残留的乳腺癌石蜡标本被用于制备单细胞悬浮液，同时保留细胞质，以便上皮细胞可以通过细胞角蛋白染色来鉴定。

虽然 1% 的上皮细胞会表现出高度可疑的转移迹象，但上皮细胞的周期参数（非整倍 DNA 或高百分比的 S 期）提供了更多细胞来源证据。通过这种方法，研究者们发现了 HE 染色和 IHC 未检测到的转移。

七、分子技术

检测微转移的一种更精细分子生物学方法是通过逆转录聚合酶链反应（reverse transcriptase polymerase chain reaction，RT-PCR）扩增信使 RNA（messenger RNA，mRNA），这种 mRNA 在癌细胞中表达，但不在正常淋巴细胞中表达。通过稀释实验[68, 69]估计，采用 RT-PCR 可以在 $10^6 \sim 10^7$ 个正常细胞中检测到单个癌细胞。这表明 RT-PCR 是迄今为止检测 SLN 转移最灵敏的方法。

已有不同研究评估了 RT-PCR 检测 SLN 转移的实用性。Schoenfeld 等[70]将乳腺癌患者腋窝淋巴结的角蛋白 19 RT-PCR 与组织病理学结果（HE 染色和 IHC）进行了比较，发现所有 18 个组织病理学阳性的淋巴结采用 RT-PCR 检测均呈阳性。在组织学阴性的 39 个淋巴结中，有 14 个 RT-PCR 检测呈阳性。Noguchi 等[68, 71] 比较了 MUC1 和角蛋白 19 RT-PCR，发现 10 个组织病理学阳性的淋巴结经 RT-PCR 检测均呈阳性，并且 3 个（6%）和 5 个（9%）组织病理学阴性（仅 HE 染色）的淋巴结分别表达 MUC1 和角蛋白 19，表明存在转移。Hoon 等[69] 在 25% 的组织病理学淋巴结阴性患者中发现 β– 人绒毛膜促性腺激素（beta–human chorionic gonadotropin，β-hCG）RT-PCR 阳性的隐匿转移。Kataoka 等[72] 在组织病理学 HE 染色结果阴性的淋巴结中使用 CEA RT-PCR 检出转移率为 25%，乳腺珠蛋白 RT-PCR 检出转移率为 21%。在该项研究中，RT-PCR 将腋窝淋巴结的转移检出率提高到 98.5%。在一项关于乳腺癌和胃肠癌的研究中，Mori 等[73] 通过 CEA RT-PCR 在 54% 的（87 个淋巴结中有 47 个）淋巴结中检测到转移，这些淋巴结在常规组织学上呈阴性。Wascher 等[74] 使用 MAGE-A3 RT-PCR 发现 73 个组织病理学阴性的 SLN 中有 28 个（38%）阳性。Manzotti 等[75] 发现在考虑单个标志物时，组织学阴性的 SLN 中 RT-PCR 阳性的检出率很高，但是当 3 种标志物（maspin、细胞角蛋白 19 和 mammaglobin）中至少 2 种表达时，与 SLN 或腋窝淋巴结最终检查的一致性最高[75]。一些研究者[76] 常规使用 RT-PCR。对于外阴癌，目前没有关于 RT-PCR 的相关研究。Van Trappen 等[77] 应用全定量实时 RT-PCR 记录原发性肿瘤中上皮标志物细胞角蛋白 19 的绝对拷贝数，研究纳入了来自 32 例宫颈癌患者（ⅠA$_2$ 期，ⅠB$_1$ 期和ⅠB$_2$ 期）的 156 个淋巴结，以及来自 9 例良性疾病患者的 32 个淋巴结。所有原发性肿瘤和

组织学上受累的淋巴结（6 个）的细胞角蛋白 19 mRNA 均表达增加，而在 150 个组织学阴性淋巴结中的 66 个（44%）、32 例宫颈癌患者中 16 例患者的淋巴结中检测到细胞角蛋白 19 有较低表达。16 例有微转移的患者中有 15 例的第一引流淋巴结中细胞角蛋白 19 转录水平最高。从 9 例良性疾病患者获得的 32 个淋巴结中，只有 1 个淋巴结有较低的细胞角蛋白 19 转录水平。细胞角蛋白 19 转录的中位拷贝数与不良预后特征显著相关。这些结果表明，约 50% 的早期宫颈癌肿瘤细胞已转移到盆腔淋巴结，细胞角蛋白 19 的表达量与临床病理学特征有关。然而，分子检测技术在检测微转移上的临床意义需要进一步研究[77]。

这些研究强调了 RT-PCR 在检测 SLN 转移方面的巨大前景，不过我们需提出几项建议。第一，所有这些研究的一个明显缺陷是那些被检测的片段没有经过 HE 染色和 IHC 的常规组织病理学检测。如此，该常规方法也可能检测到更多转移，很难根据该研究得出分子分析优于常规组织病理学的结论。较为可行的优化方案是对那些通常会被丢弃的病理组织进行分子分析（逐层切片的病理标本）；但这需要从石蜡包埋的组织中成功提取 RNA。Palmieri 等[78] 在黑色素瘤石蜡包埋的组织中成功提取了 RNA，证明了该方法可行，尽管石蜡 RT-PCR 的灵敏度可能低于冰冻组织。第二，污染是一个很大的潜在问题，像采用 RT-PCR 的盲法来检测转移，采用广泛的组织病理学进行标本控制是有必要的。有一类污染是上皮或间皮的包涵体和移位的良性细胞[6]。第三，健康志愿者的血液和淋巴结中似乎表达了特定标志物，如 CEA、CK19、GA733.2 和 MUC1[79]，这意味着该类标志物可以产生假阳性结果。第四，实践

中我们需考虑 RT-PCR 的高灵敏度是否具有临床意义。正如几项研究所示，当 SLN 通过逐层切片和 IHC 的组织病理学检测呈阴性时，几乎从未发现乳腺癌次级淋巴结转移[28]。RT-PCR 可以识别逃脱广泛组织病理学检测少数患者的观点仍有待证明，但证明这一点是很有希望的，特别是对于黑色素瘤。

总体而言，RT-PCR 可能是一种相对快速且便宜的替代方法[80]，因此需要进一步研究来开发具有足够特异度的引物组合，以确定 RT-PCR 在检测 SLN 转移中的作用并评估 RT-PCR 的临床价值。已经有研究者描述了可喜的初步结果[81]。

一步法核酸扩增（one-step nucleic acid amplification, OSNA）是一种快速 CK19 mRNA PCR，可在术中应用[82]。Fanfani 等研究了 OSNA 用于检测子宫内膜癌 SLN 转移。与标准超分期相比，OSNA 检测到了更多的微转移和更少的宏转移及孤立肿瘤细胞，目前还无法得出该技术在子宫内膜癌中有效的结论[83]。

八、最优标准协议

垂直于长轴的层状切片可最大限度地使 SLN 可视化[11, 41]。此外，不同研究团队对于需要多少逐层切片及分层间隔大小没有达成共识[41]。在这方面，乳腺癌研究提供了有助于建立基于证据指南的 SLN 数据[28, 38, 42, 43]。Turner 等[38] 按照淋巴结门的方法，采用逐层 HE 染色切片和细胞角蛋白 IHC 在 10 个逐层切片水平上检查了 60 个 SLN，每个水平间隔 40μm。在水平 1 和水平 2 发现了额外的 9 个 SLN 微转移（15%），但在水平 3~10 中，仅发现了 2 个（3%）SLN 转移。因此，他们建议仅研究间隔 40μm 的两个水平。但其 SLN 切片厚度为 2~3mm，因此即使有 40μm 的

10 个水平，也只能研究 400μm，占 SLN 切片的 13%~20%，这还不够，其可能是该方法获益少的原因之一。以较小的切割间隔获取较多切片，可能不如以较大的切割间隔获得较少切片来得更有效。在 Cserni 的研究中[4]，SLN 被连续切片，每 10~20 个水平进行 HE 染色和（或）IHC 检查。SLN 的中央横截面有 31%（26 个淋巴结中有 8 个）无法检查到转移，导致 29%（21 例患者中有 6 例）患者的 SLN 呈假阴性结果。检测到转移的百分比从仅有中心横截面的 69% 增加到 5 个逐层切片水平的 77%，10 个水平的 81%，以及 15 个水平的 96%。只有在达到 45 个逐层切片水平时，才获得了 100% 的灵敏度。Cserni 指出采用 25%、50% 和 75% 的三级方法，15% 的患者会呈现转移假阴性。Zhang 等[84] 之前的一项非前哨淋巴结研究中采用这种三级方法几乎检测到了所有的转移瘤。我们的 SLN 方案是当第一水平 HE 染色切片为阴性时，对间隔为 250μm 的 5 个水平的逐层切片进行 HE 染色和 IHC 检查[1, 2, 10, 12, 42, 43, 85–88]。尽管常规进行冰冻切片检查导致了一些组织损失，但这确保了我们是在 SLN 更好的部位进行采样。在实践中，这样的工作量是可以接受的。表 9–1 详细列出了每个水平的获益[42]。

当我们将逐层切片的 5 个水平检测到的转移瘤的累积总数取为 100% 时，对第 1~5 水平的逐层切片采用 HE 染色检测到 SLN 阳性患者的比例分别为 80%、83%、85%、87% 和 88%；对第 1~5 水平的逐层切片采用 IHC 检测到 SLN 阳性患者的比例分别为 86%、90%、94%、98% 和 100%。通过类似的方案，Dowlatshahi 等发现了更高的转移率[89]。在较高切割水平上发现微转移的临床重要性因以下发现而引起重视，即仅在 3~5 切割水平上检测到单细胞转移的 9 例患者中有 3 例在后续腋

窝淋巴结清扫术中发现了转移。此外，我们已经发现了一些乳腺癌病例，IHC 检查到 SLN 中只有少数转移细胞，而次级淋巴结检测到显著的转移病灶[24, 90]。这可能是淋巴引流改道造成，因为过重的肿瘤负荷使"真正的"SLN 的淋巴管阻塞。其他研究者也报道了 SLN 微转移病例中发现非前哨淋巴结的转移百分比相对较高[91]。当初始 HE 染色的 SLN 逐层切片均为阴性时，IHC 检查必不可少，并且在逐层切割时要保留切割间隔的条带。

对可靠检测出妇科癌症 SLN 中的转移而言，采用包括逐层 HE 染色切片和 IHC 检查的病理超分期是必要的。术中单次 HE 染色冰冻切片和 SLN 的印片细胞学分析已被证明对于检测乳腺癌转移是可靠的，但需接受 30%～40% 的假阴性率。上述这些方法都是病理学实验室的标准技术，不需要任何特殊技术支持。虽然病理学家的 SLN 工作量很高，但我们要注意到，后续需检测的腋窝淋巴结清扫的标本也会更少，从而节省了时间，并且 SLN 的工作可以节省成本[13]。目前，需要更多的研究来确定流式细胞术和复杂的分子生物学技术（如 RT-PCR）在检测 SLN 转移中的作用。表 9-3 总结了我们目前对妇科癌症 SLN 评估和超分期的建议。

表 9-3　关于前哨淋巴结评估方法的建议 [1, 41]

腺癌（子宫颈）	单个 HE 染色冰冻切片检查和（或）印片细胞学，逐层 HE 染色切片（5 张，间隔为 200～250μm），并进行 CAM5.2 免疫组织化学染色
鳞状细胞癌（外阴、宫颈、阴道）	单个 HE 染色冰冻切片检查联合印片细胞学，逐层 HE 染色切片（5 张，间隔为 200～250μm），并进行 AE1/3 免疫组织化学染色
黑色素瘤（外阴）	单个 HE 染色冰冻切片检查联合印片细胞学，逐层 HE 染色切片（2～5 张，间隔为 150μm），并进行 S100/Melan A 或免疫组织化学染色

参 考 文 献

[1] Van Diest PJ, Peterse HL, Borgstein PJ, et al. Pathologic investigation of sentinel lymph nodes. Eur J Nuclear Med. 1999;26:S43–A9.

[2] Van Diest PJ. Histopathologic workup of sentinel lymph nodes: how much is enough? J Clin Pathol. 1999;52:871–3.

[3] Cserni G. How to improve low lymph node recovery rates from axillary clearance specimens of breast cancer. A short-term audit. J Clin Pathol. 1998;51:846–9.

[4] Cserni G. The reliability of sampling three to six nodes for staging breast cancer. J Clin Pathol. 1999;52:681–3.

[5] Cserni G. Axillary staging of breast cancer and the sentinel node. J Clin Pathol. 2000;53:733–41.

[6] van Deurzen CH, de Bruin PC, Koelemij R, et al. Isolated tumor cells in breast cancer sentinel lymph nodes: displacement or metastases? An immunohistochemical study. Hum Pathol. 2009;40:778–82.

[7] Liebens F, Carly B, Cusumano P, et al. Breast cancer seeding associated with core needle biopsies: a systematic review. Maturitas. 2009;62:113–23.

[8] Cserni G, Bianchi S, Boecker W, et al. European Working Group for Breast Screening Pathology Improving the reproducibility of diagnosing micrometastases and isolated tumor cells. Cancer. 2005;103(2):358–67.

[9] Cserni G. Histopathologic examination of the sentinel lymph nodes. Breast J. 2006;12(5 Suppl 2):S152–6.

[10] Van Diest PJ, Torrenga H, Meijer S, et al. Pathologic analysis of sentinel lymph nodes. Semin Surg Oncol. 2001;20:238–45.

[11] Burg LC, Hengeveld EM, In't Hout J, et al. Ultrastaging methods of sentinel lymph nodes in endometrial cancer – a systematic review. Int J Gynecol Cancer. 2020: Online ahead of print.

[12] Van Diest PJ, Torrenga H, Borgstein PJ, et al. Reliability of intra-operative frozen section and

imprint cytological investigation of sentinel lymph nodes in breast cancer. Histopathology. 1999;35:14–18.

[13] Flett MM, Going JJ, Stanton PD, et al. Sentinel node localization in patients with breast cancer. Br J Surg. 1998;85:991–3.

[14] Galimberti V, Zurrida S, Intra M, et al. Sentinel node biopsy interpretation: the Milan experience. Breast J. 2000;6:306–9.

[15] Viale G, Bosari S, Mazzarol G, et al. Intraoperative examination of axillary sentinel lymph nodes in breast carcinoma patients. Cancer. 1999;85:2433–8.

[16] Rahusen FD, Pijpers R, Van Diest PJ, et al. The implementation of the sentinel node biopsy as a routine procedure for patients with breast cancer. Surgery. 2000;128:6–12.

[17] Gulec SA, Su J, O'Leary JP, et al. Clinical utility of frozen section in sentinel node biopsy in breast cancer. Am Surg. 2001;67:529–32.

[18] Weiser MR, Montgomery LL, Susnik B, et al. Is routine intraoperative frozen-section examination of sentinel lymph nodes in breast cancer worthwhile? Ann Surg Oncol. 2000;7:651–5.

[19] Veronesi U, Zurrida S, Galimberti V. Consequences of sentinel lymph node in clinical decision making in breast cancer and prospects for future studies. Eur J Surg Oncol. 1998;24:93–5.

[20] Veronesi U, Zurrida S, Mazzarol G, et al. Extensive frozen section examination of axillary sentinel nodes to determine selective axillary dissection. World J Surg. 2001;25:806–8.

[21] Zurrida S, Mazzarol G, Galimberti V, et al. The problem of the accuracy of intraoperative examination of axillary sentinel nodes in breast cancer. Ann Surg Oncol. 2001;8:817–20.

[22] Richter T, Nährig J, Komminoth P, et al. Protocol for ultrarapid immunostaining of frozen sections. J Clin Pathol. 1999;52:461–3.

[23] Levenback C, Coleman RL, Burke TW, et al. Lymphatic mapping and sentinel node identification in patients with cervix cancer undergoing radical hysterectomy and pelvic lymphadenectomy. J Clin Oncol. 2002;20:688–93.

[24] Rahusen FD, Van Diest PJ, Meijer S. Re: Chu et al; Do all patients with sentinel node metastasis from breast carcinoma need complete axillary node dissection? Ann Surg. 2000;231:615–16.

[25] Chu KU, Turner RR, Hansen NM, et al. Do all patients with sentinel node metastasis from breast carcinoma need complete axillary node dissection? Ann Surg. 1999;229:536–41.

[26] Giuliano AE. Sentinel lympadenectomy in primary breast carcinoma: an alternative to routine axillary dissection. J Surg Oncol. 1996;62:75–6.

[27] Veronesi U, Paganelli G, Galimberti V, et al. Sentinel-node biopsy to avoid axillary dissection in breast cancer with clinically negative lymph-nodes. Lancet. 1997;349:1864–7.

[28] Turner RR, Ollila DW, Krasne DL, et al. Histopathologic validation of the sentinel lymph node hypothesis for breast carcinoma. Ann Surg. 1997;226:271–8.

[29] Cibula D, Kocian R, Plaikner A et al. Sentinel lymph node mapping and intraoperative assessment in a prospective, international, multicentre, observational trial of patients with cervical cancer: the SENTIX trial. Eur J Cancer. 2020;137:69–80.

[30] Roy M, Bouchard-Fortier G, Popa I, et al. Value of sentinel node mapping in cancer of the cervix. Gynecol Oncol. 2011;122:269–74.

[31] Rychlik A, Angeles MA, Migliorelli F, et al. Frozen section examination of sentinel lymph nodes can be used as a decisional tool in the surgical management of early cervical cancer. Int J Gynecol Cancer. 2020;30(3):358–63.

[32] Balaya V, Guani B, Benoit L, et al. Diagnostic value of frozen section examination of sentinel lymph nodes in earlystage cervical cancer at the time of ultrastaging. Gynecol Oncol. 2020;158(3):576–83.

[33] Dostalek L, Slama J, Fisherova D, et al. Impact of sentinel lymph node frozen section evaluation to avoid combined treatment in early-stage cervical cancer. Int J Gynecol Cancer. 2020;30(6):744–8.

[34] Gentry JF. Pelvic lymph node metastases in prostatic carcinoma. The value of touch imprint cytology. Am J Surg Pathol. 1986;10:718–27.

[35] Hadjiminas DJ, Burke M. Intraoperative assessment of nodal status in the selection of patients with breast cancer for axillary clearance. Br J Surg. 1994;81:1615–16.

[36] Fisher CJ, Boyle S, Burke M, et al. Intraoperative assessment of nodal status in the selection of patients with breast cancer for axillary clearance. Br J Surg. 1993;80:457–8.

[37] Motomura K, Inaji H, Komoike Y, et al. Intraoperative sentinel lymph node examination by imprint cytology and frozen sectioning during breast surgery. Br J Surg. 2000;87:597–601.

[38] Turner RR, Ollila DW, Stern S, et al. Optimal histopathologic examination of the sentinel lymph node for breast carcinoma staging. Am J Surg Pathol. 1999;23:263–7.

[39] Ratanawichitrasin A, Biscotti CV, Levy L, et al. Touch imprint cytological analysis of sentinel lymph nodes for detecting axillary metastases in patients with breast cancer. Br J Surg. 1999;86:1346–8.

[40] Cserni G. The potential value of intraoperative imprint

cytology of axillary sentinel lymph nodes in breast cancer patients. Am Surg. 2001;67:86–91.

[41] Euscher ED, Malpica A. Gynaecological malignancies and sentinel lymph node mapping: an update. Histopathology. 2020;76:139–50.

[42] Torrenga H, Rahusen FD, Meijer S, et al. Sentinel node in breast cancer: detailed analysis of the yield from step sectioning and immunohistochemistry. J Clin Pathol. 2001;54:553–5.

[43] Torrenga H, Diest PJ van, Meijer S. Sentinel-node biopsy in breast cancer. Lancet. 2001;358:1814.

[44] de Hullu JA, Hollema H, Piers DA, et al. Sentinel lymph node procedure is highly accurate in squamous cell carcinoma of the vulva. J Clin Oncol. 2000;18:2811–16.

[45] de Hullu JA, Doting E, Piers DA, et al. Sentinel lymph node identification with technetium-99m-labeled nanocolloid in squamous cell cancer of the vulva. J Nucl Med. 1998;39:1381–5.

[46] de Hullu JA, Piers DA, Hollema H, et al. Sentinel lymph node detection in locally recurrent carcinoma of the vulva. Br J Obstet Gynaecol. 2001;108:766–8.

[47] Levenback C. Intraoperative lymphatic mapping and sentinel node identification: gynecologic applications. Recent Results Cancer Res. 2000;157:150–8.

[48] Euscher E, Sui DW, Soliman P, et al. Ultrastaging of sentinel lymph nodes in endometrial carcinoma according to use of 2 different methods. Int J Gynecol Pathol. 2018;37:242–51.

[49] Terada KY, Shimizu DM, Wong JH. Sentinel node dissection and ultrastaging in squamous cell cancer of the vulva. Gynecol Oncol. 2000;76:40–4.

[50] Molpus KL, Kelley MC, Johnson JE, et al. Sentinel lymph node detection and micro-staging in vulvar carcinoma. J Reprod Med. 2001;46:863–9.

[51] Moore RG, Granai CO, Gajewski W, et al. Pathologic evaluation of inguinal sentinel lymph nodes in vulvar cancer patients: a comparison of immunohistochemical staining versus ultrastaging with hematoxylin and eosin staining. Gynecol Oncol. 2003;91(2):378–82.

[52] Van der Zee AG, Oonk MH, De Hullu JA, et al. Sentinel node dissection is safe in the treatment of early-stage vulvar cancer. J Clin Oncol. 2008;26;884–9.

[53] Euscher ED, Malpica A, Atkinson EN, et al. Ultrastaging improves detection of metastases in sentinel lymph nodes of uterine cervix squamous cell carcinoma. Am J Surg Pathol. 2008;32:1336–43.

[54] Devaja O, Mehra G, Coutts M, et al. A prospective study of sentinel lymph node detection in vulval carcinoma: is it time for a change in clinical practice? Int J Gynecol Cancer. 2011;21:559–64.

[55] Ballester M, Dubernard G, Lecuru F, et al. Detection rate and diagnostic accuracy of sentinel-node biopsy in early stage endometrial cancer: a prospective multicentre study (SENTIENDO). Lancet Oncol. 2011;12:469–76.

[56] Levenback CF, Ali S, Coleman RL, et al. Lymphatic mapping and sentinel lymph node biopsy in women with squamous cell carcinoma of the vulva: a Gynecologic Oncology Group study. J Clin Oncol. 2012;30:3786–91.

[57] Koskas M, Chereau E, Ballester M, et al. Accuracy of a nomogram for prediction of lymph-node metastasis detected with conventional histopathology and ultrastaging in endometrial cancer. Br J Cancer. 2013;108:1267–72.

[58] Kim CH, Soslow RA, Park KJ, et al. Pathologic ultrastaging improves micrometastasis detection in sentinel lymph nodes during endometrial cancer staging. Int J Gynecol Cancer. 2013;23:964–70.

[59] Naoura I, Canlorbe G, Bendifallah S, et al. Relevance of sentinel lymph node procedure for patients with high-risk endometrial cancer. Gynecol Oncol. 2015;136:60–4.

[60] Touhami O, Trinh XB, Gregoire J, et al. Predictors of nonsentinel lymph node (non-SLN) metastasis in patients with sentinel lymph node (SLN) metastasis in endometrial cancer. Gynecol Oncol. 2015;138:41–5.

[61] Salvo G, Ramirez PT, Levenback CF, et al. Sensitivity and negative predictive value for sentinel lymph node biopsy in women with early-stage cervical cancer. Gynecol Oncol. 2017;145:96–101.

[62] Dundr P, Cibula D, Němejcová K, et al. Pathologic protocols for sentinel lymph nodes ultrastaging in cervical cancer. Arch Pathol Lab Med. 2020;144(8):1011–20.

[63] Van den Brekel MWM, Stel HV, van der Valk P, et al. Micrometastases from squamous cell carcinoma in neck dissection specimens. Eur Arch Otorhinolaryngol. 1992;249:349–53.

[64] Motomura K, Inaji H, Komoike Y, et al. Gamma probe and ultrasonographically-guided fine-needle aspiration biopsy of sentinel lymph nodes in breast cancer patients. Eur J Surg Oncol. 2001;27:141–5.

[65] Angelico G, Santoro A, Inzani F, et al. Ultrasound-guided FNA cytology of groin lymph nodes improves the management of squamous cell carcinoma of the vulva: results from a comparative cytohistological study. Cancer Cytopathol. 2019;127:514–20.

[66] Joensuu H, Klemi PJ, Eerola E. Flow cytometric DNA analysis combined with fine needle aspiration biopsy in the diagnosis of palpable metastases. Analy Quant Cytol Histol. 1988;10:256–60.

[67] Leers M, Schoffelen R, Theunissen P, et al. Multiparameter flow cytometry (MP-FCM) as a tool for the detection of micrometastatic tumour cells in

the sentinel lymph node procedure. J Clin Pathol. 2002;55:359–66.

[68] Noguchi S, Aihara T, Motomura K, et al. Detection of breast cancer micrometastases in axillary lymph nodes by means of reverse transcriptase-polymerase chain reaction. Comparison between MUC1 mRNA and keratin 19 mRNA amplification. Am J Pathol. 1996;148:649–56.

[69] Hoon DSB, Sarantou T, Doi F, et al. Detection of metastatic breast cancer by β-hcg polymerase chain reaction. Int J Cancer. 1996;69:369–74.

[70] Schoenfeld A, Luqmani Y, Smith D, et al. Detection of breast cancer micrometastases in axillary lymph nodes by using polymerase chain reaction. Cancer Res. 1994;54:2986–90.

[71] Noguchi S, Tomohiko A, Motomura K, et al. Detection of breast cancer micrometastases in axillary lymph nodes by means of reverse transcriptase-polymerase chain reaction. Cancer. 1994;74:1595–600.

[72] Kataoka A, Mori M, Sadanaga N, et al. RT-PCR detection of breast cancer cells in sentinel lymph nodes. Int J Oncol. 2000;16:1147–52.

[73] Mori M, Mimori K, Inoue H, et al. Detection of cancer micrometastases in lymph nodes by reverse transcriptasepolymerase chain reaction. Cancer Res. 1995;55:3417–20.

[74] Wascher RA, Bostick PJ, Huynh KT, et al. Detection of MAGE-A3 in breast cancer patients' sentinel lymph nodes. Br J Cancer. 2001;85:1340–6.

[75] Manzotti M, Dell'Orto P, Maisonneuve P, et al. Reverse transcription-polymerase chain reaction assay for multiple mRNA markers in the detection of breast cancer metastases in sentinel lymph nodes. Int J Cancer. 2001;95:307–12.

[76] Ishida M, Kitamura K, Kinoshita J, et al. Detection of micrometastasis in the sentinel lymph nodes in breast cancer. Surgery. 2002;131(1 Pt 2):S211–16.

[77] Van Trappen PO, Gyselman VG, Lowe DG, et al. Molecular quantification and mapping of lymph-node micrometastases in cervical cancer. Lancet. 2001;357:15–20.

[78] Palmieri G, Ascierto PA, Cossu A, et al. Detection of occult melanoma cells in paraffin-embedded histologically negative sentinel lymph nodes using a reverse transcriptase polymerase chain reaction assay. J Clin Oncol. 2001;19:1437–43.

[79] Bostick PJ, Chatterjee S, Chi DD, et al. Limitations of specific reverse-transcriptase polymerase chain reaction markers in the detection of metastases in the lymph nodes and blood of breast cancer patients. J Clin Oncol. 1998;16:2632–40.

[80] van der Velde-Zimmermann D, Schipper ME, de Weger RA, et al. Sentinel node biopsies in melanoma patients: a protocol for accurate, efficient, and cost-effective analysis by preselection for immunohistochemistry on the basis of Tyr-PCR. Ann Surg Oncol. 2000;7:51–4.

[81] Bostick PJ, Huynh KT, Sarantou T, et al. Detection of metastases in sentinel lymph nodes of breast cancer patients by multiple-marker RT-PCR. Int J Cancer. 1998;79:645–51.

[82] Visser M, Jiwa M, Horstman A, et al. Intra-operative rapid diagnostic method based on CK19 mRNA expression for the detection of lymph node metastases in breast cancer. Int J Cancer. 2008;122(11):2562–7.

[83] Fanfani F, Monterossi G, Di Meo ML, et al. Standard ultrastaging compared to one-step nucleic acid amplification for the detection of sentinel lymph node metastasis in endometrial cancer patients: a retrospective cohort comparison. Int J Gynecol Cancer. 2020;30(3):372–7.

[84] Zhang PJ, Reisner RM, Nangia R, et al. Effectiveness of multiple level sectioning in detecting axillary nodal micrometastasis in breast cancer. A retrospective study with immunohistochemical analysis. Arch Pathol Lab Med. 1998;122:687–90.

[85] Borgstein PJ, Pijpers R, Comans EF, et al. Sentinel lymph node biopsy in breast cancer: guidelines and pitfalls of lymphoscintigraphy and gamma probe detection. J Am Coll Surg. 1998;186:275–83.

[86] Borgstein PJ, Meijer S, Pijpers R, et al. Functional lymphatic anatomy for sentinel node biopsy in breast cancer: echoes from the past and the periareolar blue method. Ann Surg. 2000;232:81–9.

[87] Pijpers R, Meyer S, Hoekstra OS, et al. Impact of lymphoscintigraphy on sentinel node identification with technetium- 99m-colloidal albumin in breast cancer. J Nucl Med. 1997;38:366–8.

[88] Pijpers R, Borgstein PJ, Meijer S, et al. Sentinel node biopsy in melanoma patients: dynamic lymphoscintigraphy followed by intraoperative gamma probe and vital blue guidance. World J Surg. 1997;21:788–92.

[89] Dowlatshahi K, Fan M, Bloom KJ, et al. Occult metastases in the sentinel lymph nodes of patients with early stage breast carcinoma: a preliminary study. Cancer. 1999;86:990–6.

[90] Rahusen FD, Torrenga H, van Diest PJ, et al. Predictive factors for metastatic involvement of nonsentinel nodes in patients with breast cancer. Arch Surg. 2001;136:1059–63.

[91] Turner RR, Chu KU, Qi K, et al. Pathologic features associated with nonsentinel lymph node metastases in patients with metastatic breast carcinoma in a sentinel lymph node. Cancer. 2000;89:574–81.

第 10 章　外阴癌前哨淋巴结活检
Sentinel lymph node biopsy of the vulva

Maaike Oonk　Ate G. J. van der Zee　著

明　秀　译　　李征宇　校

外阴癌是第四常见的妇科恶性肿瘤，其年发病率为（2～3）/10 万。鳞状细胞癌是最常见的组织学类型，约占外阴癌的 80%。其他少见病理类型包括黑色素瘤、腺癌和基底细胞癌等。本章重点介绍了外阴鳞状细胞癌。在过去数十年中，外阴鳞状细胞癌的发病率一直呈上升趋势，在年龄 < 60 岁的女性中发病率增长更迅速[1]。

在过去数十年中，外阴癌的标准治疗方式已经进行了多次修改，这些修改都是为了在不影响生存率的情况下减少治疗相关并发症。然而，并发症仍然是一个严重的问题，尤其是与腹股沟淋巴结切除术有关的并发症。1977 年，Cabanas 第一次在阴茎癌患者治疗中引入了前哨淋巴结技术[2]。以下因素决定了外阴癌似乎是最适合进行前哨淋巴结活检的肿瘤。首先，大多数患者早期就被诊断出来，只有 30%～35% 的患者会出现腹股沟淋巴结受累[3-5]。其次，由于缺乏能准确排除淋巴结转移的无创成像技术[6]，所有侵袭转移的疾病都需要通过前哨淋巴结手术或淋巴结切除术对腹股沟淋巴结进行分期。该手术的并发症发生率高，常出现切口愈合不良、淋巴囊肿、下肢淋巴水肿和感染等[7, 8]。最后，由于外阴癌是一种皮肤恶性肿瘤，易于进行瘤周示踪剂注射，并且外阴淋巴引流的模式也是可知的，第一个引流淋巴结位于腹股沟。

在过去数十年对外阴癌标准疗法的修改中，前哨淋巴结手术的引入可能是对治疗相关并发症影响最大的。前哨淋巴结手术于 1994 年首次引入外阴癌。Levenback 等发表了第一篇关于外阴癌前哨淋巴结活检的可行性研究，该研究使用异硫蓝作为示踪剂，并且最终进行了腹股沟淋巴结切除术[9]。之后发表的一些小型单中心研究评估了前哨淋巴结活检手术的可行性和准确性。他们发现前哨淋巴结手术具有较高的检出率，特别是使用组合显影技术（放射性示踪剂和蓝色染料，图 10-1）。这些研究还显示出较高的前哨淋巴阴性预测值[10, 11]。

一、前哨淋巴结的安全性

外阴癌前哨淋巴结 Groningen 国际研究（Groningen International Study on Sentinel Nodes in Vulvar cancer，GROINSS Ⅵ）是第一项关于外阴癌前哨淋巴结手术安全性的大型研究，发表于 2008 年。在这项多中心国际研究中，只对发现前哨淋巴结转移的患者进行腹股沟淋巴结切除术，对前哨淋巴结转移阴性的患者则不进行腹股沟淋巴结切除术，以此来观察外阴癌前哨淋巴结手术是否安全。

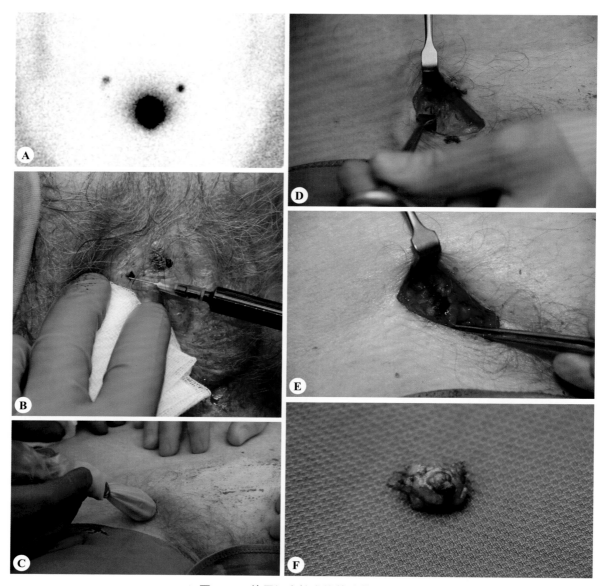

▲ 图 10-1　使用组合技术的前哨淋巴结检测

A. 术前淋巴结检查显示双侧淋巴引流，每个腹股沟有一个前哨淋巴结；B. 在手术开始前，注射蓝色染料以可视化前哨淋巴结和输入淋巴管；C. 使用伽马探头，对前哨淋巴结进行局部定位；D. 蓝色的输入淋巴管和放射性物质将我们引向前哨淋巴结；E. 前哨淋巴结已定位完毕；F. 将前哨淋巴结送去进行超分期病理评估

研究的纳入标准是直径＜4cm 的单病灶外阴鳞状细胞癌，临床检查时无可疑阳性淋巴结。在前哨淋巴结阴性患者中，2.3% 的患者在随访期间出现腹股沟复发[3]。同期，妇科肿瘤研究组发表了 GOG173 研究结果。他们在前哨淋巴结活检后常规行腹股沟淋巴结切除术，发现在病灶直径＜4cm 的患者中，前哨淋巴

结活检的假阴性率为 2%[4]。在这些试验发表后，前哨淋巴结手术被纳入一些国家和国际外阴癌治疗指南。

2015 年，Covens 等发表了他们的 Meta分析结果，评估了前哨淋巴结手术的优点和缺陷。他们的结果显示前哨淋巴结活检阴性患者的腹股沟复发率并没有显著高于腹股沟

淋巴结切除术后淋巴结阴性患者的腹股沟复发率，两者复发率分别为 3%（95%CI 2%～4%）和 1%（95%CI 0%～3%）[12]。AGO-CaRE-1 研究纳入了肿瘤病灶直径＜4cm 的患者，研究者将 487 例腹股沟淋巴结切除术淋巴结转移阴性的患者与 69 例前哨淋巴结活检阴性的患者进行比较，发现两组结果在复发率和生存率方面相似[13]。最近丹麦的一项全国性研究在 286 例早期外阴癌患者中证实了这些结果。研究者发现前哨淋巴结阴性患者中有 2.1% 出现孤立性腹股沟复发且均出现在初始治疗后的 2 年内[14]。

标准的前哨淋巴结检测可以用放射性示踪剂（通常是 ^{99m}Tc 标记的纳米胶体）和蓝色染料进行。蓝色染料使外科医师能够直视淋巴管和前哨淋巴结，从而提高前哨淋巴结的检测率。外阴癌前哨淋巴结手术的 Meta 分析显示，锝的同位素 ^{99}Tc 和蓝色染料组合获得了最佳检出率，蓝色染料联合 ^{99}Tc 的前哨淋巴结检出率为 97.7%，单独使用 ^{99}Tc 的检出率为 94.0%，单独使用蓝色染料的检出率为 68.7%[15]。基于以上结果，加之放射性示踪剂和蓝色染料的技术学习曲线较短，我们建议使用放射性示踪剂和蓝色染料进行前哨淋巴结手术。在基于模型的一项使用放射性示踪剂和蓝色染料进行超分期前哨淋巴结手术的经济评估研究中，Sutton 等得出结论，考虑到无并发症生存率，这可能是最经济有效的策略[16]。其他研究也证实了以上结果，并证实仅进行前哨淋巴结活检的女性淋巴水肿发生率较低[17, 18]。

与腹股沟淋巴结切除术相比，单独进行前哨淋巴结活检的并发症发生率要低得多。GROINSS-V 显示前哨淋巴结活检后淋巴水肿和复发性感染发生率分别为 1.9% 和 0.4%，而腹股沟淋巴结切除术后发生率分别为 25.2% 和 16.2%[3]。前哨淋巴结活检可缩短住院时间，患者通常可以在术后 1～2 天出院。

然而，前哨淋巴结有转移的患者由于需要进一步补充腹股沟淋巴结切除术，术后并发症发生率仍然很高。有研究报道，外阴癌术后下肢淋巴水肿发病率为 14%～50%[19, 20]。下肢淋巴水肿会对生活质量、运动功能和身体形象等产生不良影响[21]。因此，开展预防和管理并发症的研究非常必要。

二、扩展外阴癌前哨淋巴结活检适应证的问题

从我们将前哨淋巴结活检引入外阴癌治疗指南以来，前哨淋巴结手术在外阴癌中的适应证始终是一致的[22]，即最大直径＜4cm 的单灶性鳞状细胞癌且在临床检查和影像检查中均没有可疑转移的淋巴结。这些标准是基于 GROINSS Ⅵ 的纳入标准形成的。在 GOG173 研究中，纳入了最大直径为 6cm 的外阴癌。在这项研究中，与病灶直径＜4cm 的病例相比，肿瘤病灶≥4cm 的病例前哨淋巴结假阴性率要高得多，两者分别为 2% 和 7.4%[4]。德国一项针对 127 例原发性 T_1～T_3 外阴癌患者进行的多中心研究没有发表对直径≥4cm 肿瘤病灶的单独分析，但报道了 3 例前哨淋巴结呈假阴性的患者中有 2 例原发性肿瘤直径≥4cm[23]。Nica 等描述了 20 例肿瘤病灶直径≥4cm 且接受前哨淋巴结活检的患者情况。其中 11 例患者前哨淋巴结为阴性，因此没有接受辅助治疗。其中 1 例患者有孤立的腹股沟复发（9%）。基于这一发现，作者得出结论，在病灶较大的肿瘤中，前哨淋巴结手术在腹股沟复发方面可能存在更高的风险[24]。目前尚缺乏多灶性肿瘤中

前哨淋巴结手术的相关数据。GROINSS V 研究在纳入多灶性肿瘤 3 年后对纳入标准进行了修订，因为多灶性肿瘤前哨淋巴结阴性患者较多出现腹股沟复发，在决定修改纳入标准时复发率为 11.8%，于是多灶性肿瘤成为前哨淋巴结活检术的排除标准[3]。其他研究不包括多灶性肿瘤或未单独描述这部分患者[4, 23]。Garganese 等的一项研究调查了临床上未考虑腹股沟淋巴结转移患者进行前哨淋巴结活检的疗效，这些患者不符合目前治疗指南中前哨淋巴结手术标准。他们认为，目前临床上对于被排除在该手术之外的 N_0 患者，前哨淋巴结活检也是准确和安全的，前提是使用 PET-CT 进行仔细的术前检查[25]。瑞典 Zach 等的一项研究正在探究以下四组人群接受前哨淋巴结手术的疗效。第一组，原发性肿瘤直径 ≥4cm；第二组，多灶性肿瘤患者；第三组，局部复发的患者且既往未接受腹股沟淋巴结切除术或腹股沟放射治疗；第四组，局部复发的患者且既往接受了腹股沟淋巴结切除术和（或）腹股沟放射治疗。该研究中的所有患者将在前哨淋巴结活检后接受腹股沟淋巴结切除术[26]。在对 27 例接受重复前哨淋巴结手术局部复发患者的回顾性分析中，van Doorn 等发现重复前哨淋巴结切除在局部复发患者中可行，但与初次前哨淋巴结手术相比，检出率降低了 78%[27]。该团队目前正在进行前瞻性研究，探究局部复发患者接受前哨淋巴结手术，但不进行腹股沟淋巴结切除术的疗效。总之，已有研究正在探究是否可以扩展前哨淋巴结活检的纳入标准，以便使更多外阴癌患者可以免于腹股沟淋巴结切除术带来的并发症。目前，我们仍然建议严格遵守之前制订的标准，以避免出现致命的腹股沟复发。

三、前哨淋巴结检测的新方向

近红外荧光成像技术已成为术中前哨淋巴结可视化的新方法。在病灶周围注射该示踪剂可实现实时前哨淋巴结成像。近红外荧光肉眼不可见，在使用时不会影响手术视野。此外，它的穿透深度为 5～8mm，术中可以识别到位于深部的组织[28]。一些研究显示，该方法在识别外阴癌患者前哨淋巴结方面具有良好的效果[29-31]。

最近，Deken 等的一项随机对照试验比较了 48 例患者使用标准近红外荧光成像技术与混合示踪剂 ICG-^{99}Tc 纳米胶体进行前哨淋巴结检测的效果[32]。他们发现蓝染前哨淋巴结的百分比较荧光前哨淋巴结低（92.5% vs. 65.3%，$P<0.001$）。两组前哨淋巴结活检成功率无差异（标准组 92.1%，蓝色染料 97.2%，$P=0.33$）。与蓝色染料相比，近红外荧光成像有几个优点。首先，荧光具有较高穿透深度。蓝色染料无法透过皮肤或软组织看到，而吲哚菁绿（ICG）的穿透深度可达 8mm。其次，蓝色染料对前哨淋巴结的检测灵敏度更低。蓝色染料还存在一定的过敏风险，ICG 发生变态反应的风险则低得多[33]。近红外荧光成像需要具有专门的荧光摄像系统、操作者需要经过近红外成像培训和技术便利性也是其特点。最后，近红外荧光成像技术也存在一些缺点。受分子大小影响，ICG 可通过淋巴管迁移，对识别第一个引流淋巴结不具有特异性。由于这一特征，ICG 还会在手术操作期间溢出[34]。ICG 使用禁忌证较少，主要包括碘过敏（因为吲哚菁绿含有碘化钠）、妊娠或母乳喂养、肝脏疾病、透析或肾衰竭，以及既往变态反应。

近红外成像技术具有成为一步法的潜在优势，它避免了术前注射放射性示踪剂并进行淋巴结扫描定位的繁杂过程。然而，由于其穿透深度最大为 8mm，患者体重是单独使用 ICG 的一个限制条件[29]。目前暂无其他前瞻性研究对单独使用 ICG 进行前哨淋巴结示踪进行研究。近红外成像技术与 ^{99m}Tc 的联合似乎是最佳组合。两者的优点可以结合用于开发混合示踪剂，如 ICG-^{99m}Tc-纳米胶体。通过该方法，前哨淋巴结活检可以变得更加准确，并且可避免蓝色染料的使用。

总之，近红外成像技术似乎具有优于蓝色染料的高灵敏度，其灵敏度与 ^{99m}Tc 标记的纳米胶体相当。近红外成像技术的优点是不受背景信号干扰，但由于其穿透深度限制约为 8mm，所以仍然需要同时使用放射性示踪剂。

最近，超顺磁性氧化铁已作为前哨淋巴结检测的替代示踪剂出现。超顺磁性氧化铁颗粒联合磁性探头已被证明可用于淋巴结活检定位。因为该颗粒具有羧基右旋糖酐涂层，使前哨淋巴结显影呈现黑褐色，从而使前哨淋巴结可视化。一项针对乳腺癌患者的 Meta 分析和随机对照试验显示，超顺磁性氧化铁技术并不比 ^{99m}Tc 标记的胶体联合蓝色染料进行前哨淋巴结活检差[35, 36]。因此，该技术可能是使用放射性示踪剂联合蓝色染料或 ICG 可行的替代方案。该技术的优点是示踪剂注射可以在手术前 7 天完成，从而可以更灵活地安排手术时间。此外，可以进行术中注射，实现一步法示踪。有医生反映，在进行 3～5 例手术后，他们便对磁性技术感到满意[36]。目前只有一项研究在 20 例外阴癌患者中探究了这项技术。该研究将超顺磁性氧化铁示踪剂与 ^{99m}Tc 相结合于手术前 1 天注射。研究结果表明，单独使用超顺磁性氧化铁示踪剂并不逊色于联合使用放射性示踪剂[37]。1 日方案中该技术呈现出与联合使用放射性示

踪剂相似的结果，显示出该技术的优势。因为术前在肿瘤周围注射示踪剂对患者来说是一个痛苦的过程。

四、前哨淋巴结转移

前哨淋巴结活检可采用超分期，超分期由多次切片和免疫组织化学法组成。目前已经有多种不同的多次切片方案被提出，但通常以 400～500μm 的间隔对前哨淋巴结进行切割。在每个切割水平上，一张切片采用标准 HE 染色，一张切片采用细胞角蛋白免疫组织化学法。前哨淋巴结的超分期可以检测到标准 HE 染色（切片大小 2～5mm）容易遗漏的较小转移病灶。在 GROINSS-Ⅵ 研究中，41% 的前哨淋巴结转移需通过超分期检测到[3]。在 GOG173 研究中，这一比例为 23%[4]。澳大利亚和新西兰对常规临床实践中的前哨淋巴结活检进行中期审查。他们在前哨淋巴结阴性患者中观察到 2 例孤立的腹股沟复发病例，分析发现这 2 例患者的标本均未遵循前哨淋巴结检查的病理学方案。该结果显示，严格遵守病理学方案是采用前哨淋巴结活检治疗外阴癌的重要组成部分[38]。

众所周知，非前哨淋巴结转移的风险随着前哨淋巴结转移病灶增大而增加。GROINSS-Ⅵ 关于前哨淋巴结转移的分析显示，对于前哨淋巴结中存在孤立肿瘤细胞团的患者，其他淋巴结存在转移风险为 4.2%，而前哨淋巴结转移灶直径＞10mm 的患者该风险增加至 62.5%。目前还没有前哨淋巴结转移灶大小的分界值用来估计其他淋巴结转移的风险，该风险可以低到足够安全不进行腹股沟淋巴结切除术[39]。因此，所有前哨淋巴结转移，即使是只具有孤立肿瘤细胞团的转移，也应被视为前哨淋巴结转移，这是进行辅助治疗的

指征。目前转移性前哨淋巴结的标准治疗方案是对受累侧腹股沟行腹股沟淋巴结切除术。Nica 等的一项研究表明，当前哨淋巴结转移病灶直径≤2mm 时，可以不进行腹股沟淋巴结切除术，而采用腹股沟区放射治疗代替。然而，这些观察结果是基于对少数患者的回顾性分析得出 [24]。我们认为，应该等待进一步的前瞻性研究数据。GROINSS-Ⅶ研究了前哨淋巴结微转移患者，放射治疗是否是腹股沟淋巴结切除术的安全替代方案。研究中前哨淋巴结转移病灶直径≤2mm 的患者接受了腹股沟放射治疗（50Gy）。该研究制

订了终止规则以控制腹股沟复发率。该研究纳入 2005—2016 年的患者，结果将很快公布。GROINSS-Ⅷ将研究前哨淋巴结宏转移（＞2mm）患者，放化疗是否是腹股沟淋巴结切除术的安全替代方案。

前哨淋巴结活检是早期外阴癌标准治疗的一部分。该过程可以使用放射性示踪剂联合蓝色染料或 ICG 进行。前哨淋巴结活检具有成本效益。发现前哨淋巴结转移（任何大小的转移）的标准治疗是腹股沟系统性淋巴结切除术。关于放化疗替代淋巴结切除术的研究可能会改变未来的治疗指南。

参考文献

[1] Bray F, Laversanne M, Weiderpass E, et al. Geographic and temporal variations in the incidence of vulvar and vaginal cancer. In J Cancer. 2020;147(10):2764–71.

[2] Cabanas RM. An approach for the treatment of penile carcinoma. Cancer. 1977;39(2):456–66.

[3] Van der Zee AG, Oonk MH, De Hullu JA, et al. Sentinel node dissection is safe in the treatment of early-stage vulvar cancer. J Clin Oncol. 2008;26(6):884–9.

[4] Levenback CG, Ali S, Coleman RL, et al. Lymphatic mapping and sentinel lymph node biopsy in women with squamous cell carcinoma of the vulva: a gynecologic oncology group study. J Clin Oncol. 2012;30(31):3786–91.

[5] Froeding LP, Høgdall C, Kristensen E, et al. Recurrence and survival rates in node negative patients after sentinel node biopsy for early-stage vulva cancer – a nationwide study. Gynecol Oncol. 2020;156(1):124–30.

[6] Selman TJ, Luesley DM, Acheson N, et al. A systematic review of the accuracy of diagnostic tests for inguinal lymph node status in vulvar cancer. Gynecol Oncol. 2005:206–14.

[7] Pouwer AW, Hinten F, van der Velden J, et al. Volumecontrolled versus short drainage after inguinofemoral lymphadenectomy in vulvar cancer patients: a Dutch nationwide prospective study. Gynecol Oncol. 2017;146(3):580–7.

[8] Carlson JW, Kauderer J, Hutson A, et al. GOG 224 – the lymphedema and gynecologic cancer (LEG) study: incidence and risk factors in newly diagnosed patients. Gynecol Oncol. 2020;156(2):467–74.

[9] Levenback C, Burke TW, Gershenson DM, et al. Intraoperative lymphatic mapping for vulvar cancer. Obstet Gynecol. 1994;84(2):163–7.

[10] Hassanzade M, Attaran M, Treglia G, et al. Lymphatic mapping and sentinel node biopsy in squamous cell carcinoma of the vulva: a systematic review and meta-analsysi of the literature. Gynecol Oncol. 2013;130(1):237–45.

[11] Lawrie TA, Patel A, Martin-Hirsch PP, et al. Sentinel node assessment for diagnosis of groin lymph node involvement in vulval cancer. Cochrane Database Syst Rev. 2014;2014(6):CD10409.

[12] Covens A, Vella ET, Kennedy EB, et al. Sentinel lymph node biopsy in vulvar cancer: systematic review, metaanalysis and guideline recommendations. Gynecol Oncol. 2015;137(2):351–61.

[13] Klapdor R, Hillemans P, W.lber L, et al. Outcome after sentinel lymph node dissection in vulvar cancer: a subgroup analysis of the AGO-CaRE-1 study. Ann Surg Oncol. 2017;24:1314–21.

[14] Froeding LP, Høgdall C, Kristensen E, et al. Recurrence and survival rates in node negative patients after sentinel node biopsy for early-stage vulva cancer–a nationwide study. Gynecol Oncol. 2020;156:124–30.

[15] Meads C, Sutton AJ, Rosenthal AN, et al. Sentinel lymph node biopsy in vulval cancer: systematic review and metaanalysis. Br J Cancer. 2014;110(12):2837–46.

[16] Sutton AJ, Barton P, Sundar S, et al. Cost-effectiveness of sentinel lymph node biopsy vs inguinofemoral

lymphadenectomy in women with vulval cancer. Br J Cancer. 2013;109(10):2533–47.

[17] Erickson BK, Divine LM, Leath CA, et al. Costeffectiveness analysis of sentinel lymph node biopsy in the treatment of early-stage vulvar cancer. In J Gynecol Cancer. 2014;24(8):1480–5.

[18] McCann GA, Cohn DE, Jewell EL, et al. Lymphatic mapping and sentinel lymph node dissection compared to complete lymphadenectomy in the management of early-stage vulvar cancer: a cost-utility analysis. Gynecol Oncol. 2015;136(2):300–4.

[19] Wills A, Obermair A. A review of complications associated with the surgical treatment of vulvar cancer. Gynecol Oncol. 2013;131:467–79.

[20] Huang J, Ye N, Wang Z, et al. Incidence of lower limb lymphedema after vulvar cancer: a systemic review and meta-analysis. Medicine. 2017;96(46):e8722.

[21] Carter J, Huang HQ, Armer J, et al. GOG244 – the lymphedema and gynecologic cancer (LeG) study: the impact of lower-extremity lymphedema on quality of life, psychological adjustment, physical ability, and function. Gynecol Oncol. 2020; Epub ahead of print.

[22] Oonk MHM, Planchamp F, Baldwin P, et al. European society of gynaecological oncology guidelines for the management of patients with vulvar cancer. In J Gynecol Cancer. 2017;27:832–7.

[23] Hampl M, Hantschmann P, Michels P, et al. Validation of the accuracy of the sentinel lymph node procedure in patients with vulvar cancer: results of a multicenter study in Germany. Gynecol Oncol. 2008;111(2):282–8.

[24] Nica A, Covens A, Vicus D, et al. Sentinel lymph nodes in vulvar cancer: management dilemmas in patients with positive nodes and larger tumors. Gynecol Oncol. 2019;94–100.

[25] Garganese G, Collarino A, Fragomeni SM, et al. Groin sentinel node biopsy and ^{18}F-FDG PET/CT-supported preoperative lymph node assessment in cN0 patients with vulvar cancer currently unfit for minimally invasive inguinal surgery: the GroSNaPET study. Eur J Surg Oncol. 2017;43(9):1776–83.

[26] Zach D, Kannisto P, Bohlin KS, et al. Can we extend the indication for sentinel node biopsy in vulvar cancer? A nationwide feasibility study from Sweden. Int J Gynecol Cancer. 2020;30:402–5.

[27] Van Doorn HC, Van Beekhuizen HJ, Gaarenstroom KN, et al. Repeat sentinel lymph node procedure in patients with recurrent vulvar squamous cell carcinoma is feasible. Gynecol Oncol. 2016;140(3):415–19.

[28] Handgraaf HJ, Verbeek FP, Tummer QR, et al. Real-time near-infrared fluorescence guided surgery in gynecologic oncology: a review of the current state of the art. Gynecol Oncol. 2014;135(3):606–13.

[29] Crane LM, Themelis G, Arts HJ, et al. Intraoperative nearinfrared fluorescence imaging for sentinel lymph node detection in vulvar cancer: first clinical results. Gynecol Oncol. 2011;120:291–5.

[30] Schaafsma BE, Verbeek FP, Peters AA, et al. Near-infrared fluorescence sentinel lymph node biopsy in vulvar cancer: a randomised comparison of lymphatic tracers. BJOG. 2013;120:758–64.

[31] Hutteman M, van der Vorst JR, Gaarenstroom KN, et al. Optimization of near-infrared fluorescent sentinel lymph node mapping for vulvar cancer. Am J Obstet Gynecol. 2012;206:89.e1–5.

[32] Deken MM, van Doorn HC, Verver D, et al. Near-infrared fluorescence imaging compared to standard sentinel lymph node detection with blue dye in patients with vulvar cancer – a randomized controlled trial. Gynecol Oncol. 2020; Article in Press.

[33] Zapardiel I, Alvarez J, Barahona M, et al. Utility of intraoperative fluorescence imaging in Gynecologic surgery: systematic review and consensus statement. Ann Surg Oncol. 2020; Online Ahead of Print.

[34] KleinJan GH, Van Werkhoven E, van den Berg NS, et al. The best of both worlds: a hybrid approach for optimal preand intraoperative identification of sentinel lymph nodes. Euro J Nucl Med Mol Imaging. 2018;45(11):1915–25.

[35] Teshome M, Wei C, Hunt KK, et al. Use of a magnetic tracer for sentinel lymph node detection in early-stage breast cancer patients: a meta-analysis. Ann Surg Oncol. 2016;23(5):1508–14.

[36] Alvarado MD, Mittendorf EA, Teshome M, et al. SentimagIC: a non-inferiority trial comparing superparamagnetic iron oxide versus technetium-99m and blue dye in the detection of axillary sentinel nodes in patients with earlystage breast cancer. Ann Surg Oncol. 2019;26(11):3510–16.

[37] Jedryka MA, Klimczak P, Kryszpin M, et al. Superparamagnetic iron oxide: a novel tracer for sentinel lymph node detection in vulvar cancer. Int J Gynecol Cancer. 2020;30(9):1280–4.

[38] Sykes P, Eva L, van der Griend R, et al. Pathological process has a crucial role in sentinel node biopsy for vulvar cancer. Gynecol Oncol. 2019;153:292–6.

[39] Oonk MH, van Hemel BM, Hollema H, et al. Size of sentinel-node metastasis and chances on non-sentinelnode involvement and survival in early stage vulvar cancer: results from GROINSS-V, a multicentre observational study. Lancet Oncol. 2010;11(7):646–52.

第 11 章　宫颈癌的前哨淋巴结显影
Sentinel lymph node mapping in cervical cancer

David Cibula　Martina Borcinova　著

勾金海　译　　李征宇　校

一、盆腔内前哨淋巴结显影

（一）子宫颈的淋巴回流

子宫颈是前哨淋巴结（sentinel lymph node，SLN）检测的理想解剖结构。子宫颈容易经阴道触及，便于使用示踪剂，并且在宫颈癌早期阶段主要通过淋巴结转移扩散。盆腔内存在错综复杂的淋巴结（lymph node，LN）网络，淋巴回流不可能绕过盆腔淋巴结，出现仅有腹主动脉旁区域淋巴结转移，而盆腔淋巴结全为阴性的情况，这就是盆腔淋巴结转移是早期宫颈癌最重要预后因素的主要原因，这也是淋巴结分期作为宫颈癌诊疗中重要一环的原因。

宫颈是盆腔中央器官，具有双侧淋巴引流，因此需对每侧盆腔淋巴结分别进行分期。一侧盆腔的 SLN 阴性并不能保证另一侧的淋巴结阴性。如果只在一侧检测到 SLN，那么另一侧需进行系统的盆腔淋巴结切除（pelvic lymph node dissection，PLND）[1]。

（二）盆腔的淋巴回流

沿大血管进行淋巴结切除时，需要注意的是，淋巴干并不是只运送来自盆腔器官的淋巴。这些淋巴干由妇科器官的多条管道汇合而成，将下肢淋巴向头侧引流到腔静脉旁和主动脉旁淋巴系统。在盆侧壁上有 2 条主要的淋巴干，两者有多条分支连接（https://surgery4u.eu/video-41）[2]。"浅层"淋巴干通过股管进入盆腔，它沿髂外血管的腹侧走行，收集来自宫旁的淋巴通道，并沿髂总动脉的腹侧继续向头侧走行（图 11-1）。

"深层"淋巴干在髂外血管内侧进入盆腔，在闭孔神经周围形成一束脂肪淋巴组织。

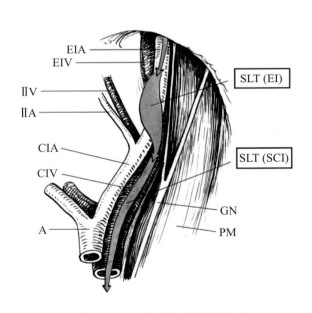

▲ 图 11-1　右盆侧壁的浅层淋巴干

EIA. 髂外动脉；EIV. 髂外静脉；IIV. 髂内静脉；IIA. 髂内动脉；CIA. 髂总动脉；CIV. 髂总静脉；GN. 生殖股神经；PM. 腰大肌；A. 主动脉分叉；SLT. 浅层淋巴干；EI. 髂外区；SCI. 髂总区浅层（经许可转载，引自参考文献 [2]）

它从闭孔窝继续向头侧延伸，在臀上血管和腰大肌之间走行，同时在此处分为两支。第一支形成深层的髂总分支，在腰大肌和髂总静脉之间走行；第二分支经常被忽视，它位于更深层，通过髂总血管下方的隧道向内侧走行，到达骶前区（图 11-2）。

（三）盆腔解剖及前哨淋巴结切除技术

采取 SLN 活检代替系统性 PLND 的目的是为了减少术后并发症发生率，主要是发生下肢淋巴水肿的风险。因此，分离盆腔间隙和 SLN 切除技术需与减少术后并发症的目的相一致。如果切除太多的 SLN，破坏了在盆侧壁走行的两条主要淋巴干，将不可避免地影响下肢淋巴引流。因此，在分离盆腔间隙时应尽可能保留那些不向 SLN 引流的淋巴管道。当通过腹膜可以看到示踪剂标记的淋巴管道时，分离盆腔间隙可以只针对一个区域。如果淋巴管不可见，则应先分离 SLN 最常出

现的区域［如髂内（闭孔）和髂外区域］，可以打开膀胱侧间隙和直肠侧间隙。只有当没有发现 SLN 的情况下，才打开 II 级其他腹膜后间隙。

（四）盆腔内前哨淋巴结显影

熟悉 SLN 最常出现区域是成功检测 SLN 的关键。在临床实践中，将盆腔淋巴以髂总血管分叉处为界线分为两级具有重要意义（图 11-3）。大量回顾性研究已证实，所有检测的 SLN 定位与阳性 SLN 定位一致。大多数 SLN 位于 I 级，即髂总血管分叉处的尾部。II 级，通常集中在骨盆两侧的两个主要解剖区域，即髂外血管周围的髂外区与解剖上被称为闭孔区的髂内区。Rob 在对 183 例患者进行 SLN 回流显影的回顾性分析中，91% 的

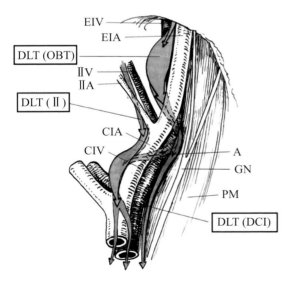

▲ 图 11-2　右盆侧壁的深层淋巴干

EIV. 髂外静脉；EIA. 髂外动脉；IIV. 髂内静脉；IIA. 髂内动脉；CIA. 髂总动脉；CIV. 髂总静脉；GN. 生殖股神经；PM. 腰大肌；A. 髂总血管下方的淋巴通道；DLT. 深层淋巴干；OBT. 闭孔区；II. 髂内区；DCI. 髂总深区（经许可转载，引自参考文献 [2]）

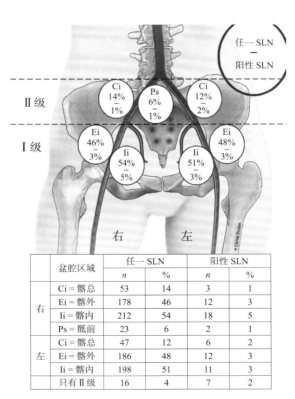

盆腔区域		任一 SLN		阳性 SLN	
		n	%	*n*	%
右	Ci = 髂总	53	14	3	1
	Ei = 髂外	178	46	12	3
	Ii = 髂内	212	54	18	5
	Ps = 骶前	23	6	2	1
左	Ci = 髂总	47	12	6	2
	Ei = 髂外	186	48	12	3
	Ii = 髂内	198	51	11	3
只有 II 级		16	4	7	2

▲ 图 11-3　SENTIX 前瞻性试验中盆腔内 SLN 和阳性 SLN 的解剖学分布（*n*=395）

SLN. 前哨淋巴结（引自参考文献 [5]）

SLN 在 I 级中被检测到[3]。法国两项前瞻性研究（SENTICOL I 和 II ）对 405 例患者进行综合分析[4]，发现 83% 的 SLN 在 I 级中被检测到。而在最近一项纳入 351 例患者的 SENTIX 前瞻性研究中，I 级 SLN 的检测率为 90%[5]。这两个间隙均由固定的解剖学标志明确定义[6]。

II 级，即腔静脉分叉头侧和髂总分叉尾侧之间的区域，检测到 SLN 的频率要低得多。通常在该层面，可划分为三个区域，即盆腔两侧髂总血管周围的髂总区域，以及位于髂总区域中间的骶前区域。这三个区域有着明确的解剖学边界[6]。在 SENTIX 试验中，只有 4% 的患者在 II 级检测到阳性 SLN，其中 1.8% 的患者只在 II 级检测到孤立的阳性 SLN[5]。所有这些结果都证明了大多数宫颈癌患者的淋巴转移是可预测的，应特别注意探查髂总分叉以下的两个区域，也就是大部分 SLN 和阳性 SLN 所在的区域。

关于在所谓的"非典型"区域中发现 SLN 的存在，文献中有不同的数据报道。这主要是因为过去有些研究者将 II 级或宫旁区域认为是"非典型"区域[4, 7, 8]。然而，II 级区域（包括骶前区）出现 SLN 也应被认为是宫颈癌的典型表现。此外，位于宫颈和盆侧壁之间的宫旁区，也是宫颈淋巴引流的典型区域。早在 2000 年，Benedetti-Panici 将孤立的宫旁区进行病理超分期，发现 12% 的患者宫旁区内侧有淋巴结存在，38% 的患者宫旁区外侧有淋巴结存在[9]。目前对宫旁区域淋巴结的检测可能还远远不足。宫旁组织通常是广泛子宫切除术后手术标本的一个组成部分。此外，由于染料、荧光示踪剂或辐射源从宫颈渗透到邻近组织，我们还不能准确检测出宫旁微型的淋巴结作为 SLN。将来，如果以单纯的子宫切除术替代广泛式子宫切除，

并用 SLN 活检术取代系统性的 PLND 术，那么宫旁淋巴结检测可能会变得尤为重要。如果 SLN 为阴性，患者将不会接受辅助治疗，这可能会增加宫旁阳性淋巴结被遗漏在原位的风险。

然而，SLN 在以前的非典型区域（主要在主动脉旁区域）出现较前频繁的其他影响因素是 SLN 活检术的熟练程度。外科医师在 SLN 活检方面的经验越多，SLN 在 7 个经典的盆腔区域内被遗漏的风险就越小。这一历史趋势在法国的两项连续性研究中得到体现。虽然在早期研究中，有 5% 的患者在腹主动脉旁检测到 SLN，但在两项试验的综合分析中，只有 1.5% 的患者在腹主动脉旁检测到 SLN[10, 11]。在最近一项来自 SENTIX（纳入了 395 例患者）的大型前瞻性队列研究中，所有患者均未在腹主动脉旁检测到 SLN[5]。

（五）前哨淋巴结的检测率

盆腔淋巴结分期需对双侧盆侧壁分别进行。因此，SLN 检测的报告应为特定的一侧，或者分别为单侧和双侧检测。文献报道双侧 SLN 检测的成功率为 55%~100%，这主要取决于所使用示踪剂、队列大小和外科医师经验，但最主要还是取决于文献发表的年份[3-5, 7, 12-16]。较早的研究报道称，在肿瘤较大的患者中检测率较低[12, 13]。在 2013 年发表的一篇综述中，肿瘤直径 <2cm（ $n=768$ ）和 ≥2cm（ $n=724$ ）的群体单侧淋巴结检测差异为 25%[17]。然而，随着 SLN 活检技术的标准化、体积较小和较大肿瘤的 SLN 检测差异已逐渐缩小[5, 15]。在一项纳入 350 例 pT_{1a}~pT_2 期患者的大型回顾性研究中，比较了 3 组不同肿瘤大小的检出率，即 <2cm、2~3.9cm 和 ≥4cm[18]。分别有 93% 和 80% 的患者检测到了单侧和双侧的

SLN，各组没有明显差异。然而，体积较大的肿瘤中，成功的 SLN 检测仍需要调整示踪剂的应用技术[18, 19]。示踪剂不能注射在宫颈表面和黏膜下，而是需要用长针注射到肿瘤后方的剩余宫颈基质中（图 11-4）。

总体看来，成功的双侧 SLN 检测的主要影响因素是经验。在 SENTIX 和 SENTICOL 的两项多中心前瞻性研究中，患者数量较多的中心 SLN 检测率明显较高[4, 5]。与较早的研究 SENTICOL Ⅰ 相比，最近的研究 SENTICOL Ⅱ 能达到更好的 SLN 检测率，原因可能是研究者具有更丰富的经验[4]。2016 年开始的 SENTIX 试验是最近报道双侧 SLN 检测率高于 90% 的第一项多中心研究[5]。该研究对 395 例患者的数据进行了分析，发现 SLN 检测成功率不受肿瘤大小、肿瘤分期或身体质量指数的影响。此外，在 2 项前瞻性研究中发现，患者的年龄越大，淋巴结检测的成功率越低。在 SENTIX 研究中年龄界限为 60 岁，在 SENTICOL 研究中年龄界限为 ≥70 岁，这使两项前瞻性研究的 SLN 检测成功率下降[4, 5]。大型研究中切除的 SLN 的中位数一直为 2～3 个[5, 10, 15]。

（六）前哨淋巴结用于盆腔淋巴结分期的敏感性

敏感性是评估 SLN 在盆腔淋巴结分期中可靠性的关键参数。它主要反映 SLN 为阴性，但在其他盆腔淋巴结中检测到转移淋巴结的患者。因此，只有当 SLN 与系统性 PLND 相结合时才能评估敏感性。

早期研究显示，肿瘤体积越大的患者，SLN 活检的敏感性越低。在德国的一项多中心研究中，肿瘤直径<2cm 的敏感性为 91%，而肿瘤直径≥2cm 的敏感性仅为 73%[13]。对 2013 年的 15 篇文献、纳入超过 50 例患者数据的回顾分析显示，肿瘤直径<2cm 的敏感度为 100%，而在较大的肿瘤中，敏感度则降低 10%[20]。随着经验的累积和 SLN 活检技术标准的提高，肿瘤体积大小的意义降低了，并且 SLN 假阴性的患者数量控制在较低水平。法国的一项前瞻性研究 SENTICOL Ⅰ 中，患者先进行 SLN 活检，然后进行系统性 PLND，肿瘤直径<4cm 同时进行双侧 SLN 检测的患者，敏感性达到了 100%[7]。迄今为止，最大的回顾性研究，纳入了 645 例患者，疾病分期从 Ⅰ A₁ 到 Ⅱ B，其敏感性达到 97%[21]。

考虑到盆腔淋巴结分期中 SLN 的低假阴性率，我们可以认为 SLN 活检在宫颈癌治疗中是安全的。然而，现有的证据中也有一些需要注意的地方。例如，敏感性非常高。部分原因是 SLN 中出现任何类型的转移，其中包括微转移或孤立的肿瘤细胞，都被认为是肿瘤转移。这种转移分类采用的是乳腺癌分类方法，它根据转移病灶大小分为 3 组，即宏转

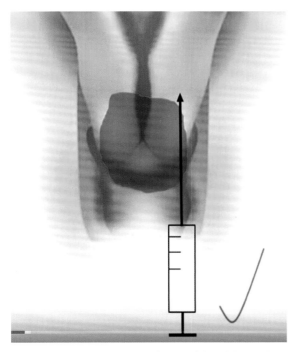

▲ 图 11-4 在大体积的肿瘤中示踪剂注射于剩余的宫颈基质

移（macrometastase，MAC）>2mm、微转移（micrometastase，MIC）为 0.2~2mm 及孤立肿瘤细胞（isolated tumor cell，ITC）>0.2mm。

在一项大型回顾性研究中，有 23 例（3.6%）患者在非 SLN 的盆腔淋巴结中发现了转移，这些病例通过 SLN 超分期只发现了 MIC 或 ITC[22]。尽管在非 SLN 中检测到 MAC，并且在 SLN 中也仅仅检测到 MIC 或 ITC，这些病例仍不能视为假阴性。传统的 SLN 评估（未行超分期）无法检测到这些患者盆腔淋巴结受累，从而导致敏感性下降到 80%，以致没有进行 PLND 的 SLN 活检术成了一种不可靠和不安全的淋巴分期方法。此外，在比较 SLN 和非 SLN 时，一直存在方法学上的偏倚。虽然 SLN 大多使用超分期指南进行评估，但其他盆腔淋巴结仍按常规处理。到目前为止，只有少数研究通过超分期在数量有限的患者身上同时评估 SLN 和其他盆腔淋巴结[23-27]。虽然 SLN 阴性时非 SLN 发生 MIC 的风险很低，但所有可用的证据都来自 90 例患者累积组，其病理评估的方法不尽相同，并且淋巴结受累的风险很低（12 例）。我们认识上的局限性促使了目前正在进行的临床试验，这两项研究都旨在解决仅用 SLN 活检取代盆腔淋巴结的安全性。

二、临床实践中的前哨淋巴结活检

（一）常规处理中前哨淋巴结的接受度

即使有回顾性研究的有力证据表明 SLN 的高检出率和 SLN 超分期对盆腔淋巴结分期的高敏感性，但一些研究结果表明，SLN 活检在常规临床实践中的接受度仍然相当低[28]。

在 2016 年对 63 家德国机构的调查中，有 73% 的机构对外阴癌进行了 SLN 活检，但只有 29% 的机构对宫颈癌进行了 SLN 活检[29]。有 11% 的中心只进行了 SLN 活检，而没有额外行 PLND。在 2018 年的一项 ESGO 调查中，566 例受访者提供了反馈，17% 的受访者对 T_{1a1} 期宫颈癌行 SLN 活检，19% 的受访者用于 T_{1a2} 期，只有 9% 的受访者用于肿瘤直径 <2cm 的 T_{1b1} 期[30]。

导致采用 SLN 替代传统的系统性 PLND 接受程度低的原因可能有多种。首先，淋巴结转移是宫颈癌患者是否需要辅助治疗的最重要预后因素。淋巴结阳性患者在进行标准治疗后再补充辅助放射治疗，会有良好预后，但若不进行辅助治疗而留下阳性淋巴结很可能对患者产生致命影响。其次，关于宫颈癌 SLN 活检的大部分数据来自于回顾性研究，这确实有其局限性，可能是一些外科医师仍继续进行系统性 PLND 的原因。最后，还需要前瞻性研究进一步证实仅行 SLN 活检而不进行系统性 PLND 的安全性。

（二）国际推荐

目前国际上对宫颈癌患者的临床管理建议已经开启只进行 SLN 活检而不进行系统性 PLND 的可能性，但其适应证各有不同。

由三个欧洲医学会（欧洲妇科肿瘤学会 – 欧洲放射治疗和肿瘤学会 – 欧洲病理学会 ESGO-ESTRO-ESP）联合制订的欧洲指南指出，单独的 SLN 活检仅适用于 I A 期患者[31]，建议对 T_{1a1} 期淋巴脉管浸润（lymph vascular space invasion，LVSI）或 T_{1a2} 期 LVSI 阴性患者进行 SLN 活检，对 T_{1a2} 期 LVSI 阳性的患者也建议行 SLN 活检。此外，对于 T_{1b} 期患者，强烈推荐进行 SLN 活检，同时应行系统性 PLND 术。在这些患者中进行 SLN 活检，不是为了避免系统性淋巴结切除分期，而是为了检测选定的 SLN 以进行术中评估，并通过 SLN 超分期提高对较小转移灶的检测。欧洲肿瘤内科学会公布的指南与欧洲指南[32]，以及西班牙肿瘤内科学会的指南[33]一致。

在美国国家综合癌症网络（NCCN）指南中，SLN 活检被认为是 PLND 的替代方案，适用于所有直径≤4cm 的肿瘤，但 LVSI 阴性的 ⅠA₁ 期除外[1, 34]。这些指南强调，2cm 以下的肿瘤可获得最佳淋巴检测结果，而如果单侧没有检测到 SLN，那么需要对该侧进行系统性 PLND 来确定淋巴结分期。

世界各地的协会也采用了 NCCN 指南（如国际妇科癌症协会[35]），或者同时参考 NCCN 和欧洲指南（如澳大利亚癌症协会）[36]。亚洲国家的各个协会所公布的指南有所不同。总体来说，各协会都认为对 T_{1a2} 期以下的肿瘤，SLN 活检是 PLND 外的一种选择[37, 38]。然而，韩国妇科肿瘤学会在指南中没有提及 SLN 活检，并推荐 PLND 作为所有分期宫颈癌的标准治疗[39]。

（三）前哨淋巴结冰冻切片和术中患者分流

SLN 概念的优点之一是可以确定少数转移风险最高的淋巴结，并将这些淋巴结进行术中病理评估。然而，关于术中 SLN 评估的可靠性，各文献报道结论不一致[40]。冰冻切片技术相当统一，通常是对每个 SLN 或一个 SLN 的每半个切片进行评估。更多的切片数量会延长手术时间，并可能导致 SLN 组织的大部分丢失，以便进行进一步超分期。因此，影响冷冻切片技术敏感性的关键因素是 SLN 最后处理的水准。超分期方案的密度越低，检测到较小转移灶的机会就越低。我们可以猜想，这种现象解释了为何在一些小样本研究报道中，冰冻切片技术评估最终盆腔淋巴结状态的假阴性率相当低的原因[41]。

然而，最近的研究一致表明，冰冻切片

评估不能发现小的转移。在法国的一项前瞻性研究中，对 102 例患者进行了 SLN 冰冻切片，70% 的 MAC（9 例患者中有 4 例），以及所有的 MIC（n=4）、ITC（n=9）患者均未被检测出[42]。加拿大一项关于 211 例患者的研究报道发现，在 13 例 SLN 阳性患者中，有 10 例被冰冻切片检测为假阴性，其中包括 7 例 MIC、2 例 ITC 和 1 例病灶大小为 2.9mm 的 MAC[43]。在一项纳入 309 例病例的大型回顾性队列中，冰冻切片检测出 MAC 病例为 67%（24 例患者中有 16 例），但 MIC 只有 14%（14 例患者中有 2 例）、ITC 为 0%（n=10）[44]。最近，SENTIX 前瞻性研究证实了类似的结果，该研究首次在宫颈癌中纳入了中央病理质量控制算法[45]。在 395 例患者中，通过冷冻切片检测到 MAC、MIC 和 ITC 的比例分别为 72%（29 例患者中有 21 例）、10%（21 例患者中有 19 例）和 0%（n=12）[5]。冰冻切片评估 SLN 最终状态的敏感性在 MAC 中为 76%，在 N_1（包括 MAC 和 MIC）中为 46%。总之，有充分的证据表明，冰冻切片不能检测到所有的 MIC 和 ITC，但更重要的是，它也不能检测到约 30% 的 MAC。

SLN 冰冻切片的主要目的是为改变术中管理提供可能。如果术中发现 SLN 阳性，可以不再行根治性手术，其中包括系统性 PLND 和广泛子宫切除术，患者可转诊直接行放化疗。其目的是减少由于根治性手术和盆腔放射治疗相结合而导致的额外并发症。在保留生育能力（宫颈切除术或宫颈锥切术）的患者中，避免联合治疗甚至更为重要。这种管理是欧洲指南所推荐的[46]，该指南指出早期宫颈癌管理的一个关键目标应该是避免联合治疗[47]。然而这种早期宫颈癌管理模式显然受到术中 SLN 评估的高假阴性率限制[44]。临床医师和患者都要意识到，约 50%

的淋巴结转移只有在手术后通过最终的超分期才能诊断出来。因此，在这些情况下联合治疗是无法避免的。

（四）病理超分期和微转移的预后作用

如前所述，目前普遍认为 SLN 活检可以提高盆腔淋巴结分期的准确性[43, 48, 49]。阳性淋巴结检出率升高是对少数 SLN 进行深入病理评估的结果。然而，病理超分期是一项要求高、耗时长的技术，尽管它增加了发现转移尤其是微小转移的概率，它也不能应用于系统性 PLND 后的所有盆腔淋巴结。

此外，SLN 超分期的作用仍有争议。批评方的观点主要来自于其他肿瘤（如乳腺癌）的经验。乳腺癌中存在 MIC 没有被证实是一个重要的预后因素。然而，需要强调的是，不能完全将一种肿瘤的经验推断到另一种肿瘤。与乳腺癌不同，宫颈癌淋巴结受累是辅助治疗的决定性因素。血行转移和淋巴转移是乳腺癌的典型特征，而宫颈癌在早期阶段主要通过盆腔淋巴结扩散。他们还认为，超分期只检测＜2mm 的转移灶，即 MIC 和 ITC，其预后意义尚未得到确切的证实。然而，这并不完全正确。冰冻切片病理评估的强度与盆腔淋巴结的标准评估相当类似。已有资料充分显示，超分期比冰冻切片多发现 30% 的 MAC，这也是为何推荐将淋巴结活检与 PLND 相结合应用在所有早期宫颈癌的管理中以提高盆腔阳性淋巴结检测准确性的主要原因。

然而，最近的一篇文献综述指出，目前超分期方案的方法存在不同，文献中出现的方案描述也不充分[50]。在已报道的 SLN 活检结果研究中，27%（97 个 SLN 中有 27个）的研究没有给出任何关于超分期方案的细节。更令人惊讶的是，其中只有 8 项

研究对 SLN 进行了完整的检测，即使给出了关于切片的间隔和使用免疫组织化学染色（immunohistochemistry staining，IHC）的信息，其关键参数是层次（系列）的数量，而这一点大多没有被报道。需要强调的是，层数是超分期的一个关键参数，因为如果只有一个或两个层数被完全检测，剩下的 SLN 组织就会被留在石蜡块中未被检测。

对方案描述的至少应包括以下项目：①总的处理方法（切片和切片的厚度）；②层次（系列）的数量和距离；③每层的切片数量；④ IHC 的使用。以数微米的间隔对所有 SLN 进行完整的处理会导致每个淋巴结有数百张切片，这在常规实践中是不行的。因此，有必要找到灵敏度、费用和劳动强度的合理折中点。最近，有文献提出了一个方案，旨在识别出大多数 MIC 患者（图 11-5）[51]，该方案包括以 2mm 的间隔对 SLN 进行切片，并在 200μm 的水平上将淋巴结切成 4 个切片（一张用于 HE 染色检测，一张 IHC 泛角蛋白抗体检测，以及两张未染色的切片，可用于评估肿瘤病灶大小；图 11-5B）。其结果是每个 SLN 约有 20对 HE 染色和 IHC 的切片。这样的方案比文献中描述的"平均"方案更密集（图 11-5A），能够检测大多数的 MAC 和 MIC。

研究结果一致显示，病理超分期发现 5%～10% 的早期宫颈癌患者 SLN 中只有 MIC[5, 15, 21, 52]。大量论文提出了 MIC 的患病率数据，但其中很少有论文评估 MIC 对预后的影响，而且数据也不一致。法国团队首次提出 MIC 的潜在意义[23]。在一项病例对照研究中，他们将一组 26 例复发的患者与相同数量没有复发的匹配对照组进行了比较。MIC 的复发相对风险为 2.44（P＜0.01）、LVSI 为 2.64（P＜0.01）。自法国发表第一篇研究报道以来，又有 6 项回顾性研究提出了关于 MIC

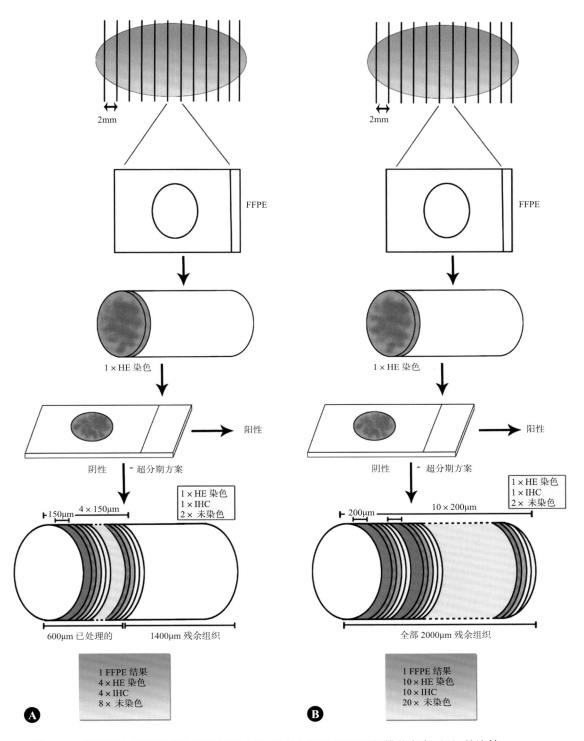

▲ 图 11-5　常用仅由两层组成超分期方案（A）和完全处理 SLN 组织推荐方案（B）的比较

FFPE. 甲醛溶液固定、石蜡包埋；HE. 苏木精 - 伊红；IHC. 免疫组织化学染色（经创作共用协议许可，引自参考文献 [39]）

患者复发风险的数据。除一项研究外，所有研究都显示 MIC 影响预后 [23, 53–58]。迄今为止发表的最大样本回顾性研究中，汇总了 7 个机构的 645 例患者的数据 [21]，其中所有患者都进行了 SLN 活检，然后行 PLND，并对 SLN 进行病理超分期。MAC 和 MIC 都与明显降低的总生存率有关 [MAC：危险比（HR）=6.85，95%CI 2.59～18.05，MIC：HR=6.86，95%CI 2.09～22.61]。唯一一项未能显示 MIC 为不良预后因素的多中心回顾性研究，对初始治疗时盆腔淋巴结阴性的 129 例患者的组织块进行了重新评估 [57]。任何有免疫反应的肿瘤细胞都被归类为 MIC，结果表明 MIC 的存在与不良预后没有关系。然而，此试验中只有 11 例复发（8.5%），而且 MIC 患者比淋巴结阴性的患者更可能接受辅助放射治疗（39% vs. 18%）。最近，来自法国的两项前瞻性研究（SENTICOL Ⅰ 和 Ⅱ）数据分析了 MIC 对预后的影响 [52]。在 321 例患者中，有 41 例患者的淋巴结呈阳性（13%），其中 22 例（54%）为低密度转移（MIC 或 ITC）。研究者没有发现 MIC 会影响无病生存期。需要强调的是，患者的总体预后优于以前的前瞻性试验，3 年内只有 6.5% 的患者复发，无论是病变大小或是 MAC 的存在与否，都与较低的无病生存率无关。

文献中不一致的结果可通过多种原因解释。首先，早期宫颈癌（即使是盆腔淋巴结阳性患者）的复发风险很低，所以需要大样本队列研究来证明影响预后的相关因素。其次，也是较重要的，在没有任何通用的 SLN 超分期方案中，病理处理方式并不同，以至于这种差异不仅不可避免地影响到 MIC 的检测准确性，也会影响到小 MAC 的检测。再次，这些研究的设计有很大的不同。其中一些研究显示，SLN 通过超分期进行前瞻性评估，而其他盆腔淋巴结则通过标准的 HE 评估进行处理。还有一些研究显示，所有盆腔淋巴结组织块被回顾性地重新评估，而这些患者在治疗时盆腔淋巴结是阴性的。在队列规模、疾病分期和接受辅助治疗的病例比例方面也存在很大差异。最后，研究在辅助治疗的策略上也有很大差异，有些研究甚至没有报道 MAC 或 MIC 患者中接受辅助放射治疗的比例。

三项正在进行的国际前瞻性试验计划对 600 例、475 例和 500 例患者进行 SLN 活检，这将为 MIC 是否影响预后的问题带来新的证据。如果估计 SLN 中 MIC 的比率为 10%，这些研究应该会产生约 150 个 MIC 病例的累积数据。然而，关于肿瘤结局的相关数据在 2022 年已发表及预计 2027 年才会有更多的数据发表。此外，许多 MIC 患者可能会接受辅助治疗，所以与淋巴结阴性组的任何比较都会有偏差。

关于 ITC，现有的数据甚至更加不确定，我们需接受这样一个事实，它们对预后的影响可能永远不会被证实，主要原因是病理处理永远不会密集到能够可靠地检测出所有 ITC，即 ITC 的检测永远是相对于超分期方案而言的。

总之，尽管现有数据不一致，但为了患者的安全，将 MIC 的存在视为不良预后因素是合理的。直到正在进行的前瞻性试验数据得出 MIC 患者在不接受辅助治疗的情况下，与淋巴结阴性患者具有相同预后的结论之前，我们应该对 MIC 患者采取与 MAC 患者相同的治疗策略。

（五）前哨淋巴结在保留生育能力治疗中的作用

盆腔淋巴结的阴性是保留生育能力管理的一个关键前提。淋巴结转移使患者转入高风险组，需要进行辅助治疗。在目前的治疗方案中，我们无法为淋巴结阳性患者提供安全的保留生育能力治疗选择。唯一可用的选择是保留卵巢，用于辅助生殖技术等。

手术淋巴结分期应始终作为保留生育能力方案的第一步。在这部分患者中，SLN 活检的优势甚至比在不保留生育能力的患者中更加重要。切除 SLN 进行超分期可以增加发现小转移灶的可能性，并提高保留生育能力治疗的安全性。当出现阳性结果时，术中 SLN 评估可让该类疾病患者退出原计划保留生育能力的手术，变为在卵巢移位的同时进行腹主动脉旁淋巴结分期。

鉴于保留生育能力的患者肿瘤较小，这一人群比较幸运的是发生淋巴结转移的概率很低。尽管如此，冰冻切片的结果可能为假阴性，直到最后病理确诊报告才发现小病灶转移的存在[59]。因此，在手术前告知患者该风险很重要。

（六）前哨淋巴结及下肢淋巴水肿

下肢淋巴水肿（lower leg lymphedema，LLL）是妇科癌症治疗后最常见的术后并发症。淋巴水肿是淋巴系统功能不足和淋巴运输失调的一种表现[29]，它的特点是由于水、血浆蛋白、血管外血细胞和实质 / 间质细胞产物在肢体组织中的过度积聚而引起一侧或双侧下肢肿胀[60]。

LLL 大大降低了妇科癌症患者的生活质量，对他们的日常活动，以及社交和性生活产生负面影响[61]。全世界宫颈癌诊断的中位年龄是 45—50 岁，在这个相对年轻的人群中，最大限度地减少 LLL 的长期风险显得特别重要，这也是努力用 SLN 活检取代 PLND 的主要原因[62]。

宫颈癌治疗后发生 LLL 的最重要风险因素是行 PLND[63-66]。据报道，广泛性子宫切除术（radical hysterectomy，RH）和 PLND 术后，LLL 的发生率为 20%～56%[67-72]。研究表明，PLND 程度和切除的淋巴结数量是 LLL 发生的直接相关风险因素，文献中描述的切除淋巴结具体数量为 10～31[72-77]。

多项随机研究表明，实施 SLN 活检可以降低妇科癌症治疗后发生 LLL 的风险，包括子宫内膜癌和外阴癌的治疗[78-81]。然而，关于宫颈癌患者仅行淋巴结活检术发生淋巴水肿的数据仍然很少。

在 Niikura 等的前瞻性研究报道中[82]，在 23 例仅接受 RH 与 SLN 活检的宫颈癌患者中，有 2 例（8.7%）出现了新发的有症状的 LLL，在 12 例接受 RH 与 PLND 的患者中，有 5 例（42%）出现了 LLL。一项对 167 例宫颈癌患者的回顾性研究显示，在 70 例仅接受 SLN 活检的 RH 患者中，没有人出现 LLL，而在接受完整 PLND 的 RH 患者中，有 13.4% 的患者出现了 LLL[83]。一项回顾性研究也证实，在 PLND 组中，22.4%（15/67）的患者出现了淋巴水肿，而在仅切除 SLN 的 139 例患者无淋巴水肿发生[84]。在前瞻性随机研究 SENTICOL Ⅱ 中，只切除 SLN 的宫颈癌患者与接受完整 PLND 的患者相比，自我报告的并发症症状也较轻[85]。

所有现有的文献，大部分是基于回顾性的数据，一致显示了在 RH 结合 SLN 活检后，LLL 的风险被降到了最低。目前正在进行的前瞻性试验将带来最终的证据来证实这些预期结论。

（七）正在进行关于仅行前哨淋巴结活检安全性的临床试验

目前有三项前瞻性试验在 clinicaltrials.gov 注册，以宫颈癌治疗中 SLN 活检的安全性为主要终点，并已在积极招募患者。第一项研究 SENTIX（NCT02494063）于 2015 年 7 月注册，是一项前瞻性的观察性单臂研究，目的是招募 600 例肿瘤直径≤4cm 的病例，他们将只接受 SLN 活检[44]。招募工作于 2020 年底之前完成，2022 年已有成熟的生存数据。中山大学于 2015 年 12 月注册了一项中国试验（NCT02642471）。该试验招募了直径 3cm 以下的肿瘤患者，并将冰冻切片显示 SLN 阴性或阳性的患者分别随机分配，再根据有无额外的 PLND，最终分为四组。2020 年更新报道称，目标入组人数已从 800 例增加到 1080 例，研究完成日期仍为 2022 年 12 月。一项随机试验 ARGACY/GINECO（NCT03386734）由一个法国小组于 2017 年注册，目的是将 950 例肿瘤直径≤4cm 的患者随机分为两组：① SLN 与 PLND 相结合；② 仅进行 SLN 活检，预计 2026 年 5 月完成[86]。希望这三项试验能证明 SLN 在宫颈癌治疗中的安全性，它们将能带来改变宫颈癌临床实践的证据。

自本书第一版以来，我们对宫颈癌的 SLN 概念的认识有了很大的提高。目前，盆腔内示踪剂的应用和 SLN 检测技术已经非常标准化，我们拥有关于 SLN 检测率及盆腔内 SLN 最常见定位的有力数据。我们从一些回顾性研究中收集到的数据显示，由于密集的病理处理，能够检测到更多直径较小的转移灶，而这些转移灶在传统的病理评估中是无法发现的，因而 SLN 活检能显著提高盆腔淋巴结分期的敏感性。我们已经证实，无论肿瘤大小或患者体重指数（body mass index，BMI）如何，SLN 活检都可以广泛用于所有早期宫颈癌患者。我们知道 SLN 冰冻切片可用于调整术中管理策略，但也要意识到，约 50% 的阳性淋巴结会在最后超分期时才被发现。最后，现有数据证实，用 SLN 活检代替 PLND 几乎可以根除 LLL 的发生。

然而，经过 20 年的临床研究，我们仍有一些问题没有得到解答。关于微转移对预后意义的讨论仍在继续。解决这一难题也将使国际超分期方案标准化。最重要的是，我们可以期待从前瞻性研究中获得关于用 SLN 活检取代传统系统性 PLND 的安全性证据。

参考文献

[1] Wui-Jin K, Nadeem RA-R, Sarah B, et al. Cervical cancer, version 3.2019, NCCN clinical practice guidelines in Oncology. J Natl Compr Canc Netw. 2019;17(1):64–84.

[2] Cibula D, Abu-Rustum NR. Pelvic lymphadenectomy in cervical cancer – surgical anatomy and proposal for a new classification system. Gynecol Oncol. 2010;116(1):33–7.

[3] Rob L, Strnad P, Robova H, et al. Study of lymphatic mapping and sentinel node identification in early stage cervical cancer. Gynecol Oncol. 2005;98(2):281–8.

[4] Balaya V, Bresset A, Guani B, et al. Risk factors for failure of bilateral sentinel lymph node mapping in early-stage cervical cancer. Gynecol Oncol. 2020;156(1):93–9.

[5] Cibula D, Kocian R, Plaikner A, et al. Sentinel lymph node mapping and intraoperative assessment in a prospective, international, multicentre, observational trial of patients with cervical cancer: the SENTIX trial. Eur J Cancer. 2020;137:69–80.

[6] Cibula D, Abu-Rustum NR. Classification system for pelvic lymphadenectomy in cervical cancer. Gynecol Oncol. 2010;118(1):94–5.

[7] Lecuru F, Mathevet P, Querleu D, et al. Bilateral negative sentinel nodes accurately predict absence of lymph node metastasis in early cervical cancer:

results of the SENTICOL study. J Clin Oncol. 2011;29(13):1686–91.

[8] Frumovitz M, Euscher ED, Deavers MT, et al. 'Triple injection' lymphatic mapping technique to determine if parametrial nodes are the true sentinel lymph nodes in women with cervical cancer. Gynecol Oncol. 2012;127(3):467–71.

[9] Benedetti-Panici P, Maneschi F, D'Andrea G, et al. Early cervical carcinoma. Cancer. 2000;88(10):2267–74.

[10] Bats AS, Mathevet P, Buenerd A, et al. The sentinel node technique detects unexpected drainage pathways and allows nodal ultrastaging in early cervical cancer: insights from the multicenter prospective SENTICOL study. Ann Surg Oncol. 2013;20(2):413–22.

[11] Balaya V, Mathevet P, Magaud L, et al. Predictive factors of unexpected lymphatic drainage pathways in early-stage cervical cancer. Gynecol Oncol. 2019;154(1):102–9.

[12] Wydra D, Sawicki S, Wojtylak S, et al. Sentinel node identification in cervical cancer patients undergoing transperitoneal radical hysterectomy: a study of 100 cases. Int J Gynecol Cancer. 2006;16(2):649–54.

[13] Altgassen C, Hertel H, Brandstadt A, et al. Multicenter validation study of the sentinel lymph node concept in cervical cancer: AGO Study Group. J Clin Oncol. 2008;26(18):2943–51.

[14] Slama J, Dundr P, Dusek L, et al. Sentinel lymph node status in patients with locally advanced cervical cancers and impact of neoadjuvant chemotherapy. Gynecol Oncol. 2012;125(2):303–6.

[15] Salvo G, Ramirez PT, Levenback CF, et al. Sensitivity and negative predictive value for sentinel lymph node biopsy in women with early-stage cervical cancer. Gynecol Oncol. 2017;145(1):96–101.

[16] Beavis AL, Salazar-Marioni S, Sinno AK, et al. Sentinel lymph node detection rates using indocyanine green in women with early-stage cervical cancer. Gynecol Oncol. 2016;143(2):302–6.

[17] Rob L, Robova H, Halaska MJ, et al. Current status of sentinel lymph node mapping in the management of cervical cancer. Expert Rev Anticancer Ther. 2013;13(7):861–70.

[18] Dostalek L, Zikan M, Fischerova D, et al. SLN biopsy in cervical cancer patients with tumors larger than 2cm and 4cm. Gynecol Oncol. 2018;148(3):456–60.

[19] Cibula D, Kuzel D, Slama J, et al. Sentinel node (SLN) biopsy in the management of locally advanced cervical cancer. Gynecol Oncol. 2009;115(1):46–50.

[20] Rob L, Robova H, Chmel R, et al. Surgical options in early cervical cancer. Int J Hyperthermia. 2012;28(6):489–500.

[21] Cibula D, Abu-Rustum NR, Dusek L, et al. Bilateral ultrastaging of sentinel lymph node in cervical cancer: lowering the false-negative rate and improving the detection of micrometastasis. Gynecol Oncol. 2012;127(3):462–6.

[22] Cibula D, Abu-Rustum NR, Fischerova D, et al. Surgical treatment of 'intermediate risk' lymph node negative cervical cancer patients without adjuvant radiotherapy: a retrospective cohort study and review of the literature. Gynecol Oncol. 2018;151(3):438–43.

[23] Marchiole P, Buenerd A, Benchaib M, et al. Clinical significance of lympho vascular space involvement and lymph node micrometastases in early-stage cervical cancer: a retrospective case-control surgico-pathological study. Gynecol Oncol. 2005;97(3):727–32.

[24] Barranger E, Cortez A, Commo F, et al. Histopathological validation of the sentinel node concept in cervical cancer. Ann Oncol. 2004;15(6):870–4.

[25] Popa I, Plante M, Renaud MC, et al. Negative sentinel lymph node accurately predicts negative status of pelvic lymph nodes in uterine cervix carcinoma. Gynecol Oncol. 2006;103(2):649–53.

[26] Okamoto S, Niikura H, Nakabayashi K, et al. Detection of sentinel lymph node metastases in cervical cancer: assessment of KRT19 mRNA in the one-step nucleic acid amplification (OSNA) method. Gynecol Oncol. 2013;130(3):530–6.

[27] Cibula D, Zikan M, Slama J, et al. Risk of micrometastases in non-sentinel pelvic lymph nodes in cervical cancer. Gynecol Oncol. 2016;143(1):83–6.

[28] Vercellino GF, Erdemoglu E, Lichtenberg P, et al. A GCIG international survey: clinical practice patterns of sentinel lymph node biopsies in cervical cancer. Arch Gynecol Obstet. 2019;300(1):191–9.

[29] The diagnosis and treatment of peripheral lymphedema: 2016 consensus document of the international society of lymphology. Lymphology. 2016;49(4):170–84.

[30] Dostalek L, Avall-Lundqvist E, Creutzberg CL, et al. ESGO survey on current practice in the management of cervical cancer. Int J Gynecol Cancer. 2018;28(6):1226–31.

[31] Cibula D, Potter R, Planchamp F, et al. The European Society of Gynaecological Oncology/European Society for Radiotherapy and Oncology/European Society of Pathology guidelines for the management of patients with cervical cancer. Virchows Archiv. 2018;472(6):919–36.

[32] Marth C, Landoni F, Mahner S, et al. Cervical cancer: ESMO Clinical Practice Guidelines for diagnosis, treatment and follow-up. Ann Oncol. 2017;28(Suppl 4):iv72–iv83.

[33] de Juan A, Redondo A, Rubio MJ, et al. SEOM clinical

guidelines for cervical cancer (2019). Clin Transl Oncol. 2020;22(2):270–8.

[34] NCCN guidelines version 2.2020; 2020. Available from: www.nccn.org/professionals/physician_gls/pdf/cervical.pdf.

[35] International Gynecologic Cancer Society. Available from: https://igcs.org/education-resources/clinical-resources/.

[36] Cancer Australia. Available from: www.canceraustralia.gov.au/affected-cancer/cancer-types/cervical-cancer/health-professionals.

[37] National Health Commission of the People's Republic of C. Chinese guidelines for diagnosis and treatment of cervical cancer 2018 (English version). Chin J Cancer Res. 2019;31(2):295–305.

[38] Ebina Y, Mikami M, Nagase S, et al. Japan Society of Gynecologic Oncology guidelines 2017 for the treatment of uterine cervical cancer. Int J Clin Oncol. 2019;24(1):1–19.

[39] Lim MC, Lee M, Shim SH, et al. Practice guidelines for management of cervical cancer in Korea: a Korean Society of Gynecologic Oncology Consensus Statement. J Gynecol Oncol. 2017;28(3):e22.

[40] Holman LL, Levenback CF, Frumovitz M. Sentinel lymph node evaluation in women with cervical cancer. J Minim Invasive Gynecol. 2014;21(4):540–5.

[41] Martinez A, Mery E, Filleron T, et al. Accuracy of intraoperative pathological examination of SLN in cervical cancer. Gynecol Oncol. 2013;130(3):525–9.

[42] Bats AS, Buenerd A, Querleu D, et al. Diagnostic value of intraoperative examination of sentinel lymph node in early cervical cancer: a prospective, multicenter study. Gynecol Oncol. 2011;123(2):230–5.

[43] Roy M, Bouchard-Fortier G, Popa I, et al. Value of sentinel node mapping in cancer of the cervix. Gynecol Oncol. 2011;122(2):269–74.

[44] Dostalek L, Slama J, Fisherova D, et al. Impact of sentinel lymph node frozen section evaluation to avoid combined treatment in early-stage cervical cancer. Int J Gynecol Cancer. 2020;30(6):744–8.

[45] Nemejcova K, Kocian R, Kohler C, et al. Central pathology review in SENTIX, a prospective observational international study on sentinel lymph node biopsy in patients with early-stage cervical cancer (ENGOT-CX2). Cancers. 2020;12(5).

[46] Cibula D, Potter R, Planchamp F, et al. The European Society of Gynaecological Oncology/European Society for Radiotherapy and Oncology/European Society of Pathology guidelines for the management of patients with cervical cancer. Radiother Oncol. 2018;127(3):404–16.

[47] Cibula D, Potter R, Planchamp F, et al. The European Society of Gynaecological Oncology/European Society for Radiotherapy and Oncology/European Society of Pathology guidelines for the management of patients with cervical cancer. Int J Gynecol Cancer. 2018;28(4):641–55.

[48] Bats AS, Clement D, Larousserie F, et al. Sentinel lymph node biopsy improves staging in early cervical cancer. Gynecol Oncol. 2007;105(1):189–93.

[49] Brar H, Hogen L, Covens A. Cost-effectiveness of sentinel node biopsy and pathological ultrastaging in patients with early-stage cervical cancer. Cancer. 2017;123(10):1751–9.

[50] Dundr P, Cibula D, Nemejcova K, et al. Pathologic protocols for sentinel lymph nodes ultrastaging in cervical cancer. Arch Pathol Lab Med. 2020;144(8):1011–20.

[51] Cibula D, McCluggage WG. Sentinel lymph node (SLN) concept in cervical cancer: current limitations and unanswered questions. Gynecol Oncol. 2019;152(1):202–7.

[52] Guani B, Balaya V, Magaud L, et al. The clinical impact of low-volume lymph nodal metastases in early-stage cervical cancer: the senticol 1 and senticol 2 trials. Cancers. 2020;12(5).

[53] Fregnani JH, Latorre MR, Novik PR, et al. Assessment of pelvic lymph node micrometastatic disease in stages IB and IIA of carcinoma of the uterine cervix. Int J Gynecol Cancer. 2006;16(3):1188–94.

[54] Horn LC, Hentschel B, Fischer U, et al. Detection of micrometastases in pelvic lymph nodes in patients with carcinoma of the cervix uteri using step sectioning: frequency, topographic distribution and prognostic impact. Gynecol Oncol. 2008;111(2):276–81.

[55] Cibula D, Abu-Rustum NR, Dusek L, et al. Prognostic significance of low volume sentinel lymph node disease in earlystage cervical cancer. Gynecol Oncol. 2012;124(3):496–501.

[56] Colturato LF, Signorini Filho RC, Fernandes RC, et al. Lymph node micrometastases in initial stage cervical cancer and tumoral recurrence. Int J Gynaecol Obstet. 2016;133(1):69–75.

[57] Stany MP, Stone PJ, Felix JC, et al. Lymph node micrometastases in early-stage cervical cancer are not predictive of survival. Int J Gynecol Pathol. 2015;34(4):379–84.

[58] Kocian R, Slama J, Fischerova D, et al. Micrometastases in sentinel lymph nodes represent a significant negative prognostic factor in early-stage cervical cancer: a singleinstitutional retrospective cohort study. Cancers. 2020;12(6).

[59] Sonoda K, Yahata H, Okugawa K, et al. Value of intraoperative cytological and pathological sentinel lymph node diagnosis in fertility-sparing

trachelectomy for early-stage cervical cancer. Oncology. 2018;94(2):92–8.

[60] Grada AA, Phillips TJ. Lymphedema: pathophysiology and clinical manifestations. J Am Acad Dermatol. 2017;77(6):1009–20.

[61] Dunberger G, Lindquist H, Waldenstrom AC, et al. Lower limb lymphedema in gynecological cancer survivors – effect on daily life functioning. Support Care Cancer. 2013;21(11):3063–70.

[62] Torre LA, Islami F, Siegel RL, et al. Global cancer in women: burden and trends. Cancer Epidemiol Biomarkers Prev. 2017;26(4):444–57.

[63] Hareyama H, Hada K, Goto K, et al. Prevalence, classification, and risk factors for postoperative lower extremity lymphedema in women with gynecologic malignancies: a retrospective study. Int J Gynecol Cancer. 2015;25(4):751–7.

[64] Todo Y, Yamamoto R, Minobe S, et al. Risk factors for postoperative lower-extremity lymphedema in endometrial cancer survivors who had treatment including lymphadenectomy. Gynecol Oncol. 2010;119(1):60–4.

[65] Roman MM, Barbieux R, Nogaret JM, et al. Use of lymphoscintigraphy to differentiate primary versus secondary lower extremity lymphedema after surgical lymphadenectomy: a retrospective analysis. World J Surg Oncol. 2018;16(1):75.

[66] Halaska MJ, Novackova M, Mala I, et al. A prospective study of postoperative lymphedema after surgery for cervical cancer. Int J Gynecol Cancer. 2010;20(5):900–4.

[67] Kim SI, Lim MC, Lee JS, et al. Comparison of lower extremity edema in locally advanced cervical cancer: pretreatment laparoscopic surgical staging with tailored radiotherapy versus primary radiotherapy. Ann Surg Oncol. 2016;23(1):203–10.

[68] Kuroda K, Yamamoto Y, Yanagisawa M, et al. Risk factors and a prediction model for lower limb lymphedema following lymphadenectomy in gynecologic cancer: a hospital-based retrospective cohort study. BMC Women's Health. 2017;17(1):50.

[69] Ohba Y, Todo Y, Kobayashi N, et al. Risk factors for lowerlimb lymphedema after surgery for cervical cancer. Int J Clin Oncol. 2011;16(3):238–43.

[70] Biglia N, Librino A, Ottino MC, et al. Lower limb lymphedema and neurological complications after lymphadenectomy for gynecological cancer. Int J Gynecol Cancer. 2015;25(3):521–5.

[71] Yoshihara M, Shimono R, Tsuru S, et al. Risk factors for late-onset lower limb lymphedema after gynecological cancer treatment: a multi-institutional retrospective study. Eur J Surg Oncol.

2020;46(7):1334–8.

[72] Mendivil AA, Rettenmaier MA, Abaid LN, et al. Lowerextremity lymphedema following management for endometrial and cervical cancer. Surg Oncol. 2016;25(3):200–4.

[73] Abu-Rustum NR, Alektiar K, Iasonos A, et al. The incidence of symptomatic lower-extremity lymphedema following treatment of uterine corpus malignancies: a 12–year experience at Memorial Sloan-Kettering Cancer Center. Gynecol Oncol. 2006;103(2):714–18.

[74] Todo Y, Yamazaki H, Takeshita S, et al. Close relationship between removal of circumflex iliac nodes to distal external iliac nodes and postoperative lower-extremity lymphedema in uterine corpus malignant tumors. Gynecol Oncol. 2015;139(1):160–4.

[75] Fuller J, Guderian D, Kohler C, et al. Lymph edema of the lower extremities after lymphadenectomy and radiotherapy for cervical cancer. Strahlenther Onkol. 2008;184(4):206–11.

[76] Kunitake T, Kakuma T, Ushijima K. Risk factors for lower limb lymphedema in gynecologic cancer patients after initial treatment. Int J Clin Oncol. 2020;25(5):963–71.

[77] Togami S, Kawamura T, Fukuda M, et al. Risk factors for lymphatic complications following lymphadenectomy in patients with cervical cancer. Jpn J Clin Oncol. 2018;48(12):1036–40.

[78] Huang J, Yu N, Wang X, et al. Incidence of lower limb lymphedema after vulvar cancer: a systematic review and meta-analysis. Medicine. 2017;96(46):e8722.

[79] Geppert B, Lonnerfors C, Bollino M, et al. Sentinel lymph node biopsy in endometrial cancer: Feasibility, safety and lymphatic complications. Gynecol Oncol. 2018;148(3):491–8.

[80] Accorsi GS, Paiva LL, Schmidt R, et al. Sentinel lymph node mapping vs systematic lymphadenectomy for endometrial cancer: surgical morbidity and lymphatic complications. J Minim Invasive Gynecol. 2020;27(4):938–45.e2.

[81] Biglia N, Zanfagnin V, Daniele A, et al. Lower body lymphedema in patients with gynecologic cancer. Anticancer Res. 2017;37(8):4005–15.

[82] Niikura H, Okamoto S, Otsuki T, et al. Prospective study of sentinel lymph node biopsy without further pelvic lymphadenectomy in patients with sentinel lymph node-negative cervical cancer. Int J Gynecol Cancer. 2012;22(7):1244–50.

[83] Togami S, Kubo R, Kawamura T, et al. Comparison of lymphatic complications between sentinel node navigation surgery and pelvic lymphadenectomy in patients with cervical cancer. Jpn J Clin Oncol.

2020;50(5):543–7.

[84] Yahata H, Kobayashi H, Sonoda K, et al. Prognostic outcome and complications of sentinel lymph node navigation surgery for early-stage cervical cancer. Int J Clin Oncol. 2018;23(6):1167–72.

[85] Gianoni M, Mathevet P, Uzan C, et al. Does the sentinel lymph node sampling alone improve quality of life in early cervical cancer management? Front Surg. 2020;7:31.

[86] Lecuru FR, McCormack M, Hillemanns P, et al. SENTICOL III: an international validation study of sentinel node biopsy in early cervical cancer. A GINECO, ENGOT, GCIG and multicenter study. Int J Gynecol Cancer. 2019;29(4):829–34.

Angelena Crown　Mary L. Gemignani　著

杨　娥　译　李征宇　校

在美国，女性最常见的恶性肿瘤是乳腺癌。2019 年，美国女性中约有 268 600 例诊断为乳腺癌，占所有肿瘤的 15.2%[1]。女性一生罹患乳腺癌的风险为 12.8%（1/8）[1]。虽然乳腺癌是一个严重的健康问题，但是随着定期筛查和早期乳腺癌诊断的增加，以及全身治疗的发展，乳腺癌生存率较前显著提高，5 年生存率接近 90%[1]。

尽管基因组学在乳腺癌预后中日趋重要，但腋窝淋巴结状态仍然是乳腺癌预后最重要的指标之一。前哨淋巴结活检（sentinel lymph node biopsy，SLNB）的提出是为了减少与腋窝淋巴结切除（axillary lymph node dissection，ALND）相关并发症的发病率，同时也可以提供重要分期信息。使用蓝色染料或放射性同位素进行前哨淋巴结显影可以选择性切除代表性淋巴结，从而为乳腺癌患者提供准确的腋窝分期。

一、乳腺癌

（一）淋巴结转移模式

同侧腋窝是乳腺癌扩散转移最常见的部位。相反，乳腺内淋巴结转移发生率较低且是预后不良的独立预测因素[2]。乳腺内淋巴结转移最常见于乳腺内象限的病变及存在腋窝淋巴结转移的患者。

（二）病理

1. 导管原位癌

导管原位癌（ductal carcinoma in situ，DCIS）为一组具有不同生长模式和细胞学特征的异质性病变。DCIS 的分类基于肿瘤细胞的架构模式，其中包括粉刺状、筛状和微乳头模式（图 12-1）。这些非浸润性病变从低级别到高级别不等，被认为是浸润性癌灶的癌前病变，随着时间推移有癌变潜能。

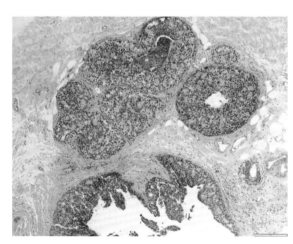

▲ 图 12-1　导管原位癌，中级（HE 染色，100×）

图片由纪念斯隆 - 凯特琳癌症中心病理学系的 Dilip Giri 博士提供

2. 小叶原位癌

小叶原位癌（lobular carcinoma in situ, LCIS）是一种非浸润性病变，其特征是圆形和椭圆形核的小细胞增殖，以及终末导管—小叶单位的扩张。LCIS 是增加患乳腺癌风险的标志物，且与每年 2% 的乳腺癌发病率有关[3]（图 12-2）。

3. 浸润性导管癌

浸润性导管癌占恶性乳腺肿瘤的 65%～80%（图 12-3）。该类别还包括一组病变，称为"特殊组织学亚型"，由管状、髓样、异形、黏液性、乳头状和腺样囊性癌组成，以上类型均与良好预后相关[4]。

4. 浸润性小叶癌

浸润性小叶癌占浸润性乳腺癌的 10%～14%（图 12-4）。这些肿瘤细胞倾向在导管和小叶周围生长，呈线性、单行排列，靶状生长模式。

二、乳腺癌分期

美国癌症联合委员会（American Joint Committee on Cancer，AJCC）根据原发灶一

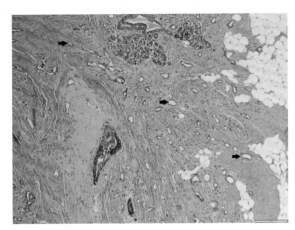

▲ 图 12-3 高 - 中等分化的浸润性导管癌，管型；该肿瘤完全由成形的管状腺体组成（箭）（HE 染色，100×）

图片由纪念斯隆 - 凯特琳癌症中心病理学系的 Dilip Giri 博士提供

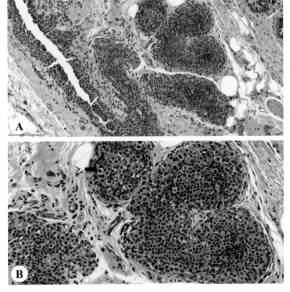

▲ 图 12-2 A. 小叶原位癌，经典型，表现出特征性的膨胀腺泡，其中充满了具有圆形核的单形小细胞（HE 染色，100×）；B. 箭指向肿瘤细胞的典型煎蛋形态（HE 染色，200×）

图片由纪念斯隆 - 凯特琳癌症中心病理学系的 Dilip Giri 博士提供

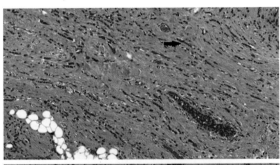

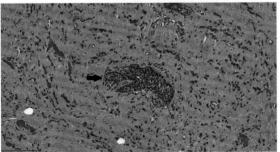

▲ 图 12-4 浸润性小叶癌，经典型；箭指向特征性的单行线性排列（HE 染色，200×）

图片由纪念斯隆 - 凯特琳癌症中心病理学系的 Dilip Giri 博士提供

淋巴结 – 远处转移（tumor-node-metastasis，TNM）系统来进行临床和病理分期。第 8 版 AJCC 乳腺癌分期系统将 SLNB 结果纳入解剖学分期，并根据癌灶大小和组织学证据，将微转移和孤立肿瘤细胞（isolated tumor cell，ITC）区分开[5]。在最新版本中，AJCC 根据疾病的解剖范围和肿瘤标志物分配了解剖分期组和预后分期组。AJCC 要求美国的癌症登记处使用预后分期组进行病例报告。肿瘤标志物包括雌激素受体（estrogen receptor，ER）和孕激素受体（progesterone receptor，PR）的表达，如果在免疫组织化学评估中≥1% 的肿瘤细胞存在两种受体染色，则无论染色强度如何，均认为两种受体的表达是阳性的（图 12-5）。人表皮生长因子受体 2（human epidermal growth factor receptor 2，HER2）是通过免疫组织化学评估的，当不能确定 HER2 表达情况时，也可通过荧光原位杂交进行评估（图 12-6）。病理分级是计算肿瘤细胞形态特征的总和，包括小管形成、有丝分裂计数和核多形性。Oncotype DX（Genomic Health, Redwood City, CA）基因检测为 ER/PR 阳性、HER2 阴性、肿瘤直径 >5mm 且≤50mm 的患者进行复发评分（recurrence score, RS），这些评分被纳入分期。

三、腋窝

腋窝是手臂和胸壁之间的一个金字塔形空间。它包含腋窝血管及其分支、臂丛神经及其分支，以及嵌入脂肪组织中的淋巴结。乳房淋巴引流的主要途径是同侧腋窝淋巴结（图 12-7A）。Ⅰ级和Ⅱ级 ALND 的边界包括上方的腋静脉、内侧的前锯肌和外侧的背阔肌。下边界由背阔肌和前锯肌的汇集部分决

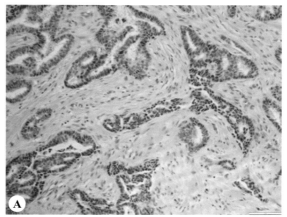
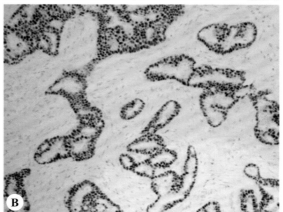
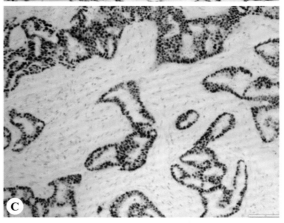

▲ 图 12-5　A. 具有良好腺体结构的中 – 高分化浸润性导管癌（HE 染色，100×）；B. 肿瘤中 ER 表达呈强阳性，>95% 的肿瘤细胞表现出强核染色（6F11, Leica, 100×）；C. 肿瘤中 PR 表达呈强阳性，>95% 的肿瘤细胞表现出强核染色（Clone16, Leica, 100×）

图片由纪念斯隆 – 凯特琳癌症中心病理学系的 Dilip Giri 博士提供

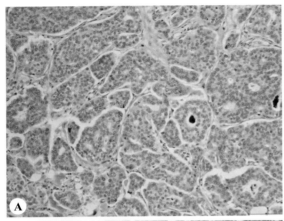

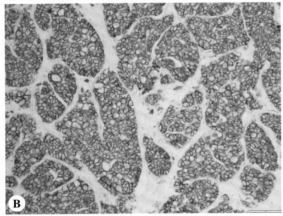

▲ 图 12-6　A. 具有微乳头特征的中分化浸润性导管癌（HE 染色，100×）；B. HER2 阳性的肿瘤，全部肿瘤细胞显示 3+ 色（4B5, Ventana, 100×）

图片由纪念斯隆 - 凯特琳癌症中心病理学系的 Dilip Giri 博士提供

定。在约 T_4 水平处有前锯肌的胸长神经血管束及支配背阔肌的胸背神经血管束插入，手术时应注意避免损伤内侧走行。

在霍尔斯特德根治性乳房切除术时，考虑到淋巴结状态对预后的重要性，包括 I~III 级在内的完整 ALND 是常规的。腋窝淋巴结的状态仍然是目前最重要的预后因素之一。腋窝的临床检查虽然有价值，但是它既不敏感也不特异，且其阴性结果并不能保证没有转移。多项研究表明，即使在 <1cm 的肿瘤中，>10% 的患者也可能存在淋巴结转移，并且淋巴结转移的发生率随着肿瘤的增大而增加[6]。

完整的 I 级和 II 级 ALND 可有效控制区域复发，<1% 的患者发生腋窝复发，但代价是术后并发症的高发病率，10%~15% 的患者会出现淋巴水肿[7-9]。此外，常见的术后并发症还有手臂麻木、刺痛、疼痛和肩外展障碍[9]。

前哨淋巴结活检

乳腺癌淋巴结转移是逐步进行的。SLN 的概念最早由 Cabanas 研究阴茎癌时提出[10]。他假设 SLN 是区域淋巴引流中第一个接受来自原发肿瘤淋巴引流的淋巴结，它可以准确反映该区域淋巴引流中其余淋巴结的状态（图 12-7B）。Rosen 证明"跳跃转移"（淋巴结转移不在第 I 级或第 II 级，而存在于第 III 级）的发生率 <2%[11]。鉴于可预测的转移模式，SLNB 可成为 ALND 腋窝分期的替代方案。

Morton 及其同事对黑色素瘤的初步研究证明了 SLNB 在皮肤黑色素瘤患者中的可行性[12]。此项研究报告称，在接受蓝色染料皮内注射的 237 例患者中，82% 的患者成功检测出 SLN。SLNB 在 99% 成功手术病例和 95% 的淋巴结阳性病例中准确预测了区域淋巴结状态。

SLN 概念的有效性基于 SLN 状态对区域淋巴引流域状态的准确预测。研究表明，成功识别 SLN 的概率为 92%~98%，蓝色染料和放射性同位素的结合提高了 SLN 的检测率。当同时使用蓝色染料和放射性同位素时，阳性预测值接近 100%，阴性预测值接近 95%。在大多数研究中，假阴性率（false-negative rate，FNR）接近 5%~10%（表 12-1）[13-17]。

SLNB 的阳性预测值随着检测到 SLN 数量的增加而增加，阳性预测值范围从单个 SLN 的 75% 到 3 个 SLN 的 98%[18]。切除非

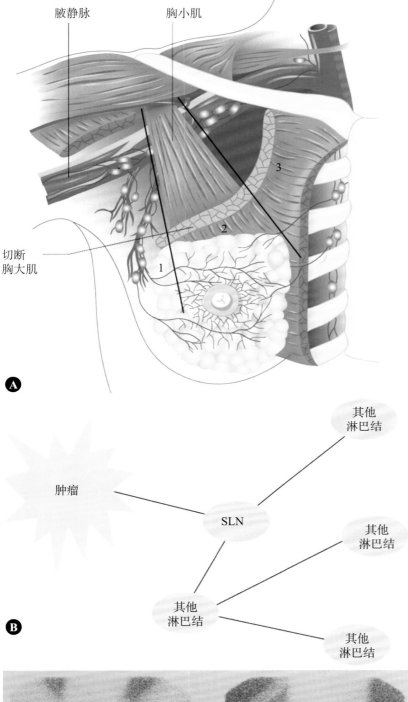

A

- 腋静脉
- 胸小肌
- 切断胸大肌
- 3
- 2
- 1

B

- 肿瘤
- SLN
- 其他淋巴结
- 其他淋巴结
- 其他淋巴结
- 其他淋巴结

C　ANT TRANS　　　RT LAT TRANS

◀ 图 12-7　**A.** 腋窝淋巴结，图示引流乳房的腋窝和胸骨下淋巴结；淋巴结按相对于胸小肌的位置分为多个级别；第 **1** 级（低）淋巴结位于胸小肌外侧缘的外侧；第 **2** 级（中）淋巴结位于胸小肌后面；第 **3** 级（高）淋巴结位于胸小肌内侧缘的内侧（深层）。**B. SLN** 是第一个接受原发肿瘤淋巴引流的淋巴结；因为是引流的第一部位，所以应该是淋巴扩散的第一部分；无肿瘤 **SLN** 意味着整个淋巴引流区域中没有淋巴结转移。**C.** 术中识别 **SLN**，使用淋巴显像来识别黑色素瘤中的 **SLN** 是有据可查的；术前淋巴显像在乳腺癌 **SLN** 检测中的价值尚存争议；有研究证明蓝色染料和放射性同位素的联合使用可以增加 **SLN** 的检测率，从而缩短该手术操作的学习时间

经许可转载，引自 Gemignani ML, Sentinel lymph node mapping in breast cancer and melanoma, Operative Techniques in Gynecologic Surgery; 2001, 6:16–20.

表 12–1　乳腺癌中 SLNB 的大型验证研究

试　验	人　数	试验分组	假阴性率
Louisville Sentinel Node Trial[17]（2001）	1436	组 1：蓝色染料的 SLNB–>ALND 组 2：胶体的 SLNB–>ALND 组 3：双定位 SLNB–>ALND	8.3%（4.3%～14.3%）
Milan[16]（2003）	516	组 1：SLNB+ALND 组 2：只要 SLN+，接受 ALND 的 SLNB	8.80%
ALMANAC[14]（2006）	1031	蓝色染料 + 胶体的 SLNB，然后行 ALND	6.70%
NSABP B-32[15]（2007）	5611	组 1：SLNB+ALND 组 2：只要 SLN+，接受 ALND 的 SLNB	9.80%
SNAC[13]（2009）	1088	组 1：只要 SLN+，接受 ALND 的 SLNB 组 2：SLNB+ALND	5.50%

上述研究均证实假阴性率为 5%～10%
SLNB. 前哨淋巴结活检；ALND. 腋窝淋巴结切除；SLN. 前哨淋巴结；ALMANAC. 针对淋巴结腋窝清除的轴淋巴结显影；NSABP. 国家前哨辅助乳腺癌和肠癌计划；SNAC. SLN 活检 vs. 腋窝清扫

SLN 似乎对 SLNB 没有价值。Turner 等在一系列接受标准 ALND 且临床淋巴结阴性的女性中，对所有切除的淋巴结进行 IHC[19]。研究共检测出 157 个 SLN，其中 10 个（6%）显示 IHC 阳性；共检测出 1087 个非 SLN，只有 1 个（0.09%）显示 IHC 阳性。由此他们得出结论，当 SLN 的 HE 染色和 IHC 均为阴性时，非 SLN 中癌灶转移的概率<0.1%，表明切除 SLN 不会显著增加 SLNB 的阳性预测值。

SLNB 可与乳房切除术或保乳手术（breast-conserving surgery，BCS）联合进行，是所有临床淋巴结阴性的浸润性乳腺癌患者的标准治疗方式。SLNB 应由在 SLN 不成功的情况下能继续进行 ALND 的团队执行。SLNB 不是 DCIS 的常规指征，一般应用于怀疑微浸润的病例，因为淋巴结阳性率接近 6%；或者应用于乳房切除术，其中 20% 的乳房切除术会发现隐匿浸润性癌灶[20-22]。

鉴于淋巴结状态在乳腺癌预后中的重要性，SLNB 的结果为乳腺癌患者的系统性治疗建议提供了依据。淋巴结转移目前是所有类型乳腺癌新辅助化疗的指征[23]。RxPONDER 试验正在评估低 RS 环境下少量淋巴结转移是否应作为 ER/PR+、HER2– 的临床淋巴结阴性乳腺癌患者新辅助化疗的指征[24]。

在老年患者中应用 SLNB 更为细致。Hughes 等报道了对 636 例年龄在 70 岁以上的 $cT_1N_0M_0$ 的乳腺癌患者 12 年的随访结果，研究中纳入的患者被随机分配到接受肿瘤切除术和他莫昔芬治疗组或接受肿瘤切除术、他莫昔芬和辅助放射治疗（radiation therapy，RT）组，结果显示未做辅助放射治疗与生存结局不良无关[25]。他莫昔芬组的 10 年乳腺癌特异性生存率为 97%，而他莫昔芬联合放射治疗组为 98%[25]。研究中大部分患者（64%）未进行 ALND[26]。经过 12 年的随访，整个研究中只有 6 例患者（占未进行 ALND 者的 1%）发生腋窝复发，他们均为未进行 ALND 且未接受放射治疗[25]。鉴于以上发现，该研究为年龄≥70 岁的患者是否进行腋窝手术提供了 1 级证据。外科肿瘤学会发布了一项"明智选择"的建议，即在年龄≥70 岁的早期 ER/PR+、HER2– 的临床淋巴结阴性的乳腺癌患者中省略 SLNB。然而该建议允许在阳性结果会影响系统性治疗的情况下单独考虑腋窝分期[27]。

以往认为 SLN 显影在淋巴引流被破坏或异常的情况下会受影响，这可能是由巨大肿瘤、放射治疗史、多腔肿瘤或肿瘤切除后产生的空腔引起的。在现代定位技术下，以上的原因并不是 SLNB 的禁忌证，而且目前在这些病例中常规进行 SLNB。由于担心放射性同位素对胎儿的辐射暴露及对蓝色染料的变态反应，妊娠也被认为是 SLNB 的相对禁忌证。然而，目前对胎儿辐射剂量进行量化的系列研究表明，胎儿的辐射暴露可以忽略不计，并表明在妊娠期将锝胶体用于 SLNB 是安全的[28-30]。

四、前哨淋巴结的病理学分析

与 ALND 相比，SLNB 具有促进前沿病理技术（如 IHC）评估 SLN 的优势。总体而言，通过连续切片和 IHC 对 SLN 进行更严格的筛查。与单次切片相比，连续切片提高了对转移灶的检测，并提高了 HE 染色分析的产量（高达 30%）[31, 32]。

IHC 进一步增加了淋巴结的检测，因为在手术中仅获得少数 SLN。在平均每次获得 20 个淋巴结的传统 ALND 中，连续切片和 IHC 均不实用、无成本效益[33]。

应用于乳腺癌 IHC 的染色剂是针对细胞角蛋白 AE1/AE3 和 CAM5.2 的单克隆抗体。一些研究表明，通过使用 HE 染色的标准组织学分析，在具有阴性淋巴结的患者中使用 IHC 分析可以提高隐匿性淋巴结转移的诊断率。与标准组织病理学相比，应用 IHC 可将

肿瘤细胞的检测率提高 10%～20%[34, 35]。

根据 AJCC 分期，<2mm 的转移灶被归类为微转移灶[5]。SLNB 存在孤立的微转移灶是否需要完整的 ALND 最初是存在争议的。然而，美国两项国家级前瞻性试验发现，微转移与预后的微小变化有关。美国外科医师学会肿瘤学组（American College of Surgeons Oncology Group，ACOSOG）Z0010 试验评估了隐匿性淋巴结转移对接受保乳治疗的患者生存的影响。该研究发现，10.5% 的患者 SLN 在 HE 染色中显示阴性，但在 IHC 中显示阳性[34]。与淋巴结在 HE 染色和 IHC 中均呈阴性的患者相比，有淋巴结微转移的患者总生存期（overall survival，OS）或无瘤生存期（disease-free survival，DFS）没有差异。美国乳腺与肠道外科辅助治疗研究组（National Surgical Adjuvant Breast and Bowel Project，NSABP）B-32 研究将接受 BCT 或乳房切除术、SLN 在 HE 染色阴性、$cT_{1\sim2}N_0$ 的患者随机分配到仅接受 SLNB 组和接受全面 ALND 组。结果显示，15.9% 的患者存在隐匿性淋巴结转移，且隐匿性淋巴结转移与 5 年 OS 减少 1.2%、DFS 减少 2.8% 及远处无瘤生存率（distant DFS，DDFS）减少 2.8% 有关[7]。

Galimberti 及其同事报道了国际乳腺癌研究组 23–01 的结果，这是一项随机对照试验，证实了在接受 BCT 或乳房切除术且 SLNB 发现微转移的 $cT_{1\sim2}N_0$ 的患者中省略 ALND 的安全性[36]。在研究中，临床查体未触及淋巴结肿大但在 SLNB 发现微转移的患者被随机分配到全面 ALND 组或无进一步行腋窝手术组。在中位随访 9.7 年后，研究发现组间 DFS 没有差异：无进一步行腋窝手术组为 76.8%，全面 ALND 组为 74.9%[37]。然而，完成 ALND 组的淋巴水肿率为 13%，而未进

一步行腋窝手术组为 5%，再次凸显了与传统 ALND 相关并发症的发病率增加。

以上前瞻性临床试验支持目前在孤立性微转移患者中省略 ALND 的做法。此外，与具有里程碑意义的 ACOSOG Z0011 试验一起证实了在少于 3 个淋巴结转移的患者中省略 ALND 的安全性，这些试验证实在新辅助化疗之外，孤立性微转移灶的存在具有最小的预后价值[38]。

五、手术中的病理学技术

冰冻切片的 HE 染色分析实现了淋巴结结构的可视化，可被应用于辅助手术决策制订。有研究报道，与石蜡的最终分析相比，冰冻切片的 HE 染色分析的 FNR 为 6%～24%，并且在检测大转移病灶方面更可靠[31, 32]。该技术的缺点包括冷冻组织制作、组织的消耗及术中延迟。

在 SLN 显影中也报道了印片细胞学的应用。印片细胞学应用印片，可以提供清晰的细胞细节并进行快速分析，以及增加组织保存以用于石蜡切片。然而，印片细胞学存在固有的局限性，包括与冰冻切片相比，检测的细胞数量较少、不确定结果的发生率增加[39]。

在 ACOSOG Z0011 试验中，研究者为接受乳房切除术和新辅助化疗的女性保留淋巴结冰冻切片分析，结果显示接受以上两种治疗方式的 $cT_{1\sim2}N_0$ 患者存在两个以上淋巴结转移的概率很低。

六、蓝色染料

异硫蓝染料是一种 2, 5- 二磺化三苯甲烷染料的单钠盐[40]。它与白蛋白结合较弱，被淋巴管选择性吸收。严重变态反应的发生率 <1%。变态反应包括荨麻疹、皮疹和"蓝色荨麻疹"。然而，也有报道过致心血管衰竭的变态反应。

纪念斯隆 - 凯特琳癌症中心（MSKCC）的一项研究报道称，在 2392 例接受使用异硫蓝染料的 SLNB 的患者中，变态反应发生率为 1.6%[41]。大部分（69%）变态反应为蓝色荨麻疹和风团。低血压发生率为 0.5%。其他严重的变态反应包括支气管痉挛和呼吸衰竭，出现这些症状时需要短效升压药支持治疗，无须紧急插管。没有观察到磺胺过敏和异硫蓝染料之间的交叉过敏性。来自 MSKCC 的 King 及其同事随后报道的一项前瞻性研究指出，在 1728 例患者中的变态反应发生率与之相似，为 1.8%[42]。低血压发生率为 0.2%，其中 0.1% 的患者需要升压药支持治疗。此外，减少染料剂量以求降低变态反应发生率的效果并不显著。

专利蓝 V 染料是一种三苯甲烷染料，类似于欧洲使用的异硫蓝。专利蓝 V 染料在淋巴管造影中的应用时间比异硫蓝染料长。对专利蓝染料的变态反应发生率为 0.2%～2.7%[43, 44]。

七、放射性同位素 / 核医学

在美国，大多数研究报道使用的是 ^{99m}Tc 硫胶体（^{99m}Tc-SC），而在欧洲使用的是 ^{99m}Tc 胶体白蛋白。过滤后的胶体大小是黑色素瘤淋巴结显影的标准大小，而未经过滤的胶体大小适用于乳腺癌淋巴结显影[45]。在黑色素瘤中，淋巴显像可显示异常的淋巴引流模式并确定要研究的淋巴区域。因为同侧腋窝是乳腺癌中 SLNB 的靶向区域，所以阴性淋巴显影图并不妨碍术中 SLN 的定位。

多项研究表明，经乳房实质、皮下、皮

内或乳晕注射对比剂去识别 SLN 进而对腋窝分期的准确性相当[46]。乳房和表面的皮肤功能一体，在大多数患者中均能通过淋巴引流到可识别的 SLN[47]。为此可解释为什么同位素技术，包括剂量、注射位置和注射时间的差异如此之大，却会产生相似的 SLN 识别率。

八、吲哚菁绿

2005 年开发了一种新型示踪剂，吲哚菁绿（ICG）[48]。ICG 的优点包括描绘淋巴通道和反映淋巴的实时流动。起初的研究报道 SLN 的检出率为 94%，随后的研究报道 SLN 的检出率接近 100%，为 ICG 的应用提供了越来越多的支持[49-51]。在一项对 821 例接受 SLNB、临床淋巴结阴性的乳腺癌患者的研究中，Sugie 等将使用 ICG 的 SLNB 与使用传统放射性同位素的 SLNB 进行了比较[52]。研究显示，两种方法 SLN 检出率相当（均为 97%），同时使用两种方法时 SLN 的检出率为 99.8%。对比放射性同位素，ICG 检测出更多的 SLN（2.3 个 vs. 1.7 个），以及更多的阳性淋巴结（7.2% 的阳性淋巴结显示荧光，但无放射性）。尚未报道过 ICG 的超敏反应。ICG 的可视化需要一个特殊的摄像头，并且比当前应用于 SLNB 的蓝色染料及放射性同位素更难获得。ICG 在乳腺癌 SLNB 中的应用仍需进一步探索。

九、前哨淋巴结显影

目前在 MSKCC 中，大多数早期患者及所有新辅助化疗后患者行淋巴显影应用的方法包括放射性同位素和蓝色染料[53]。手术当天早上或手术前一天晚上，患者接受经皮内覆盖肿瘤部位的 0.1mCi 未经过滤的 ^{99m}Tc-

SC 注射，尚无研究证明注射时间对成功识别 SLN 具有影响。术前要获取淋巴扫描图（图 12-7C）。

注射同位素后 1～2h，将患者带到手术室。局麻或全麻后，常规暴露乳房和腋窝，将 2～8ml 异硫蓝染料注射进乳晕下神经丛，按摩乳房 5min（图 12-8A 至 E）。在 5～10min，经一横切口探查腋窝（图 12-8F）。借助手持伽马探头和蓝色淋巴管道的探查，识别和切除所有热像和显蓝淋巴结（图 12-9）。乳房切除术或新辅助化疗后，SLN 将进行术中冰冻切片分析，如果发现转移，则立即行 ALND。

术中仔细触诊淋巴结很重要，因为淋巴结中有大块癌灶受累会影响同位素和蓝色染料的吸收。据 Cody 及其同事的研究报道称，SLNB 中超过 50% 的假阴性存在临床可疑淋巴结[53, 55]。淋巴结中有大块癌灶受累可能会影响真正的 SLN 识别，因此这些可触及的淋巴结也应作为 SLN 予以切除。

临床阴性腋窝淋巴结的处理

在 ACOSOG Z0011 试验之前，治疗原则是只要发现一个阳性 SLN 则行 ALND。Z0011 试验的发起基于两点：一是在大多数患者中，SLN 是唯一的阳性淋巴结；二是避免手术并发症，因为如果只有一个阳性淋巴结，ALND 对患者预后并无显著影响[56-59]。这项随机研究具有里程碑意义，将接受 BCS 和全乳 RT（whole-breast RT，WBRT）且伴有一个或两个 SLN 的 $cT_{1\sim2}N_0M_0$ 的乳腺癌患者随机分配到完成 ALND 组和未行 ALND 组[38]。值得注意的是，ALND 组中 27% 的患者在其腋窝淋巴结标本中发现了额外的阳性淋巴结。仅接受 SLNB 的患者可能也存在残留病灶。虽然未进行腋窝靶向治疗，但

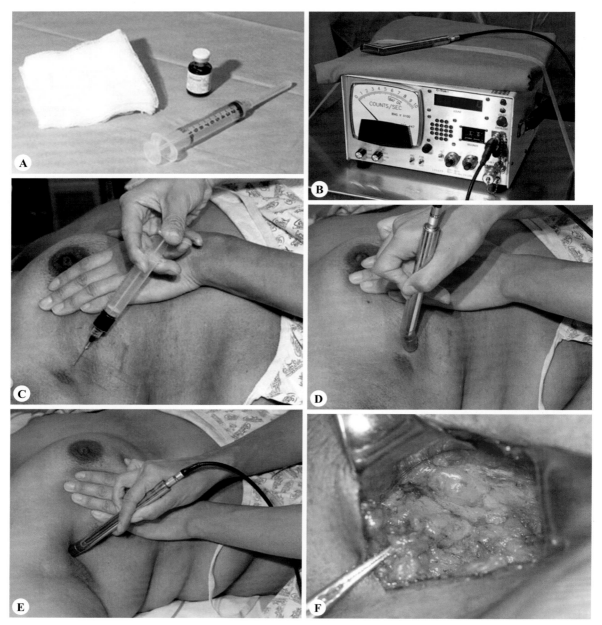

▲ 图 12–8　**A.** 手术时注射蓝色染料有助于 SLNB；约 1% 的患者在 SLNB 时出现不良反应；与单独使用任何一种技术相比，将蓝色染料与放射性同位素联合使用可以提高淋巴显影成功率。**B.** 伽马探针可用于术中识别"热"SLN，伽马探针提供指引功能，可引导术者至 SLN 所在位置。**C.** 蓝色染料也可行皮内注射，但需要较小的剂量。**D.** 放射性计数有助于确定注射部位存在的放射性同位素数量。**E.** 记录最强放射性区域，手术探查将直接从该区域开始，以便增加阳性 SLN 的检出率。**F.** 仔细进行解剖，以免破坏蓝色淋巴管，其会通向前哨淋巴结

在中位随访 9.3 年后，两组之间的局部复发率、OS 或 DFS 均无差异[60]。该试验结果改变了临床决策，即接受 BCT 后发现一个或两个阳性 SLN 的 $cT_{1\sim2}N_0$ 乳腺癌患者可不行

ALND。

Z0011 试验未纳入接受乳房切除术的患者，因此该试验结果对此类患者并不适用。对于选择乳房切除术并发现存在一个或两个

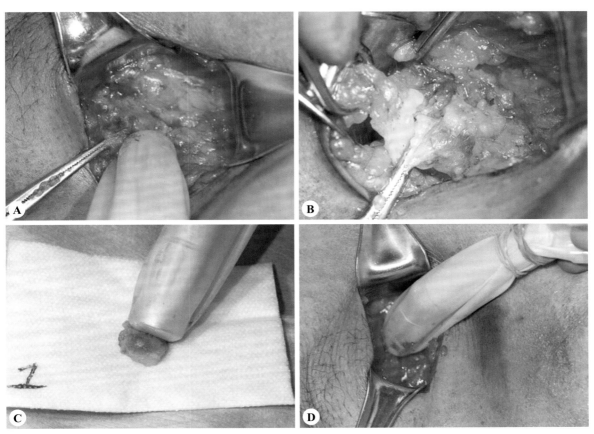

▲ 图 12-9　A. 伽马探头套上无菌保护罩，以确认探查 SLN 方向。B. 记录"蓝色"SLN 的识别。C. 联合使用同位素和蓝色染料可确保 SLNB 的成功；在该操作中平均可识别两个淋巴结；但是，需要切除每一个蓝色或热像的淋巴结以降低假阴性率；检测到的淋巴结发射出不少于最强信号的 10% 时，将被作为 SLN 以切除。D. 切除蓝色淋巴结后，将伽马探针探入腋窝以检查是否残留放射性热点，这表明可能存在额外的 SLN；计数减少 4 倍则认为是成功的放射定位；图示即为计数减少的位点

阳性 SLN 的患者，仍然需要进行腋窝靶向治疗。因为标准的乳房放射切线会覆盖低位腋窝淋巴结，所以在 WBRT 时会同步行腋窝靶向治疗。除非符合乳房切除术后补充放射治疗的标准，否则大多数接受乳房切除术的患者不会接受放射治疗，因此该类患者的腋窝存在治疗不足的风险。

此外，尽管 Z0011 试验中明确了不允许淋巴结放射治疗，但对有效的放射治疗方案行回顾审查发现约 19% 的患者接受了腋窝放射治疗[61]。这些研究指出了仅接受 SLNB、含少量阳性腋淋巴结的患者该如何选择最佳放射治疗方案的疑问。

AMAROS 研究提供了针对上述疑问的试验数据[62]。在这项前瞻性随机研究中，接受乳房切除术或 BCT 且 SLNB 有阳性结果的 $cT_{1\sim2}N_0$ 患者被随机分配到 ALND 组或腋窝放射治疗组。结果发现两组的局部复发率、OS 及 DFS 无明显差别。此外还发现腋窝放射治疗组术后淋巴水肿和肩功能障碍发生率更低。该研究结果支持腋窝放射治疗作为 ALND 的替代方案，用于接受乳房切除术且存在 SLN 阳性的患者。

加拿大国家癌症研究所（National Cancer Institute of Canada）MA.20 研究评估了在 WBRT 中增加区域淋巴结照射（regional nodal irradiation，RNI）是否可以改善淋巴结阳性或高危淋巴结阴性乳腺癌患者的生存结局[63]。研究结果显示，增加 RNI 并没有改善 OS，但是增加 RNI 组的 DFS（82%）比仅接受 WBRT 组的 DFS（77%）高 5%。增加 RNI 对缓解局部复发和远处复发均有益处。虽然接受 ALND 治疗较普遍（96%），但是该研究结果可能适用于接受 SLNB 治疗的 Z0011 患者。以上推测基于 SLNB 可能去除了腋窝大部分可疑病灶，以及在 Z0011 中无论是否接受了 ALND 都观察到相似的局部复发率。

十、新辅助化疗后行前哨淋巴结活检

虽然化疗在乳腺癌全身治疗中必不可少，但阐明化疗的理想时机也很重要。新辅助化疗（neoadjuvant chemotherapy，NAC）在手术前进行，可使局部晚期原发性肿瘤缩小进而行保乳手术，同时可降低腋窝分期。NSABP 在两项大型随机试验 B-18 和 B-27 中探讨了新辅助化疗的作用，结果发现接受 NAC 和化疗的患者 OS 或 DFS 无明显差异[64, 65]。在两项研究中，病理学完全缓解（pathologic complete response，pCR）是 OS 和 DFS 的预测因子。在 B-27 中，NAC 后的 pCR 是独立于乳房反应的预后因素。这些研究结果引发了对 SLNB 在接受 NAC 患者中作用的讨论。

考虑到淋巴管纤维化的可能性，多项研究评估了 NAC 后 SLNB 的准确性。GANEA 研究前瞻性地评估了 NAC 后 SLNB 的可行性。在 cN_0 患者中，SLN 的识别率为 95%，FNR 为 9%[66]。一旦确认 NAC 后可施行 SLNB，接下来一系列问题集中在确定 NAC 后腋窝分期手术的最佳时机上。

SENTInel NeoAdjuvant（SENTINA）研

究发现，在 NAC 之前行 SLNB、NAC 之后再次行 SLNB，SLN 的检出率为 61%，FNR 为 52%，表明重复 SLNB 无益[67]。腋窝分期只能进行 1 次，确认淋巴 pCR 后可以避免行 ALND，所以在 NAC 后行 SLNB 成为首选治疗方案。Hunt 等在 MD 安德森癌症中心接受 SLNB 的 3746 例 $cT_{1\sim3}N_0$ 患者中评估了 NAC 后行 SLNB 的安全性。研究发现 NAC 后 pN_0 且接受 SLNB 的患者 4 年局部复发率为 1.2%，与传统治疗方法中 SLN 阴性且接受 SLNB 患者的 0.9% 相近[68]。

在验证了 cN_0 患者 NAC 后行 SLNB 的安全性后，需要评估临床淋巴结阳性（clinically node-positive，cN+）经 NAC 后转为 cN_0 的患者行 SLNB 的可行性及准确性。ACOSOG Z1071 试验评估了 649 例经活检证实为 cN+ 患者的 SLNB 结果，NAC 后 83% 转化为 cN_0[69]。研究结果发现，SLN 的识别率为 93%，切除 ≥2 个 SLN 的患者其 FNR 为 13%。该 FNR 未能达到 10% 的预定阈值，无法认为 SLNB 适用于该类患者。新辅助化疗后 SLN 活检（Sentinel Node Biopsy Following Neoadjuvant Chemotherapy，SN FNAC）是个类似的研究，也评估了经活检证实的 cN+ 患者接受 SLNB 的成功率和准确性。研究结果显示 SLN 的识别率为 8%，当 ITC 被认为是淋巴结阳性时，FNR 为 8%；当 ITC 被认为是淋巴结阴性时，FNR 为 13%[70]。

虽然上述研究中 FNR 未达到预定阈值，以表明在接受 NAC 的 cN+ 患者中 SLN 的肿瘤学适宜性（oncologic appropriateness），但在 Z1071 的计划外探索性分析（unplanned exploratory analyses）提出了有助于降低不可接受的高 FNR 的策略。方法包括使用双示踪剂（11% 假阴性 vs. 单示踪剂 FNR 20%）和去除 ≥3 个 SLN（FNR 9% vs. 2 个 SLN FNR

21%）。Z1071 研究表明通过一些技术修改可以使 FNR 达到预定范围。下面研究的重点集中在改进 SLN 技术并制订确保患者安全的临床标准。

在一项评估 NAC 后发现≥3 个 SLN 的可行性及临床影响的早期研究中，Mamtani 等报道了一个前瞻性队列研究，该研究纳入了132 例接受 NAC 后由 cN+ 转变为 cN_0 的患者。研究中发现≥3 个 SLN 的概率为 86%，47%的患者 NAC 后未行 ALND，表明发现≥3 个SLN 在大多数患者中可行且可影响超半数患者的手术决策[71]。

基于 Z1071 的研究发现，Caudle 和 MD安德森癌症中心研究小组描述了一种新技术，即定向淋巴结清扫术（targeted lymph node dissection，TAD），在 NAC 之前将经活检证实的阳性淋巴结夹住，然后在后期手术中将其定向切除[72]。多个研究报道了该项技术的结果，发现将 SLNB 和切除经活检证实的阳性淋巴结可将 FNR 降低到 10% 以下，并有可能调整腋窝的治疗方案。此外，研究还证明了在多达 24% 的病例中，最初被夹住的淋巴结不是 SLN，表明仅接受 SLNB 在多达 1/4的病例中可能会错过阳性淋巴结。

在接受 NAC 后，冰冻切片分析至关重要，因为任何大小的转移，包括 ITC 和微转移，都表明存在残留病灶并且需要进一步行ALND（图 12–10A 至 C）。

事实上，SN FNAC 研究是在包含微转移的情况下才能实现 FNR<10%。为了阐明SLNB 中腋窝低含量淋巴结转移与其他腋窝疾病之间的关系，MSKCC 的 Moo 及其同事评估了 702 例在 NAC 后接受 SLNB 的患者。他们发现在冰冻切片中 23% 含微转移和 63%含转移灶的患者在接受 ALND 后可发现一个或多个阳性淋巴结[73]。此外，17% 的 ITC 患者接受 ALND 后发现一个或多个阳性淋巴结。这些结果表明，低含量 SLN 不能识别出额外腋窝转移风险低的患者，同时肯定了 ALND在此类患者中的作用。

虽然已有大量试验数据可以指导 NAC 后的腋窝治疗方案选择，但仍缺乏定义新辅助内分泌治疗后腋窝治疗的最佳临床实践数据，这将是未来数年临床研究的重点。

十一、前哨淋巴结活检后随访

已有报道指出黑色素瘤在 SLNB 后的局部复发[74]。近期研究发现，SLNB 阴性的单纯腋窝复发率与传统 ALND 相当。事实上，B-32 研究与 Milan 试验的长期随访显示出相似的局部淋巴结复发率均低于 1%[7, 8]。Madsen 等报道了 MSKCC 经验：在 1529 例SLNB 时 SLN 为阴性的患者中，腋窝淋巴结复发在 15 年内的累计发生率为 1%[75]。

对于从 cN+ 转换为 pN_0 的患者，目前尚无长期数据评估仅接受 SLNB 的安全性。Galimberti 及其同事的研究报道显示，在 70例从 cN+ 转换为 pN_0 并仅接受 SLNB 的患者中，61 个月内腋窝复发数为 0[76]。随着 Z1071试验数据的完善，关于肿瘤安全性和局部复发率的报告备受期待。

SLNB 的远期发病率需要持续长期的随访。一项比较 SLNB 和 ALND 后感觉障碍的前瞻性研究发现，接受 ALND 后感觉障碍的发生率是接受 SLNB 的 2 倍[77]。在一项对187 例接受 SLNB 或 ALND 的 BCS 的患者进行的研究显示，接受 ALND 的患者手臂麻木、胸部或腋窝麻木、手臂或手掌肿胀，以及腋窝和手臂的感觉变化的发生率明显更高[78]。

研究表明，与接受 ALND 的患者相比，接受 SLNB 的患者淋巴水肿的发生率较低。

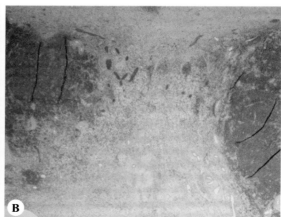

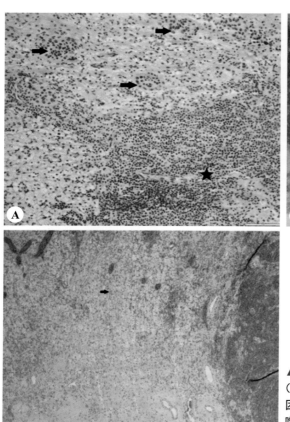

▲ 图 12-10　**A.** 包含转移癌灶的 **SLN** 的冰冻切片（**HE** 染色，**200×**），箭指向淋巴组织中的肿瘤细胞团（星号）；**B. NAC** 后具有治疗效果的淋巴结与巨噬细胞聚集（**HE** 染色，**50×**）；**C.** 箭指向嵌在纤维化组织中的苍白巨噬细胞（**HE** 染色，**200×**）

McLaughlin 等报道了一系列在 MSKCC 接受腋窝手术的 936 例患者的研究，结果发现 5 年随访中，接受 ALND 的患者淋巴水肿发生率为 16%，而接受 SLNB 的为 5%[79]。淋巴水肿发生的危险因素包括较高的体重指数和同侧手臂的感染或损伤。探索淋巴水肿发病率和治疗的研究正在进行中，未来研究的重点将集中在淋巴水肿的预防和早期诊断。

SLNB 可以对乳腺癌患者进行准确的分期，同时识别需要 ALND 的患者以改善局部复发。SLNB 还有助于指导乳腺癌患者的全身治疗，并可筛选合适的患者以避免 ALND，从而降低手术相关并发症的发生率。

参考文献

[1] Surveillance Epidemiology and End Results (SEER) Program, SEER Stat Fact Sheet: Female Breast Cancer [cited 2020 Mar 17]. Available from: http://seer.cancer.gov/ statfacts/html/breast.html.

[2] Shen J, et al. Intramammary lymph node metastases are an independent predictor of poor outcome in patients with breast carcinoma. Cancer. 2004;101(6):1330–7.

[3] King TA, et al. Lobular carcinoma in situ: a 29-year longitudinal experience evaluating clinicopathologic features and breast cancer risk. J Clin Oncol.

2015;33(33): 3945–52.

[4] Tadros AB, Wen HY, Morrow M. Breast cancers of special histologic subtypes are biologically diverse. Ann Surg Oncol. 2018;25(11):3158–64.

[5] Amin MB, et al. The eighth edition AJCC cancer staging manual: continuing to build a bridge from a populationbased to a more 'personalized' approach to cancer staging. CA Cancer J Clin. 2017;67(2):93–9.

[6] Bevilacqua JLB, et al. Doctor, what are my chances of having a positive sentinel node? A validated nomogram for risk estimation. J Clin Oncol. 2007;25(24):3670–9.

[7] Krag DN, et al. Sentinel-lymph-node resection compared with conventional axillary-lymph-node dissection in clinically node-negative patients with breast cancer: overall survival findings from the NSABP B-32 randomised phase 3 trial. Lancet Oncol. 2010;11(10):927–33.

[8] Veronesi U, et al. Sentinel lymph node biopsy in breast cancer: ten-year results of a randomized controlled study. Ann Surg. 2010;251(4):595–600.

[9] Ashikaga T, et al. Morbidity results from the NSABP B-32 trial comparing sentinel lymph node dissection versus axillary dissection. J Surg Oncol. 2010;102(2):111–18.

[10] Cabanas RM. An approach for the treatment of penile carcinoma. Cancer. 1977;39(2):456–66.

[11] Rosen PP, et al. Discontinuous or 'skip' metastases in breast carcinoma. Analysis of 1228 axillary dissections. Ann Surg. 1983;197(3):276–83.

[12] Morton DL, et al. Technical details of intraoperative lymphatic mapping for early stage melanoma. Arch Surg. 1992;127(4):392–9.

[13] Gill G, S.T.G.o.t.R.A.C.o. Surgeons, and N.C.T. Centre, Sentinel-lymph-node-based management or routine axillary clearance? One-year outcomes of sentinel node biopsy versus axillary clearance (SNAC): a randomized controlled surgical trial. Ann Surg Oncol. 2009;16(2):266–75.

[14] Goyal A, et al. Factors affecting failed localisation and false-negative rates of sentinel node biopsy in breast cancer – results of the ALMANAC validation phase. Breast Cancer Res Treat. 2006;99(2):203–8.

[15] Krag DN, et al. Technical outcomes of sentinel-lymph-node resection and conventional axillary-lymph-node dissection in patients with clinically node-negative breast cancer: results from the NSABP B-32 randomised phase III trial. Lancet Oncol. 2007;8(10):881–8.

[16] Veronesi U, et al. A randomized comparison of sentinelnode biopsy with routine axillary dissection in breast cancer. N Engl J Med. 2003;349(6):546–53.

[17] Wong SL, et al. Sentinel lymph node biopsy for breast cancer: impact of the number of sentinel nodes removed on the false-negative rate. J Am Coll Surg. 2001;192(6):684–9; discussion 689–91.

[18] McCarter MD, et al. The breast cancer patient with multiple sentinel nodes: when to stop? J Am Coll Surg. 2001;192(6):692–7.

[19] Turner RR, et al. Histopathologic validation of the sentinel lymph node hypothesis for breast carcinoma. Ann Surg. 1997;226(3):271–6; discussion 276–8.

[20] Flanagan MR, et al. Is sentinel lymph node biopsy required for a core biopsy diagnosis of ductal carcinoma in situ with microinvasion? Ann Surg Oncol. 2019;26(9):2738–46.

[21] Pilewskie M, et al. Is sentinel lymph node biopsy indicated at completion mastectomy for ductal carcinoma in situ? Ann Surg Oncol. 2016;23(7):2229–34.

[22] Mittendorf EA, et al. Core biopsy diagnosis of ductal carcinoma in situ: an indication for sentinel lymph node biopsy. Curr Surg. 2005;62(2):253–7.

[23] National Comprehensive Cancer Network, Breast Cancer (Version 3.2019), in NCCN Clinical Practice Guidelines in Oncology; 2019.

[24] Southwest Oncology Group, A phase III, randomized clinical trial of standard adjuvant endocrine therapy +/−chemotherapy in patients with 1–3 positive nodes, hormoneresponsive and HER2–negative breast cancer according to Recurrence Score [cited 2020 Feb 1]. Available from: www.swog.org/clinical-trials/s1007.

[25] Hughes KS, et al. Lumpectomy plus tamoxifen with or without irradiation in women age 70 years or older with early breast cancer: long-term follow-up of CALGB 9343. J Clin Oncol. 2013;31(19):2382–7.

[26] Hughes KS, et al. Lumpectomy plus tamoxifen with or without irradiation in women 70 years of age or older with early breast cancer. N Engl J Med. 2004;351(10):971–7.

[27] Oncology, S.o.S. Don't routinely use sentinel node biopsy in clinically node negative women ≥70 years of age with early stage hormone receptor positive, HER2 negative invasive breast cancer. Choosing Wisely; 2016 [2020 Feb 29]. Available from: www.choosingwisely.org/clinician-lists/ sso-sentinel-node-biopsy-in-node-negative-women-70-andover/.

[28] Gentilini O, et al. Safety of sentinel node biopsy in pregnant patients with breast cancer. Ann Oncol. 2004;15(9):1348–51.

[29] Pandit-Taskar N, et al. Organ and fetal absorbed dose estimates from 99mTc-sulfur colloid lymphoscintigraphy and sentinel node localization in breast cancer patients. J Nucl Med. 2006;47(7):1202–8.

[30] Spanheimer PM, et al. Measurement of uterine radiation exposure from lymphoscintigraphy

indicates safety of sentinel lymph node biopsy during pregnancy. Ann Surg Oncol. 2009;16(5):1143–7.

[31] Turner RR, Giuliano AE. Intraoperative pathologic examination of the sentinel lymph node. Ann Surg Oncol. 1998;5(8):670–2.

[32] Turner RR, et al. Intraoperative examination of the sentinel lymph node for breast carcinoma staging. Am J Clin Pathol. 1999;112(5):627–34.

[33] Boughey JC, et al. Number of lymph nodes identified at axillary dissection: effect of neoadjuvant chemotherapy and other factors. Cancer. 2010; 116(14):3322–9.

[34] Giuliano AE, et al. Association of occult metastases in sentinel lymph nodes and bone marrow with survival among women with early-stage invasive breast cancer. JAMA. 2011;306(4):385–93.

[35] Weaver DL, et al. Effect of occult metastases on survival in node-negative breast cancer. N Engl J Med. 2011;364(5):412–21.

[36] Galimberti V, et al. Axillary dissection versus no axillary dissection in patients with sentinel-node micrometastases (IBCSG 23–01): a phase 3 randomised controlled trial. Lancet Oncol. 2013;14(4):297–305.

[37] Galimberti V, et al. Axillary dissection versus no axillary dissection in patients with breast cancer and sentinelnode micrometastases (IBCSG 23–01): 10–year follow-up of a randomised, controlled phase 3 trial. Lancet Oncol. 2018;19(10):1385–93.

[38] Giuliano AE, et al. Axillary dissection vs no axillary dissection in women with invasive breast cancer and sentinel node metastasis: a randomized clinical trial. JAMA. 2011;305(6):569–75.

[39] Tew K, et al. Meta-analysis of sentinel node imprint cytology in breast cancer. Br J Surg. 2005;92(9):1068–80.

[40] Hirsch JI, et al. Use of isosulfan blue for identification of lymphatic vessels: experimental and clinical evaluation. AJR Am J Roentgenol. 1982;139(6):1061–4.

[41] Montgomery LL, et al. Isosulfan blue dye reactions during sentinel lymph node mapping for breast cancer. Anesth Analg. 2002;95(2):385–8.

[42] King TA, et al. A prospective analysis of the effect of bluedye volume on sentinel lymph node mapping success and incidence of allergic reaction in patients with breast cancer. Ann Surg Oncol. 2004;11(5):535–41.

[43] Kalimo K, Saarni H. Immediate reactions to patent blue dye. Contact Dermatitis. 1981;7(3):171–2.

[44] Mortazavi SH, Burrows BD. Allergic reaction to patient blue dye in lymphangiography. Clin Radiol. 1971;22(3):389–90.

[45] Linehan DC, et al. Sentinel lymph node biopsy in breast cancer: unfiltered radioisotope is superior to filtered. J Am Coll Surg. 1999;188(4):377–81.

[46] Martin RC, et al. Highest isotope count does not predict sentinel node positivity in all breast cancer patients. Ann Surg Oncol. 2001;8(7):592–7.

[47] Borgstein PJ, et al. Functional lymphatic anatomy for sentinel node biopsy in breast cancer: echoes from the past and the periareolar blue method. Ann Surg. 2000;232(1):81–9.

[48] Kitai T, et al. Fluorescence navigation with indocyanine green for detecting sentinel lymph nodes in breast cancer. Breast Cancer. 2005;12(3):211–15.

[49] Sugie T, et al. Comparison of the indocyanine green fluorescence and blue dye methods in detection of sentinel lymph nodes in early-stage breast cancer. Ann Surg Oncol. 2013;20(7):2213–18.

[50] Tagaya N, et al. A novel approach for sentinel lymph node identification using fluorescence imaging and image overlay navigation surgery in patients with breast cancer. World J Surg. 2011;35(1):154–8.

[51] Tagaya N, et al. Intraoperative identification of sentinel lymph nodes by near-infrared fluorescence imaging in patients with breast cancer. Am J Surg. 2008;195(6): 850–3.

[52] Sugie T, et al. Evaluation of the clinical utility of the ICG fluorescence method compared with the radioisotope method for sentinel lymph node biopsy in breast cancer. Ann Surg Oncol. 2016;23(1):44–50.

[53] Cody HS. Sentinel lymph node mapping in breast cancer. Oncology (Williston Park). 1999;13(1):25–34; discussion 35–6, 39, 43.

[54] Dodia N, El-Sharief D, Kirwan CC. The use of isotope injections in sentinel node biopsy for breast cancer: are the 1– and 2–day protocols equally effective? Springerplus. 2015;4:495.

[55] Hill AD, et al. Lessons learned from 500 cases of lymphatic mapping for breast cancer. Ann Surg. 1999;229(4):528–35.

[56] Albertini JJ, et al. Lymphatic mapping and sentinel node biopsy in the patient with breast cancer. JAMA. 1996;276(22):1818–22.

[57] Giuliano AE, et al. Lymphatic mapping and sentinel lymphadenectomy for breast cancer. Ann Surg. 1994;220(3):391– 8; discussion 398–401.

[58] Krag D, et al. The sentinel node in breast cancer – a multicenter validation study. N Engl J Med. 1998;339(14):941–6.

[59] O'Hea BJ, et al. Sentinel lymph node biopsy in breast cancer: initial experience at Memorial Sloan-Kettering Cancer Center. J Am Coll Surg. 1998;186(4):423–7.

[60] Giuliano AE, et al. Effect of axillary dissection vs no axillary dissection on 10–year overall survival among women with invasive breast cancer and sentinel node metastasis: the ACOSOG Z0011 (Alliance) randomized

clinical trial. JAMA. 2017;318(10):918–26.

[61] Jagsi R, et al. Radiation field design in the ACOSOG Z0011 (Alliance) Trial. J Clin Oncol. 2014;32(32):3600–6.

[62] Donker M, et al. Radiotherapy or surgery of the axilla after a positive sentinel node in breast cancer (EORTC 10981–22023 AMAROS): a randomised, multicentre, open-label, phase 3 non-inferiority trial. Lancet Oncol. 2014;15(12):1303–10.

[63] Whelan TJ, et al. Regional nodal irradiation in early-stage breast cancer. N Engl J Med. 2015;373(4):307–16.

[64] Bear HD, et al. Sequential preoperative or postoperative docetaxel added to preoperative doxorubicin plus cyclophosphamide for operable breast cancer: National Surgical Adjuvant Breast and Bowel Project Protocol B-27. J Clin Oncol. 2006;24(13):2019–27.

[65] Fisher B, et al. Effect of preoperative chemotherapy on local-regional disease in women with operable breast cancer: findings from National Surgical Adjuvant Breast and Bowel Project B-18. J Clin Oncol. 1997; 15(7):2483–93.

[66] Classe JM, et al. Sentinel lymph node biopsy after neoadjuvant chemotherapy for advanced breast cancer: results of Ganglion Sentinelle et Chimiotherapie Neoadjuvante, a French prospective multicentric study. J Clin Oncol. 2009;27(5):726–32.

[67] Kuehn T, et al. Sentinel-lymph-node biopsy in patients with breast cancer before and after neoadjuvant chemotherapy (SENTINA): a prospective, multicentre cohort study. Lancet Oncol. 2013;14(7):609–18.

[68] Hunt KK, et al. Sentinel lymph node surgery after neoadjuvant chemotherapy is accurate and reduces the need for axillary dissection in breast cancer patients. Ann Surg. 2009;250(4):558–66.

[69] Boughey JC, et al. Sentinel lymph node surgery after neoadjuvant chemotherapy in patients with node-positive breast cancer: the ACOSOG Z1071 (Alliance) clinical trial. JAMA. 2013;310(14):1455–61.

[70] Boileau JF, et al. Sentinel node biopsy after neoadjuvant chemotherapy in biopsy-proven node-positive breast cancer: the SN FNAC study. J Clin Oncol. 2015;33(3):258–64.

[71] Mamtani A, et al. How often does neoadjuvant chemotherapy avoid axillary dissection in patients with histologically confirmed nodal metastases? Results of a prospective study. Ann Surg Oncol. 2016;23(11):3467–74.

[72] Caudle AS, et al. Improved axillary evaluation following neoadjuvant therapy for patients with node-positive breast cancer using selective evaluation of clipped nodes: implementation of targeted axillary dissection. J Clin Oncol. 2016;34(10):1072–8.

[73] Moo T-A, et al. Is low-volume disease in the sentinel node after neoadjuvant chemotherapy an indication for axillary dissection? Ann Surg Oncol. 2018;25(6):1488–94.

[74] Gershenwald JE, et al. Patterns of recurrence following a negative sentinel lymph node biopsy in 243 patients with stage I or II melanoma. J Clin Oncol. 1998;16(6):2253–60.

[75] Matsen C, et al. Late axillary recurrence after negative sentinel lymph node biopsy is uncommon. Ann Surg Oncol. 2016;23(8):2456–61.

[76] Galimberti V, et al. Sentinel node biopsy after neoadjuvant treatment in breast cancer: five-year follow-up of patients with clinically node-negative or node-positive disease before treatment. Eur J Surg Oncol. 2016;42(3):361–8.

[77] Temple LK, et al. Sensory morbidity after sentinel lymph node biopsy and axillary dissection: a prospective study of 233 women. Ann Surg Oncol. 2002;9(7):654–62.

[78] Crane-Okada R, et al. Long-term morbidity of sentinel node biopsy versus complete axillary dissection for unilateral breast cancer. Ann Surg Oncol. 2008;15(7):1996–2005.

[79] McLaughlin SA, et al. Prevalence of lymphedema in women with breast cancer 5 years after sentinel lymph node biopsy or axillary dissection: objective measurements. J Clin Oncol. 2008;26(32):5213–19.

第 13 章　子宫内膜癌前哨淋巴结活检
Sentinel lymph node biopsy of the endometrium

Jennifer J. Mueller　Nadeem R. Abu-Rustum　著

黄　锦　译　　李征宇　校

一、流行病学

　　子宫内膜癌在美国女性常见恶性肿瘤中居第四位，发病率呈逐年上升趋势。2020年，子宫内膜癌新发病例 65 620 例，死亡病例 12 590 例[1]。绝大多数子宫内膜癌在诊断时为早期，如果患者没有手术禁忌和保留生育力需求，可以通过全子宫切除、双侧卵巢切除和淋巴结切除进行治疗[2]。与存在子宫外转移尤其是淋巴结转移的患者相比，绝大多数早期子宫内膜癌患者预后良好[3]。

二、淋巴结评估的既往观点

　　既往关于早期子宫内膜癌治疗的研究在本书上一版本[4]已进行更全面讨论，在此进行简要回顾。20 世纪 80 年代之前，子宫内膜癌的治疗方法包括先放射治疗后手术。这样可以消除子宫外转移病灶，避免包括淋巴结切除在内的更广泛手术。1987 年，Creasman 等[5]发表了一项临床病理研究结果（GOG33）。该研究对接受手术分期的早期子宫内膜癌患者中隐匿性淋巴结转移情况及淋巴结转移与临床病理相关因素的关系进行了评估。这些因素为国际妇科产科联盟（Federation of Gynecology and Obstetrics，FIGO）分级和肌层浸润深度。该研究结果表明，淋巴结转移随着 FIGO 分级和肌层浸润深度的增加而增加，此后的研究也证实了上述结论[6-8]。这些研究促进了子宫内膜癌治疗方式的变革。通过复发的临床和病理风险因素对患者进行分层管理，以确定哪些患者最可能从放射治疗中受益。美国妇科肿瘤组（Gynecologic Oncology Group，GOG）和子宫内膜癌术后放射治疗（PORTEC）组[9-11]进行的前瞻性试验，研究了辅助放射治疗对中高风险子宫内膜癌患者的肿瘤学获益，这些研究结果显示术后辅助放射治疗不能提高患者生存期，但可以降低术后复发风险。

　　从那时开始，子宫内膜癌手术开始加入盆腔和主动脉旁淋巴结切除，并提倡根据子宫风险因素和淋巴结转移状态制订辅助治疗方案。两项标志性的前瞻性研究将淋巴结切除分期手术对早期子宫内膜癌患者预后的影响进行了研究。结果表明淋巴结切除术与预后显著相关（如发现淋巴结阳性病例），但与生存期无关[12, 13]。此外，淋巴结切除术增加了手术并发症的发生率，其中包括下肢淋巴水肿、术中出血率增加，以及血管和神经损伤[14-17]。

三、前哨淋巴结显影的早期可行性研究

早在 20 世纪 70 年代，就有文献对前哨淋巴结（sentinel lymph node，SLN）显影的概念进行了描述[18]，但在 20 年后才首次有应用于子宫内膜癌的报道[19]。由于子宫复杂的双侧淋巴引流途径，以及注射示踪剂后不易观察病灶，使子宫内膜肿瘤的 SLN 显影遇到了一些挑战。关于子宫内膜癌 SLN 显影的早期报道和研究仅纳入了少量的患者，他们通过观察不同注射部位（如子宫肌层、子宫浆膜层、宫颈和子宫内膜）或结合多个注射部位的效果来确定最佳的注射位置。这些研究的最终目标是确定一种能同时兼顾卵巢和盆腔引流途径的注射方法。研究人员通过将宫底和宫颈注射结合的方式优化了盆腔和卵巢淋巴引流途径中的染料摄取，使淋巴结显影成功率达 80% 左右[20]。宫腔镜下在肿瘤周围子宫内膜注射示踪剂，可以显影与原发肿瘤部位最相关的淋巴引流途径，其中包括主动脉旁（卵巢）引流途径。这种方式作为示踪剂注射的备选方法，由于技术难度相对较大及可重复性差没有被广泛采用[21]。纪念斯隆 – 凯特琳癌症中心（Memorial Sloan Kettering Cancer Center，MSK）团队开创了用于子宫内膜癌 SLN 显影的宫颈注射技术并对其进行了标准化[2]。宫颈注射方法的价值被越来越多的机构所重视，其普及率也逐渐提高[22, 23]。Rossi 等对比了宫颈注射和宫腔镜下注射吲哚菁绿（ICG）在子宫内膜癌患者 SLN 中的效果。结果显示宫颈注射具有更高的 SLN 检出率，以及类似的淋巴引流模式（包括主动脉区域），表明单纯的宫颈注射足以进行淋巴显影[24]。

宫颈注射已被广泛用于子宫内膜癌的 SLN 显影，两项 Meta 分析研究结果显示，与其他注射部位相比，宫颈注射可以提高盆腔 SLN 的检出率[25, 26]。也有一项研究发现，通过宫颈注射检测到 SLN 发生肿瘤转移的可能性是非 SLN 的 3 倍。即使在没有病理超分期的情况下，也显示出了更高的手术精度[21, 27]。该技术是在宫颈 3 点钟和 9 点钟方位的浅层（1～2mm）和深层（1～2cm）分别注射 1ml 染料，共注射 4ml 染料。这是当前实践中最常用的方法，也被用于蓝色染料与 ICG 对比的荧光成像淋巴显影（fluorescence imaging for lymphatic mapping，FILM）的随机对照试验中[28]。这些早期研究在一些文献综述中已进行更详细讨论[20, 29, 30]。

包括 99Tc、蓝色染料（异硫蓝、亚甲蓝、淋巴蓝）和 ICG 等在内的各种示踪剂和染料已经在子宫内膜癌 SLN 显影中进行了研究。双侧 SLN 的检出率为 31%～100%[31]。由于 ICG 联合近红外（near-infrared，NIR）荧光成像技术在显影成功率（包括在病态肥胖的患者中使用）和安全性方面具有优势，临床实践中已普遍使用这种方法[32-36]。随机、对照的 FILM 研究纳入 180 例接受包括 SLN 显影腹腔镜分期手术的临床 I 期子宫内膜癌或早期宫颈癌患者。这些患者被随机分为两组，一组先注射 ICG 再注射蓝色染料，另一组先注射蓝色染料再注射 ICG。在两组患者中，注射 ICG 的双侧淋巴结显影成功率（77%～80%）均高于蓝色染料（29%～32%）[28]。

四、前哨淋巴结显影模式

子宫的淋巴引流途径已在上文进行了详细回顾。子宫具有 3 条常见的淋巴引流途径[37, 38]。第一条引流途径是子宫内膜癌盆腔

SLN 显影的主要靶点。该途径将宫颈和子宫体中下段淋巴沿髂血管和闭孔血管引流至盆腔淋巴结群。淋巴干由宫颈旁发出，由内侧向外侧越过闭锁的脐韧带的头侧（上或腹侧宫颈旁途径）。少数情况下，淋巴干由宫颈旁发出，在输尿管系膜内向背侧穿行，引流至骶前、髂总淋巴结（下或背侧宫颈旁途径）。第二条途径收集子宫底部（包括浆膜层）淋巴，并与卵巢血管伴行引流至腹主动脉旁淋巴结群。第三条途径收集子宫体中段淋巴，沿圆韧带引流到腹股沟淋巴结群。在宫颈注射染料后，盆腔中最常见的 SLN 位置是沿髂外血管、髂内血管和闭孔血管分布的区域，较少出现在髂总血管和骶前区域。一部分患者（10%～15%）的 SLN 显影到主动脉旁淋巴结区域，而这些淋巴结常位于肠系膜下动脉（inferior mesenteric artery，IMA）的上方[39, 40]。

了解两种公认的宫颈旁淋巴引流途径的 SLN 显影模式[41]，可以帮助外科医师准确定位真正的 SLN，并降低假阴性率。其中最常见的盆腔 SLN 显影模式是淋巴管从宫颈旁越过闭锁的脐韧带，到达位于髂外血管内侧、髂内血管腹侧或闭孔间隙上部。SLN 常见于髂外血管的头端背侧表面，闭孔间隙也是 SLN 的常见部位。如果不打开和探查腹膜后间隙，外科医师可能会切除第二站淋巴结，并将其误认为真正的 SLN。在不太常见的盆腔 SLN 显影模式中，摄取染料的淋巴管不越过闭锁的脐韧带，而是在输尿管背侧系膜内向头侧走行，引流至髂总或骶前淋巴结。这些淋巴结更难被识别，尤其是在肥胖的患者中。认识这种不常见的显影模式可以使外科医师识别非典型的 SLN 位置，并降低显影的失败率（图 13-1）。图 13-2 显示了子宫内膜癌不常见或不典型的 SLN 显影示例。图 13-3

展示了盆腔 SLN 显影成功的技术指标。

五、前哨淋巴结显影的技术和示例

虽然子宫内膜癌的 SLN 显影具有学习曲线，但掌握这项技术需要达到多少病例数尚未统一。MSK 团队根据他们的最初经验估计需要 30 例后才能达到良好的检出率和低假阴性率[42]。还有一个机构的手术团队使用回归模型对成功实施 SLN 显影的可能性进行了评估，他们指出实施 40 例此项操作后才能持续成功地进行双侧 SLN 显影[43]。美国妇科肿瘤学会（Society of Gynecologic Oncology，SGO）推荐至少进行 20 次 SLN 显影并同时进行淋巴结切除术或假阴性率＜5%，才能掌握这项技术[44]。考虑到潜在的变异性，分析其所有 SLN 显影病例的病理和临床结局对每个医生都至关重要，这样可以降低假阴性淋巴结和无淋巴结检出的风险。

SLN 显影可以通过开腹手术或微创手术的方式进行。如果使用蓝染料，则不需要使用特殊设备。现有多种腹腔镜成像系统和机器人手术平台，将 ICG 与近红外荧光成像相结合；也有手持和可安装的近红外成像系统。其中一些成像系统具有包括近红外光、白光（基于灌注的评估）和彩色分段荧光（使用热图显示 ICG 的摄取强度）的三模态视图。彩色分段荧光的加入可以帮助医生更好地区分淋巴管和 SLN，以及 SLN 和第二站淋巴结[45]。

六、手术分期原则指导的前哨淋巴结检测

关于子宫内膜癌 SLN 显影的早期报道主要关注这项技术的可行性。后来的研究试图

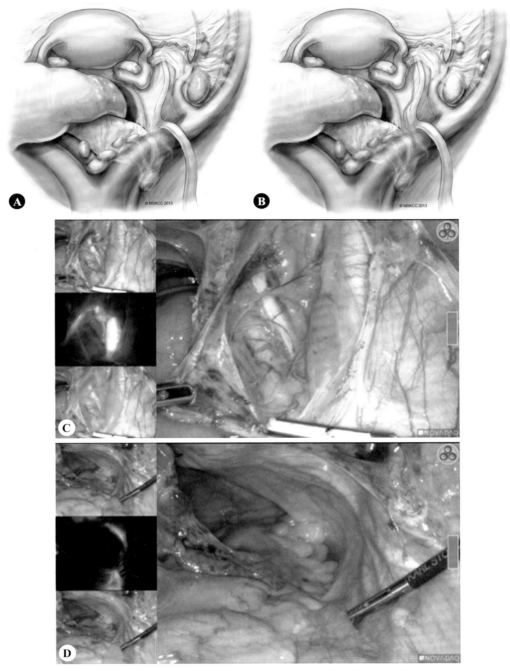

▲ 图 13-1　宫颈注射示踪剂后子宫内膜癌的盆腔淋巴显影

A. 宫颈注射染料后最常见的淋巴引流模式；淋巴管自宫颈旁发出，由内侧向外侧越过闭锁的脐韧带，引流至髂外和闭孔淋巴结群。B. 宫颈注射染料后不常见的淋巴引流模式；淋巴管自宫颈旁发出，在输尿管系膜内向头侧走行，引流至髂总和骶前淋巴结群。C. 子宫内膜癌患者通过常见模式呈现的淋巴显影情况；淋巴管越过脐韧带引流至右侧髂外 SLN。D. 另一例子宫内膜癌患者通过不常见模式呈现的前哨淋巴显影情况；可见淋巴管在输尿管系膜内向头侧走行，引流至右侧骶前区 SLN；在两个病例（C 和 D）中，SLN 在评估灌注的"SPY"模式（Stryker，Kalamazoo，MI）下显示为黑白背景中的亮白色（左侧图，中）；在 ICG 近红外荧光成像中显示亮绿色荧光（左侧图，下）；在彩色分段荧光成像的热图评估中显示为亮红色，在这种模式下灰蓝色强度最弱，红色强度最高（右侧主图）

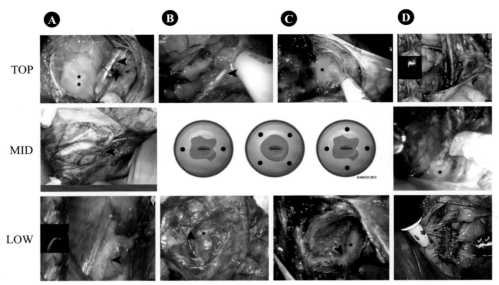

▲ 图 13-2　子宫内膜癌患者宫颈注射染料后不常见的和非典型 SLN 显影示例

上行：A. 有 ICG 摄取的左侧髂外淋巴结（★★）最初被误认为 SLN，但它实际为第二站淋巴结。B. 打开并探查腹膜后间隙，发现真正的 SLN 位于闭孔间隙内，近红外荧光成像显示为亮绿色（★）。C. 可见淋巴管越过闭锁的脐韧带（A 和 B 中箭头），引流至闭孔间隙的淋巴结（★），输出淋巴管从这个闭孔 SLN 到达之前所见的髂外淋巴结（A）；如果不打开和探查腹膜后间隙，可能会错过真正的 SLN。D. 引流区域无明显淋巴结显示；扩张的淋巴管在左侧盆壁聚集，在灌注评估和热图上均显示强信号（脐韧带内侧），在彩色分段荧光模式中为红色，在"SPY"模式中为亮白色；切除后未扪及明显的淋巴结组织；术中触摸切除后的组织可以更好地检出 SLN，减少假阴性病例

中行：A. 亚甲蓝染料被盆腔左侧的单一淋巴管摄取（箭头），该淋巴管与髂血管平行，向头侧引流至骶前区域，进入髂总 SLN；B 和 C. 子宫内膜癌 SLN 显影的宫颈注射部位；倾向于在宫颈 3 点和 9 点位置的浅层和深层分别注射 1ml 染料，总共注射 4ml 染料。D. ICG 在盆腔右侧的主要淋巴管内被摄取，这些淋巴管在输尿管系膜内走行，引流至主动脉下 SLN（★）

下行：A. 在盆腔左侧，ICG 荧光标记的淋巴管越过闭锁的脐韧带，沿髂血管走行，经过髂总血管（箭头），通向左侧主动脉旁 SLN，盆腔内未见 SLN。B. 可见摄取亚甲基蓝的淋巴管（箭头）终止于邻近的明显增大的腔静脉前淋巴结（★）；被肿瘤填充的淋巴结可能阻止染料的摄取；无论显影结果如何，必须切除可疑或肿大的淋巴结。C. 可见盆腔右侧的主要淋巴管道越过闭锁的脐韧带（常见显影模式）并分叉，通向两个真正的 SLN（均被切除并进行病理超分期）。D. 异硫蓝标记的右侧髂内 SLN

部分图片由 Mario M. Leitao Jr. 和 Nadeem R. Abu-Rustum 博士提供

- 使用良好的注射技术将染料缓慢注入宫颈
- 首先进行前哨淋巴结显影
- 如果没有染料摄取，可以重新进行宫颈注射
- 保持手术区域清洁，避免破坏淋巴通道
- 放慢速度，动作要精准
- 找到闭锁的脐韧带，然后向头侧追踪
- 追踪淋巴管跨越脐韧带后的走向（在大多数情况下将进入前哨淋巴结）
- 不要首先切除你所见到的第一个显影淋巴结
- 打开腹膜后间隙并追踪淋巴管走向
- 牢记不常见的显影模式

▲ 图 13-3　寻找盆腔前哨淋巴结的技巧

明确在早期子宫内膜癌患者中，SLN 显影是否可以成为淋巴结切除术的合理替代方案。一些论文已经证实了 SLN 显影技术应用于子宫内膜癌的可行性，但其报道的较高 SLN 假阴性率也引起了关注。MSK 采用了子宫内膜癌的手术分期原则，并将其应用于已接受 SLN 显影及淋巴结切除术分期的患者队列。这种方式使 SLN 假阴性率由 15% 降至 2%[46]。MSK 手术分期原则为医生提供了一个有价值的参考，使其不再简单地切除 SLN，而是结合一些重要因素进行综合考虑，如发现肿大淋巴结、腹膜转移，以及 SLN 显影失败（单侧或双侧）时如何处理。从 2014 年开始，美国国家综合癌症网络（National Comprehensive Cancer Network，NCCN）指南将子宫内膜癌的 MSK 手术分期原则作为手术分期的一种选择（图 13-4）。

七、前哨淋巴结检测的假阴性率

子宫内膜癌 SLN 显影中可接受的假阴性

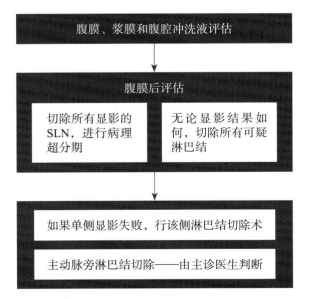

▲ 图 13-4　MSK 子宫内膜癌手术分期原则
经美国国家综合癌症中心许可转载，引自参考文献 [46]

率阈值来源于早期乳腺癌 SLN 显影的熟练度指标。基于这些指标，外科医师应达到 <5% 的假阴性率阈值，才能被视为熟练掌握该项技术[47]。由于外科医师的经验、示踪剂的选择、患者群体的体重指数（BMI），以及是否使用手术分期原则等的不同，文献报道的子宫内膜癌 SLN 显影假阴性率差异较大。目前文献报道子宫内膜癌 SLN 显影的假阴性率 <5%，阴性预测值为 97%~100%[39, 44, 46]。Holloway 等对 780 例子宫内膜癌患者进行回顾性研究，其中一部分患者仅接受淋巴结切除术，另一部分患者同时接受 SLN 显影 + 淋巴结切除术，并对两组患者进行比较。这两组患者中，接受 SLN 显影患者的淋巴结转移检出率显著增加，辅助治疗的使用率也相应增加。在 50% SLN 阳性的病例中，SLN 是唯一阳性的淋巴结，SLN 假阴性率为 2.8%[48]。FIRES 试验为一项前瞻性单臂队列研究，纳入了 340 例接受 SLN 显影和淋巴结切除术分期的早期子宫内膜癌患者（任何病理分级或组织学）。在患者入组前，研究人员通过实地考察对外科医师实施 SLN 显影的水平进行评估，并将此作为质控指标。研究者报道，盆腔 SLN 显影（至少一侧盆腔）的成功率高达 86%，假阴性率低至 3%，阴性预测值高达 99.6%[39]。这些结果都支持 SLN 显影在子宫内膜癌手术中成为淋巴结切除术的替代方案[2, 44, 49]。

八、前哨淋巴结显影与淋巴结切除术的巨大争议

淋巴结切除术会增加手术出血、损伤、淋巴囊肿、下肢淋巴水肿等围术期并发症的发生风险，严重影响患者生活质量。对早期子宫内膜癌患者进行全面淋巴结分期的前瞻

性试验表明，淋巴结评估与预后相关，但与患者生存无关[12, 13]，这也为探索 SLN 技术在子宫内膜癌中的应用提供了动力。SLN 显影能降低手术并发症的发生率，提高转移淋巴结的检出率，并提供有价值的预后相关信息。Leitao 等通过邮件调查的方式，首次对子宫内膜癌分期手术后患者的下肢淋巴水肿情况进行调查。结果表明，下肢淋巴水肿的发生率在接受淋巴结切除术的患者中更高。与淋巴结切除术相比，这一结果更支持 SLN 显影[16]。

阳性主动脉旁 SLN 可能在子宫内膜癌 SLN 显影中被遗漏，这已经在该领域引起了一些关注[50]。Mayo 诊所的研究表明，在早期子宫内膜癌患者中，如果盆腔淋巴结阳性，则约 50% 的患者合并主动脉旁淋巴结阳性，这些阳性的主动脉旁淋巴结大多数位于 IMA 以上[51]。相反，在盆腔淋巴结阴性的情况下，2%～3% 的患者会检出孤立的阳性主动脉旁淋巴结[51, 52]。通过主动脉旁淋巴结切除术来捕捉这一小部分患者的价值尚不确定。在这些经常被引用的研究中，并没有对盆腔淋巴结进行病理超分期。因此，微转移病灶可能尚未被发现。在 Mayo 诊所最近的一项研究中，他们将一组孤立主动脉旁淋巴结转移患者的盆腔淋巴结进行病理超分期，

发现盆腔淋巴结转移的检出率约为 30%。这些以前未检测到的盆腔转移淋巴结将该系列患者的孤立主动脉旁淋巴结转移率降低至 1.5%[53]。MSK 的 Mueller 等纳入 1044 例接受双侧 SLN 显影分期的子宫内膜癌患者，进行了一项历经 10 年的临床和病理研究。该研究报道 6%（1044 例患者中有 61 例）的患者具有可能被常规 HE 染色遗漏的淋巴结内孤立肿瘤细胞（isolated tumor cell，ITC；表 13-1）[8]。MSK 的 Kim 等对 508 例临床 I 期的子宫内膜癌患者回顾性使用 SLN 病理超分期，超分期的使用将淋巴结转移检出率增加了 4.5%[54]。然而，这仍然是该领域的一个争论点，尤其是在高危组织学类型的子宫内膜癌患者中。目前，我们接受一小部分子宫内膜癌患者（1%～3%）在使用 SLN 显影时，可能存在遗漏孤立主动脉旁淋巴结转移的潜在风险。是否进行主动脉旁淋巴结切除，需要外科医师根据手术分期原则进行判断（图 13-4）。值得注意的是，在使用 SLN 显影前，也存在腹主动脉旁转移被遗漏的情况，这并不是一个全新的临床问题。事实上，Soliman 等进行的一项 SGO 调查结果显示，只有 11% 的妇科肿瘤医师常规地将达到肾血管水平的腹主动脉旁淋巴结切除作为分期手术的一部分[55]。

表 13-1　按子宫内膜样癌患者病理分级和肌层浸润深度报道的 SLN 转移发生率（*n*=959）

浸润深度	1 级 *n*（%）		2 级 *n*（%）		3 级 *n*（%）	
	ITC	微 / 宏转移	ITC	微 / 宏转移	ITC	微 / 宏转移
无	2/449（<1）	0/449（0）	0/61（0）	0/61（0）	0/20（0）	1/20（5）
内 1/2	20/202（10）	9/202（4.5）	4/76（5）	3/76（4）	2/31（6）	1/31（3）
外 1/2	19/62（31）	6/62（10）	7/41（17）	8/41（20）	3/17（18）	4/17（24）
总计	41/713（6）	15/713（2）	11/178（6）	11/178（6）	5/68（7）	6/68（9）

肌层浸润深度中内 1/2 定义为 <50% 肌层浸润，外 1/2 定义为 ≥50% 肌层浸润；分级参考 FIGO 子宫内膜癌分级系统；ITC. 孤立肿瘤细胞；SLN. 前哨淋巴结。经 Elsevier 许可转载，引自参考文献 [8]

九、前哨淋巴结显影与治疗结局

（一）子宫内膜样癌

目前将 SLN 显影和淋巴结切除术患者的治疗结局进行对比的研究还很有限。关于治疗安全性的文献也仅限于观察性数据，目前还没有任何高水平的前瞻性试验对这两种技术进行对比 [56, 57]。既往的前瞻性随机试验显示，仅为分期而进行的盆腔淋巴结切除术并不适合作为子宫内膜癌的标准治疗方案。关于 SLN 显影，我们目前拥有的最好数据来自于 Mayo 诊所和 MSK 的协同研究，他们报道了两组低级别子宫内膜癌人群的分期、治疗和生存结局。Mayo 诊所使用的数据来自接受全面盆腔和主动脉旁淋巴结切除术的患者（具有子宫高危因素），MSK 的数据则来源于接受 SLN 显影的患者。在 1135 例肌层浸润深度＜50% 的子宫内膜样癌的患者中，盆腔淋巴结转移的发生率在 MSK 患者中为 5.1%，在 Mayo 诊所的患者中为 2.6%（P=0.03）。尽管 MSK 分期组切除的主动脉旁淋巴结更少，但两组患者中检测到的阳性主动脉旁淋巴结数量相似。两组患者的 3 年无瘤生存率无显著差异［SLN 显影患者为 94.9%（95%CI 92.4%～97.5%），淋巴结切除术分期的患者为 96.8%（95%CI 95.2%～98.5%）］[58]。

Mayo 诊所和 MSK 的协同工作也对 176 例肌层浸润深度＞50% 的子宫内膜样癌患者进行了研究。在联合队列的多因素分析中，肿瘤分期Ⅲ期及接受辅助治疗与总生存期相关。在淋巴结阴性时，如果患者接受了辅助治疗，总生存期与淋巴结评估方法没有关联。无进展生存期及总生存期的校正风险比分别为 0.69（95%CI 0.23～2.03）和 0.81（95%CI 0.16～4.22）[59]。

加拿大的一个研究小组将 275 例接受 SLN 显影的子宫内膜癌患者和 197 例接受淋巴结切除术的子宫内膜癌患者进行了回顾性研究。他们观察到两组患者的生存期没有差异，但盆腔侧壁的复发率不同，SLN 分期患者为 30%，淋巴结切除术分期患者为 71%。著者推断，SLN 显影是检测高风险淋巴结最准确的方法 [56]。

（二）高危组织学类型

与低危子宫内膜癌患者相比，高危子宫内膜癌患者（即使肿瘤局限于子宫）复发和死亡的风险都更高，因此有人对 SLN 显影用于高危子宫内膜癌患者的安全性提出了质疑。值得关注的是，由于大多数研究结果来源于低级别组织学亚型的患者，高危子宫内膜癌患者 SLN 显影的假阴性率可能比文献报道更高。此外，高危组织学类型的子宫内膜癌患者发生隐匿性主动脉淋巴结转移的频率可能高于低危组织学类型的患者 [60]。

MD 安德森癌症中心的研究人员对 101 例临床Ⅰ期、高级别子宫内膜癌亚型的患者进行了一项前瞻性研究。这些患者均接受手术分期原则指导下的 SLN 显影，以及后续盆腔和主动脉旁淋巴结切除术 [61]。89% 的患者至少切除了 1 个 SLN。SLN 的阳性率为 23%（在 40% 的病例中是唯一阳性的淋巴结）、假阴性率为 4.3%。著者认为，SLN 显影在这组患者中具有可接受的假阴性率，可以作为淋巴结切除术的安全替代方法。前瞻性 FIRES 试验包含了大量（n=100）高级别子宫内膜癌患者，其报道的总体 SLN 假阴性率为 3% [39]。前瞻性的 SENTOR 试验 [62] 也纳入了 156 例中、高危组织学亚型的临床Ⅰ期子宫内膜癌患者，并对 SLN 手术分期原则在这一高危人群中的敏感性进行了研究。患者接受 SLN

显影微创分期手术，组织学为 FIGO 2 级的患者后续行盆腔淋巴结切除术，其他组织学亚型患者后续行盆腔和主动脉旁淋巴结切除术，平均切除 16 个盆腔淋巴结，5 个主动脉旁淋巴结。SLN 在 97% 的患者中被检测到（双侧检出为 78%）、假阴性率为 4%（95%CI 0.1%～19%）、阴性预测值为 99%（95%CI 96%～100%）。在 27 例淋巴结阳性的患者中，52% 仅在 SLN 中有肿瘤转移。著者认为，SLN 显影在中高级别子宫内膜癌患者中具有良好的诊断准确性，可在低级别和高级别子宫内膜癌患者中成为淋巴结切除术的适宜替代方案，但在这些前瞻性研究中均未报道患者的生存结局。

约翰斯·霍普金斯大学的研究小组对 52 例临床 I 期的高级别子宫内膜癌患者进行了一项回顾性研究，这些患者均接受手术分期原则指导 SLN 显影及淋巴结切除术[63]。著者报道淋巴结的假阴性率为 22%（9 例淋巴结阳性患者中有 2 例为假阴性），但也指出了 SLN 显影并没有影响淋巴结阳性患者辅助治疗的选择或复发风险。

MSK 和 Mayo 诊所的协作研究团队，发表了他们在高危组织学类型的子宫内膜癌患者中分别采用 SLN 显影（MSK）与淋巴结切除术（Mayo 诊所）所获得的关于分期、治疗和生存结局的回顾性经验。Ducie 等也进行了相关研究，两个协作机构分别纳入约 200 例 FIGO 3 级伴有深肌层浸润，或者浆液性癌、透明细胞癌伴有任何程度肌层浸润的患者，其中一个机构对患者实施全面的盆腔及主动脉旁淋巴结切除术，另一个机构对患者实施手术分期原则指导的 SLN 显影[64]。研究发现，FIGO III C 期的检出率无差异（21.7% SLN 组 vs. 19.4% 淋巴结切除术组，P=0.68），主动脉旁淋巴结转移率也相似（8.3% SLN 组 vs.

12.6% 淋巴结切除术组，P=0.29）。Schiavone 等发表了 248 例浆液性子宫内膜癌患者的 MSK 经验，其中 95 例行淋巴结切除术分期，153 例行 SLN 显影分期[65]。两组患者在 FIGO III C 期检出率、接受辅助治疗和肿瘤结局方面无明显差异。2 年无进展生存率在 SLN 分期的患者中为 77%（95%CI 68%～83%），在淋巴结切除术分期的患者中为 71%（95%CI 61%～79%）。2019 年，Basaran 等发表了 245 例浆液性子宫内膜癌患者的回顾性队列研究结果，这些患者部分使用 MSK 手术分期原则指导的手术分期（双侧 SLN 显影，n=79），部分使用淋巴结切除手术分期（n=166）[66]。在 I 期和 II 期患者中，SLN 组的 2 年总生存率为 96.6%，淋巴结切除术组为 89.6%（P=0.8）；在 III 期患者中，SLN 组的 2 年总生存率为 73.6%，淋巴结切除术组为 77.3%（P=0.8）。

Schiavone 等对 136 例经 SLN 显影或淋巴结切除术分期的子宫内膜癌肉瘤患者进行了研究，发现两组患者阳性淋巴结的检出率相似，2 年无进展生存期均为 23 个月[67]。

目前还没有前瞻性试验对接受 SLN 显影分期患者的生存结局进行研究。一些人担忧初始手术中 SLN 假阴性会导致主动脉区域和盆腔区域的淋巴结复发。Aloisi 等报道了 207 例 III C_1 期子宫内膜癌患者的首次复发模式。这些患者都只进行了 SLN 显影手术分期（未行主动脉旁淋巴结切除），其复发率为 30%。在这些首次复发的患者中，仅 8% 为单纯的淋巴结复发，4% 是孤立的主动脉旁病灶[68]。目前在子宫内膜癌患者中使用 MSK NCCN 手术分期原则指导 SLN 显影被认为是能够替代淋巴结切除术的合理方案。绝大多数回顾性、观察性研究也支持这种观点[44]。

十、未来研究方向

如何使用新型放射性示踪剂和成像模式对 SLN 显影技术进行改进，已成为研究人员关注的焦点，如正电子淋巴造影（positron lymphography，PLG），它采用广泛使用的放射性示踪剂 ^{18}F– 氟脱氧葡萄糖（^{18}F-fluorodeoxyglucose，^{18}F-FDG）进行宫颈局部注射，随后进行动态正电子发射断层显像 / 计算机断层扫描（positron emission tomography/computed tomography imaging，PET-CT）（图 13-5）。这项技术不仅能在影像学上进行 SLN 显影，而且还能标记出有转移的 SLN。来自 MSK 的 Mueller 等首次报道了该技术应用于人体的研究结果。他们的研究包含 20 例子宫内膜癌和

宫颈癌的患者，其中 3 例发生病理学证实的 SLN 转移（2 例为微转移），均被该技术检出[69]。

新成像方式的使用可能提高转移淋巴结的检出率。MSK 目前正在研究切伦科夫光学成像在临床中的应用，包括 ^{18}F-FDG 在内的一些不同的放射性药物，都能发出切伦科夫光。当这些带电粒子穿过介质（如细胞中的水）时，会发出能被切伦科夫成像系统捕捉到的可见蓝色光谱。Grimm 及其同事在黑色素瘤的小鼠模型中联合使用 PLG 和切伦科夫成像技术，清晰地显示了正常淋巴结与恶性淋巴结组织（均经病理证实）不同的显影方式[70]，这些技术进步可能为患者 SLN 显影提供更多、更有价值的帮助。

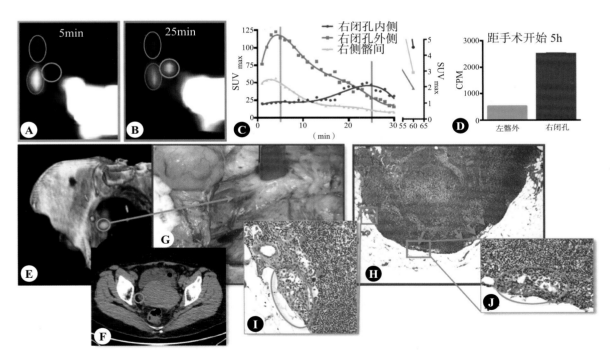

▲ 图 13-5　在子宫癌肉瘤患者中使用宫颈注射 ^{18}F-FDG 结合 PET-CT 进行正电子淋巴造影（PLG）的代表性例子

A 和 B. PLG 显示了 3 个盆腔右侧的 SLN；B. 其中 1 个淋巴结显示了延长及延迟摄取的模式；C. 时间 - 活动曲线；D. 术中测量切除淋巴结的每分钟计数（CPM）显示，即使在示踪剂注射后 5h，可疑淋巴结的摄取量也更高；E. 注射 25min 时的 PET-CT 三维曲面重建图，显示了可疑淋巴结的高摄取（蓝圆圈）；F. 这一相同的淋巴结在轴向 CT 中也有显示；G. 术中可见被染为蓝色的淋巴结；低倍镜（H）和高倍镜（I 和 J）下的组织学检查证实了可疑淋巴结内存在肿瘤转移（引自参考文献 [69]）

参考文献

[1] Siegel RL, Miller KD, Jemal A. Cancer statistics, 2020. CA Cancer J Clin. 2020;70(1):7–30.

[2] Koh WJ, Abu-Rustum NR, Bean S, et al. Uterine Neoplasms, Version 1.2018, NCCN clinical practice guidelines in oncology. J Natl Compr Canc Netw. 2018;16(2):170–99.

[3] Surveillance, Epidemiology, and End Results Program. Cancer Stat Facts: Uterine Cancer [cited 2020 May 22]. Available from: https://seer.cancer.gov/statfacts/html/corp. html.

[4] Levenback C, van der Zee AGJ, Coleman RL. Clinical Lymphatic Mapping of Gynecologic Cancers. London: CRC Press; 2004.

[5] Creasman WT, Morrow CP, Bundy BN, et al. Surgical pathologic spread patterns of endometrial cancer. A Gynecologic Oncology Group Study. Cancer. 1987;60(8 Suppl):2035–41.

[6] Chi DS, Barakat RR, Palayekar MJ, et al. The incidence of pelvic lymph node metastasis by FIGO staging for patients with adequately surgically staged endometrial adenocarcinoma of endometrioid histology. Int J Gynecol Cancer. 2008;18(2):269–73.

[7] Creasman WT, Ali S, Mutch DG, et al. Surgicalpathological findings in type 1 and 2 endometrial cancer: an NRG Oncology/Gynecologic Oncology Group study on GOG-210 protocol. Gynecol Oncol. 2017;145(3):519–25.

[8] Mueller JJ, Pedra Nobre S, Braxton K, et al. Incidence of pelvic lymph node metastasis using modern FIGO staging and sentinel lymph node mapping with ultrastaging in surgically staged patients with endometrioid and serous endometrial carcinoma. Gynecol Oncol. 2020;157(3):619–23.

[9] Creutzberg CL, van Putten WL, Koper PC, et al. Surgery and postoperative radiotherapy versus surgery alone for patients with stage-1 endometrial carcinoma: multicentre randomised trial. PORTEC Study Group. Post Operative Radiation Therapy in Endometrial Carcinoma. Lancet. 2000;355(9213):1404–11.

[10] Nout RA, Smit V, Putter H, et al. Vaginal brachytherapy versus pelvic external beam radiotherapy for patients with endometrial cancer of high-intermediate risk (PORTEC-2): an open-label, non-inferiority, randomised trial. Lancet. 2010;375:816–23.

[11] Keys HM, Roberts JA, Brunetto VL, et al. A phase III trial of surgery with or without adjunctive external pelvic radiation therapy in intermediate risk endometrial adenocarcinoma: a Gynecologic Oncology Group study. Gynecol Oncol. 2004;92:744–51.

[12] Benedetti Panici P, Basile S, Maneschi F, et al. Systematic pelvic lymphadenectomy vs. no lymphadenectomy in earlystage endometrial carcinoma: randomized clinical trial. J Natl Cancer Inst. 2008;100(23):1707–16.

[13] Barton DP, Naik R, Herod J. Efficacy of systematic pelvic lymphadenectomy in endometrial cancer (MRC ASTEC Trial): a randomized study. Int J Gynecol Cancer. 2009;19(8):1465.

[14] Abu-Rustum NR, Alektiar K, Iasonos A, et al. The incidence of symptomatic lower-extremity lymphedema following treatment of uterine corpus malignancies: a 12–year experience at Memorial Sloan-Kettering cancer center. Gynecol Oncol. 2006;103:714–18.

[15] Dessources K, Aviki E, Leitao Jr MM. Lower extremity lymphedema in patients with gynecologic malignancies. Int J Gyecol Cancer. 2020;30(2):252–60.

[16] Leitao MM Jr, Zhou QC, Gomez-Hidalgo NR, et al. Patientreported outcomes after surgery for endometrial carcinoma: prevalence of lower-extremity lymphedema after sentinel lymph node mapping versus lymphadenectomy. Gynecol Oncol. 2020;156(1):147–53.

[17] Accorsi GS, Paiva LL, Schmidt R, et al. Sentinel lymph node mapping vs systematic lymphadenectomy for endometrial cancer: surgical morbidity and lymphatic complications. J Minim Invasive Gynecol. 2020;27(4):938–45.

[18] Cabanas RM. An approach for the treatment of penile carcinoma. Cancer. 1977;39(2):456–66.

[19] Burke TW, Levenback C, Tornos C, et al. Intraabdominal lymphatic mapping to direct selective pelvic and paraaortic lymphadenectomy in women with high-risk endometrial cancer: results of a pilot study. Gynecol Oncol. 1996;62(2):169–73.

[20] Abu-Rustum NR, Khoury-Collado F, Gemignani ML. Techniques of sentinel lymph node identification for early-stage cervical and uterine cancer. Gynecol Oncol. 2008;111(2 Suppl):S44–50.

[21] Buda A, Lissoni A, Milani R. Sentinel lymph node detection in endometrial cancer: hysteroscopic peritumoral versus cervical injection. J Gynecol Oncol. 2016;27(1):e11.

[22] Renz M, Diver E, English D, et al. Sentinel lymph node biopsies in endometrial cancer: practice patterns among gynecologic oncologists in the United States. J Minim Invasive Gynecol. 2020;27(2):482–8.

[23] Casarin J, Multinu F, Abu-Rustum NR, et al. Factors influencing the adoption of the sentinel lymph

node technique for endometrial cancer staging: an international survey of gynecologic oncologists. Int J Gynecol Cancer. 2019;29(1):60–7.

[24] Rossi EC, Jackson A, Ivanova A, et al. Detection of sentinel nodes for endometrial cancer with robotic assisted fluorescence imaging: cervical versus hysteroscopic injection. Int J Gynecol Cancer. 2013;23(9):1704–11.

[25] Bodurtha Smith AJ, Fader An, Tanner EJ. Sentinel lymph node assessment in endometrial cancer: a systematic review and metaanalysis. AM J Obstet Gynecol. 2017;216(5):459–76.

[26] Kang S, Yoo HJ, Hwang JH, et al. Sentinel lymph node biopsy in endometrial cancer: meta analysis of 26 studies. Gynecol Oncol. 2011;123(3):522–7.

[27] Khoury-Collado F, Murray MP, Hensley ML, et al. Sentinel lymph node mapping for endometrial cancer improves the detection of metastatic disease to regional lymph nodes. Gynecol Oncol. 2011;122(2):251–4.

[28] Frumovitz M, Plante M, Lee PS, et al. Near-infrared fluorescence for detection of sentinel lymph nodes in women with cervical and uterine cancers (FILM): a randomised, phase 3, multicentre, non-inferiority trial. Lancet Oncol. 2018;19(10):1394–403.

[29] Khoury-Collado F, Abu-Rustum NR. Lymphatic mapping in endometrial cancer: a literature review of current techniques and results. Int J Gynecol Cancer. 2008;18(6): 1163–8.

[30] Papadia A, Gasparri ML, Buda A, et al. Sentinel lymph node mapping in endometrial cancer: comparison of fluorescence dye with traditional radiocolloid and blue. J Cancer Res Clin Oncol. 2017;143(10):2039–48.

[31] Rossi EC. Current state of sentinel lymph nodes for women with endometrial cancer. Int J Gynecol Cancer. 2019;29(3):613–21.

[32] Eriksson AG, Beavis A, Soslow RA, et al. A comparison of the detection of sentinel lymph nodes using indocyanine green and near-infrared fluorescence imaging versus blue dye during robotic surgery in uterine cancer. Int J Gynecol Cancer. 2017;27(4): 743–7.

[33] Eriksson AG, Montovano M, Beavis A, et al. Impact of obesity on sentinel lymph node mapping in patients with newly diagnosed uterine cancer undergoing robotic surgery. Ann Surg Oncol. 2016;23(8):2522–8.

[34] Rozenholc A, Samouelian V, Warkus T, et al. Green versus blue: randomized controlled trial comparing indocyanine green with methylene blue for sentinel lymph node detection in endometrial cancer. Gynecol Oncol. 2019;153(3):500–4.

[35] Plante M, Touhami O, Trinh XB, et al. Sentinel node mapping with indocyanine green and endoscopic nearinfrared fluorescence imaging in endometrial cancer. A pilot study and review of the literature. Gynecol Oncol. 2015;137(3):443–7.

[36] Buda A, Bussi B, Di Martino G, et al. Sentinel lymph node mapping with near-infrared fluorescent imaging using indocyanine green: a new tool for laparoscopic platform in patients with endometrial and cervical cancer. J Minim Invasive Gynecol. 2016;23(2):265–9.

[37] Henriksen E, Murrieta T. Adenocarcinoma of the corpus uteri; a clinicopathological study. West J Surg Obstet Gynecol. 1950;58(7):331–43.

[38] Masubuchi S, Fujimoto I, Masubuchi K. Lymph node metastasis and prognosis of endometrial carcinoma. Gynecol Oncol. 1979;7(1):36–46.

[39] Rossi EC, Kowalski LD, Scalici J, et al. A comparison of sentinel lymph node biopsy to lymphadenectomy for endometrial cancer staging (FIRES trial): a multicentre, prospective, cohort study. Lancet Oncol. 2017;18(3):384–92.

[40] Jewell EL, Huang JJ, Abu-Rustum NR, et al. Detection of sentinel lymph nodes in minimally invasive surgery using indocyanine green and near-infrared fluorescence imaging for uterine and cervical malignancies. Gynecol Oncol. 2014;133(2):274–7.

[41] Abu-Rustum NR. Sentinel lymph node mapping for endometrial cancer: a modern approach to surgical staging. J Natl Compr Canc Netw. 2014;12(2):288–97.

[42] Khoury-Collado F, Glaser GE, Zivanovic O, et al Improving sentinel lymph node detection rates in endometrial cancer: how many cases are needed? Gynecol Oncol. 2009;115(3):453–5.

[43] Tucker K, Staley SA, Gehrig PA, et al. Defining the learning curve for successful staging with sentinel lymph node biopsy for endometrial cancer among surgeons at an academic institution. Int J Gynecol Cancer. 2020;30(3):346–51.

[44] Holloway RW, Abu-Rustum NR, Backes FJ, et al. Sentinel lymph node mapping and staging in endometrial cancer: a Society of Gynecologic Oncology literature review with consensus recommendations. Gynecol Oncol. 2017;146(2):405–15.

[45] Lopez Labrousse MI, Frumovitz M, Guadalupe Patrono M, et al. Sentinel lymph node mapping in minimally invasive surgery: role of imaging with color-segmented fluorescence (CSF). Gynecol Oncol. 2017;146(3):676–7.

[46] Barlin JN, Khoury-Collado F, Kim CH, et al. The importance of applying a sentinel lymph node mapping algorithm in endometrial cancer staging: beyond removal of blue nodes. Gynecol Oncol. 2012;125(3):531–5.

[47] Lyman GH, Giuliano AE, Somerfield MR, et al.

American Society of Clinical Oncology guideline recommendations for sentinel lymph node biopsy in early-stage breast cancer. J Clin Oncol. 2005;23(30):7703–20.

[48] Holloway RW, Gupta S, Stavitzski NM, et al. Sentinel lymph node mapping with staging lymphadenectomy for patients with endometrial cancer increases the detection of metastasis. Gynecol Oncol. 2016;141(2):206–10.

[49] SGO Clinical Practice Statement: The Role of Sentinel Lymph Node Mapping in Endometrial Cancer; 2015 [cited 2020 Feb 10]. Available from: www.sgo.org/clinical-practice/ guidelines/the-role-of-sentinel-lymph-node-mappingin- endometrial-cancer/.

[50] Frumovitz M, Coleman RC, Soliman PT, et al. A case for caution in the pursuit of the sentinel node in women with endometrial carcinoma. Gynecol Oncol. 2014;132(2):275–9.

[51] Kumar S, Podratz KC, Bakkum-Gamez JN, et al. Prospective assessment of the prevalence of pelvic, paraaortic and high paraaortic lymph node metastasis in endometrial cancer. Gynecol Oncol. 2014;132(1):38–43.

[52] James JA, Rakowski JA, Jeppson CN, et al. Robotic transperitoneal infra-renal aortic lymphadenectomy in early-stage endometrial cancer. Gynecol Oncol. 201;136(2):285–92.

[53] Multinu F, Casarin J, Cappuccio S, et al. Ultrastaging of negative pelvic lymph nodes to decrease the true prevalence of isolated paraaortic dissemination in endometrial cancer. Gynecol Oncol. 2019;154(1):60–4.

[54] Kim CH, Soslow RA, Park KJ, et al. Pathologic ultrastaging improves micrometastasis detection in sentinel lymph nodes during endometrial cancer staging. Int J Gynecol Cancer. 2013;23(5):964–70.

[55] Soliman PT, Frumovitz M, Spannuth W, et al. Lymphadenectomy during endometrial cancer staging: practice patterns among gynecologic oncologists. Gynecol Oncol. 2010;119(2):291–4.

[56] How J, Gauthier C, Abitbol J, et al. Impact of sentinel lymph node mapping on recurrence patterns in endometrial cancer. Gynecol Oncol. 2017;144(3):503–9.

[57] Buda A, Restaino S, Di Martino G, et al. The impact of the type of nodal assessment on prognosis in patients with high-intermediate and high-risk ESMO/ESGO/ESTRO group endometrial cancer. A multicenter Italian study. Eur J Surg Oncol. 2018;44(10):1562–7.

[58] Eriksson AGZ, Ducie J, Ali N, et al. Comparison of a sentinel lymph node and a selective lymphadenectomy algorithm in patients with endometrioid endometrial carcinoma and limited myometrial invasion. Gynecol Oncol. 2016;140(3):394–9.

[59] Schlappe BA, Weaver AL, Ducie JA, et al. Multicenter study comparing oncologic outcomes between two nodal assessment methods in patients with deeply invasive endometrioid endometrial carcinoma: a sentinel lymph node algorithm versus a comprehensive pelvic and paraaortic lymphadenectomy. Gynecol Oncol. 2018;151(2):235–42.

[60] Mariani A, Dowdy SC, Cliby WA, et al Prospective assessment of lymphatic dissemination in endometrial cancer: a paradigm shift in surgical staging. Gynecol Oncol. 2008;109(1):11–18.

[61] Soliman PT, Westin SN, Dioun S, et al. A prospective validation study of sentinel lymph mapping for high-risk endometrial cancer. Gynecol Oncol. 2017;146(2):234–9.

[62] Cusimano MC, Vicus D, Pulman K, et al. Assessment of sentinel lymph node biopsy vs lymphadenectomy for intermediate- and high-grade endometrial cancer staging. JAMA Surg. 2021;156(2):157–64. https://doi.org/10.1001/ jamasurg.2020.5060.

[63] Tanner EJ, Ojalvo L, Stone RL, et al. The utility of sentinel lymph mapping in high-grade endometrial cancer. Int J Gynecol Cancer. 2017;27(7):1416–21.

[64] Ducie JA, Eriksson AGZ, Ali N, et al. Comparison of a sentinel lymph node mapping algorithm and comprehensive lymphadenectomy in the detection of stage IIIC endometrial carcinoma at higher risk for nodal disease. Gynecol Oncol. 2017;147(3):541–8.

[65] Schiavone MB, Scelzo C, Straight C, et al. Survival of patients with serous uterine carcinoma undergoing sentinel lymph node mapping. Ann Surg Oncol. 2017;24(7):1965–71.

[66] Basaran D, Bruce S, Aviki EM, et al. Sentinel lymph node mapping alone compared to more extensive lymphadenectomy in patients with uterine serous carcinoma. Gynecol Oncol. 2020;156(1):70–6.

[67] Schiavone MB, Zivanovic O, Zhou Q, et al. Survival of patients with uterine carcinosarcoma undergoing sentinel lymph node mapping. Ann Surg Oncol. 2016;23(1):196–202.

[68] Aloisi A, Casanova JM, Tseng JH, et al. Patterns of FIRST recurrence of stage IIIC1 endometrial cancer with no PARAAORTIC nodal assessment. Gynecol Oncol. 2018;151(3):395–400.

[69] Mueller JJ, Dauer LT, Murali R, et al. Positron lymphography via intracervical ^{18}F-FDG injection for pre-surgical lymphatic mapping in cervical and endometrial malignancies. J Nucl Med. 2020;61(8);1123–30. https://doi.org/10.2967/jnumed.119.230714.

[70] Lockau H, Neuschmelting V, Ogirala A, et al. Dynamic ^{18}F-FDG PET lymphography for in vivo identification of lymph node metastases in murine melanoma. J Nucl Med. 2018;59(2):210–15.

第 14 章　前哨淋巴结切除对患者生活质量的影响
Impact of sentinel lymph node mapping on quality of life

Mariana Antonella Nigra　Pedro T. Ramirez　Larissa Meyer　著

黄　玥　译　李征宇　校

一、妇科恶性肿瘤患者的生活质量

早期筛查及新兴疗法的出现极大改善了妇科恶性肿瘤患者的生存情况。对于逐渐增加的癌症幸存者，生活质量（quality of life，QoL）成了决定她们能否回归正常生活的重要因素[1]。QoL 泛指患者的一般健康情况，其中包括对生理、物质生活、社会功能、情绪健康，以及个人发展情况的客观描述及主观评估指标，各项分数均由患者自行评估[2]。针对 QoL 的研究始于 20 世纪 60 年代，QoL 被广泛应用于各个领域，其中包括城市宜居性及社会政策效果评估、人力服务供应模型的获益评估，以及大量医学及心理治疗的个体结局评估[3]。

目前，通过量化 QoL 可产生多种参数用于评估医学干预的效果。多种 QoL 测量问卷能够对患者的生理功能、生理功能角色受限、社会功能、生理性疼痛、基本心理健康情况、因情绪角色受限、生命体征及一般健康情况进行评分[4]。1978 年，第一代核心 QoL 问卷，即欧洲癌症研究与治疗组织（EORTC）QLQ-C36 被发表[5]，该问卷由 36 个问题构成，问题具有癌种特异性，适用于多种文化背景的患者。其中 8 项情绪功能模块由于可

靠性不足需进行修改，于是在更新后的问卷中，先前在 EORTC 临床试验中运用的 4 项情绪功能模块替代了原模块，形成了第二代核心问卷 EORTC QLQ-C30（第 1 版）[6]。QLQ-C30（第 1 版）整合了 5 类功能性模块（生理、角色、认知、情绪及社会）、3 类症状性模块（疲劳、疼痛及恶心 / 呕吐）、患者总体健康状况、癌症患者特殊症状评估（呼吸困难、食欲缺乏、失眠、便秘及腹泻等），以及疾病的预期经济影响[7]。

QoL 是评估癌症负担及治疗方案疗效的重要指标[4]，多用于描述治疗方案的毒性及不良反应，在妇科恶性肿瘤中可用于评估患者术后发生下肢淋巴水肿的情况。下肢淋巴水肿常发生于妇科恶性肿瘤淋巴结清扫术后，将不可逆、多方面地影响患者的 QoL[8]。对于子宫内膜癌及宫颈癌患者，治疗相关的淋巴水肿发生率约为 25%，而对于外阴癌患者，淋巴结清扫术后淋巴水肿的发生率高达 70%[9]。下肢淋巴水肿的症状具有缓慢及进行性加重的特点，从而导致患者 QoL 降低[10]。Ryan 等的一项回顾性研究发现，在外阴癌、子宫内膜癌及宫颈癌患者人群中，17% 患者发生了下肢淋巴水肿，51% 患者日常生活受到影响[11]。一项队列研究对比了接受盆腔淋巴结清扫联合盆腔放射治疗，以及单独盆腔

放射治疗对妇科恶性肿瘤幸存者（子宫内膜癌、卵巢癌、宫颈癌及外阴癌）QoL 的影响差异，研究者设计了一份评估问卷，其中包括盆腔相关症状评估指标、人口学指标、心理学指标及 QoL 相关指标，最后共收集到 616 份问卷[12]；其中 36% 患者发生下肢淋巴水肿，具体表现为睡眠情况更差、更担心癌症复发且更容易将部分症状归结为癌症复发，这部分患者的总 QoL 低于其他患者。在发生下肢淋巴水肿的患者中，45% 患者无法进行身体锻炼、29% 患者无法做家务、27% 患者社交活动受限、20% 患者交友活动受限。因此研究者认为，淋巴水肿对患者 QoL 及日常生活均造成负面影响。

术后继发的外观及功能改变可能导致患者发生抑郁、焦虑及消极体象。严重情况下，淋巴水肿还可能影响患者日常生活的功能[13]。一项回顾性研究收集了 152 例接受淋巴结清扫术的子宫内膜癌、宫颈癌或卵巢癌患者的调查问卷，分析了她们术后 3 个月的下肢淋巴水肿及神经相关并发症的发生情况，结果发现，下肢淋巴水肿及神经系统相关并发症的发生率为 36%[14]。

二、前哨淋巴结显影与淋巴水肿

为减少淋巴结切除术相关死亡率，逐步发展了淋巴结定位及前哨淋巴结（SLN）显影等侵入性更小的技术[15]。一项前瞻性研究运用乳腺癌治疗功能评估问卷（FACT-B），分析了 I ～ Ⅲ A 期肢端、躯干或颈部黑素瘤患者接受 SLN 显影术后 6 个月淋巴水肿的发生率及 QoL[16]。结果发现，仅 2%（14/694）的患者发生淋巴水肿；对于具有完整 QoL 数据的 I ～ Ⅱ 期患者，加权后 QoL 与主观肢体粗细变化相关，而与客观肢体粗细变化无

关。SLN 显影术在其他癌种中也逐步得到应用，如对于乳腺癌患者，接受 SLN 显影而未行淋巴结清扫术的患者淋巴水肿发生率显著下降（＜10%）[17]。此外，多项研究探讨了 SLN 显影术在妇科恶性肿瘤患者中的应用[9, 18, 22, 25]。

QoL 能评估发生淋巴水肿对患者产生的影响，是妇科恶性肿瘤常用的指标。一项研究纳入了 789 例接受单独盆腔放射治疗，或者接受手术联合盆腔化疗的子宫内膜癌、宫颈癌、外阴癌或卵巢癌患者，评估了妇科恶性肿瘤幸存者发生下肢淋巴水肿对总 QoL、睡眠、性生活及日常生活的影响[18]。

三、外阴癌患者行前哨淋巴结切除术后的生活质量

外阴癌治疗将对患者 QoL 造成极大负面影响，具体表现为性功能障碍、外阴疼痛或麻木，以及淋巴水肿[19]。回顾性研究发现，接受腹股沟淋巴结清扫术的外阴癌患者下肢淋巴水肿的发生率为 10%，而在患者报告症状的评估性研究中发生率为 73%[20]。GROINSS V 是一项多中心观察性研究，评估了放射性标记及蓝色染料对 $T_1 \sim T_2$ 期外阴鳞癌患者进行 SLN 显影的安全性及临床实用性[21]。在该研究中，若超分期发现 SLN 为阴性，则不行腹股沟淋巴结清扫术，术后每 2 个月对患者进行 1 次随访，持续 2 年。结果发现，仅行 SLN 切除的患者短期死亡率低于发现 SLN 阳性后行腹股沟淋巴结清扫术的患者（腹股沟伤口破裂为 11.7% vs. 34.0%，蜂窝织炎为 4.5% vs. 21.3%）；仅行 SLN 切除患者的长期死亡率也低于发现 SLN 阳性后行腹股沟淋巴结清扫术的患者（复发性丹毒为 0.4% vs. 16.2%，下肢淋巴水肿为 1.9% vs. 25.2%），

QoL 相关评估结果并未报道。后来，Oonk 等对比了 GROINSS V 研究中仅行 SLN 切除的患者与发现 SLN 阳性后行腹股沟淋巴结清扫术患者间 QoL 的差异，他们请患者在术后 33 周填写了 3 种问卷，即 EORTC QLQ-C30 问卷、外阴专用问卷，以及一份询问患者对新疗法选择意见的问卷[22]。问卷应答率为 85%，其中包括 35 例 SLN 切除术后患者及 27 例腹股沟淋巴结清扫术后患者；两组患者的总 QoL 无明显差异，未发现差异的原因可能为该研究纳入人数过少；两组患者的主要差异在于接受腹股沟淋巴结清扫术患者的下肢淋巴水肿发生率更高。

此外，一些研究还发现，仅接受 SLN 切除的患者与接受腹股沟淋巴结清扫术患者相比，QoL 存在差异。例如，一项回顾性研究对接受 SLN 切除术与接受腹股沟淋巴结清扫术的早期外阴癌患者 QoL 进行了评估，同时记录了淋巴水肿症状的严重性[23]。该研究利用针对癌症患者的 QoL 评估问卷，即以基于效用的调查问卷（癌症相关，Utility-Based Questionnaire-Cancer），对 QoL 调整后的生存率进行了评估。结果发现，接受腹股沟淋巴结清扫术患者术后淋巴水肿发生率 48%，而仅接受 SLN 切除术患者的发生率仅为 15%，淋巴水肿对于患者的影响主要体现在生理功能，特别对进行相对剧烈运动（如跑步或爬楼梯等）造成影响，而对社交活动及自理能力影响最小；60% 患者性功能正常，18% 患者健康状况并未对性生活造成影响，有 18% 患者性生活受到影响。将报告发生淋巴水肿或出现下肢疼痛的患者与无症状患者进行比较，前者的 QoL 评分远低于无症状组，且该组患者反馈淋巴水肿的负面影响主要体现在性生活、生理功能及社交中；有下肢疼痛的患者情绪焦虑程度更重，同时也更易丧失自理能力。

此外，在另一项回顾性研究中，共纳入 21 例 FIGO 分期为 I～IIIA 期的外阴癌患者，患者均接受外阴切除术，或者广泛切除合并 SLN 切除术或腹股沟淋巴结清扫术。研究者为探索 QoL 及性功能的影响因素，纳入患者填写女性性功能指数问卷（Female Sexual Function Index questionnaire，FSFI）及 SF-12 量表（Short Form 12 questionnaire，SF-12）[24]。SF-12 量表共 12 题，就 QoL 的各评估方向进行了精简。它可分为 8 个模块，其中包括 2 个独立的评分系统，即心理总评分及生理总评分。在本研究纳入的 21 例患者中，10 例接受了腹股沟淋巴结清扫术、5 例接受了 SLN 切除术、6 例未行淋巴结评估。接受了腹股沟淋巴结清扫术的患者，90% 的 FSFI 评分低，而未接受腹股沟淋巴结清扫术的患者中，仅 45% FSFI 评分低。淋巴结清扫术是影响性功能的唯一因素，未行淋巴结清扫术及 SLN 切除的患者性功能相关评分更高。

四、子宫内膜癌患者行前哨淋巴结切除术后的生活质量

SLN 显影在子宫内膜癌患者手术中的研究较多，包括两项前瞻性研究。SENTI-ENDO 研究结果发现，SLN 活检能充分评估淋巴结状态，对于 I 期子宫内膜癌患者尤其适用，与超分期方法联合使用更有助于发现转移淋巴结[25]。FIRES 研究评估了吲哚菁绿（ICG）用于标记 SLN 的效率，结果发现 ICG 在 86% 患者体内能准确显影，并能发现 97% 子宫内膜癌患者体内的转移淋巴结[26]。本研究还发现，彻底的淋巴结清扫术能显著降低患者死亡率。此外，还有一项前瞻性研究对

比了接受 SLN 切除术，或者接受彻底盆腔及肾下主动脉旁淋巴结清扫术的 188 例子宫内膜癌患者术后淋巴相关并发症的发病率，结果发现，与行淋巴结清扫术相比，行 SLN 切除术患者术后下肢淋巴水肿的发生率更低（1.3% vs. 18.1%，P=0.0003）[27]。以上前瞻性研究均未评估患者 QoL。

由于 SLN 切除有可能提高患者 QoL，多项研究探讨了两者的关系。Rowlands 等评估并比较了子宫内膜癌术后 3~5 年发生下肢淋巴水肿、下肢肿胀或无症状三组患者的 QoL，纳入研究的患者均接受 SLN 切除术或盆部淋巴结清扫术[28]。研究者通过 SF-12 量表（Medical Outcomes Study Short Form-12，SF-12）对患者的心理及生理 QoL 进行评估，本问卷由 8 个模块构成，即生理功能、身体疼痛、一般健康情况、生理及情绪角色障碍、活力、社会功能及心理健康，组成生理及心理总评分。本研究共纳入 693 例患者，其中 68 例发生下肢淋巴水肿、177 例发生下肢肿胀、394 例无相关症状。发生下肢淋巴水肿患者的生理 QoL 评分低于无相关症状患者，但这两组患者的心理 QoL 评分均在正常范围内。发生下肢肿胀的患者生理及心理 QoL 评分均低于无相关症状患者。

一项前瞻性研究纳入了 97 例接受微创分期手术的子宫内膜癌患者，主要目标为观察下肢淋巴水肿的发生率[29]。本研究的次级目标包括观察下肢功能变化，并通过 FACT-G 问卷及下肢功能量表（Lower Extremity Functional Scale，LEFS）评估 QoL。FACT-G 问卷被用于评估分期手术及淋巴水肿对患者 QoL 的影响，而 LEFS 是一种经过验证的评分方法，由 20 个问题组成，能评估下肢情况对个人日常活动的影响。研究结果发现，术后 4~6 周下肢淋巴水肿的发生率为 25%，术后 6~9

个月下肢淋巴水肿的发生率为 19%，术后 12~18 个月下肢淋巴水肿的发生率为 27%。下肢淋巴水肿与术后 4~6 周（−27.0% vs. −3.7%，P=0.02）及术后 6~9 个月（−13.0% vs. 0%，P=0.01）LEFS 评分较基线值显著下降相关，下肢水肿与患者报告总 QoL 不相关。

一项回顾性研究纳入了以手术为初始治疗的子宫内膜癌患者，评估了淋巴结清扫术对 QoL 的影响。在患者术后至少 44 个月后，研究者以邮件的形式请患者填写经过验证的下肢淋巴水肿 13 条目初筛问卷、QLQ-C30 及 EORTC QLQ-EN24 问卷[30]。这些问卷包括 5 个功能模块、3 个症状模块、总体健康状态评估，以及一系列肿瘤患者常报告的临床症状单独评估模块。可能符合条件的患者共 1275 例，最终获得 599 例的评估数据，其中 180 例接受了 SLN 切除术、352 例接受了淋巴结清扫术、67 例仅接受子宫切除术。SLN 组中，患者自行报告的下肢淋巴水肿发生率为 27%（49/180），淋巴结清扫术组发生率为 41%（144/352）。淋巴结清扫术是下肢淋巴水肿发生率增加的独立影响因素（P<0.003）。自行报告下肢淋巴水肿的患者 QoL 相较于未报告淋巴水肿患者更差。

五、宫颈癌患者前哨淋巴结切除术后的生活质量

SENTICOL I 研究回顾性验证了 SLN 切除术在宫颈癌中应用的灵敏度，但并未评估术后患者的死亡率及 QoL[30]。为了验证不同治疗方式对患者 QoL 的影响，Park 等共纳入 860 例宫颈癌幸存者（ I ~Ⅳa 期），并随机选取了 494 例患者作为对照组，探究了宫颈癌患者长期 QoL 及性功能的影响因素[31]。

入组患者填写了 EORTC QLQ-C30 问卷的宫颈癌模块及评估性功能的条目。相比于对照组患者，宫颈癌幸存者的社会功能更差，更易出现便秘或腹泻且更易面临经济问题（$P<0.01$）；宫颈癌患者淋巴水肿及停经更严重，体型更差、性功能和（或）阴道功能更差且性焦虑更严重（$P<0.01$）；宫颈癌患者对性行为的焦虑重于对照组，化疗后患者更易发生性交困难（$P<0.01$）。

Le Borgne 等的前瞻性研究评估了宫颈癌幸存者确诊后 5 年、10 年及 15 年的长期 QoL，但未针对淋巴结评估进行具体分组[32]。评估方法包括以下 5 种 QoL 问卷，即 SF-36 量表、EORTC QLQ-C30、宫颈癌特异性问卷（EORTC QLQ-CX24）、MFI 疲劳量表、STAI 焦虑量表，此外还使用了生活状况调查表。该研究共纳入 173 例患者（其中 42% 患者仅接受宫颈癌手术治疗，58% 患者接受合并治疗）及 594 例对照组患者。研究结果发现，与对照组相比，宫颈癌幸存者总 QoL 较好，但其术后 15 年的心理 - 情绪状态下降程度更重（$P<0.01$）；某些症状随时间逐渐加重，特别是术后 15 年的患者报告的淋巴水肿显著多于术后 5 年患者（$P=0.009$）及术后 10 年（$P=0.002$）；与仅接受宫颈癌手术的患者相比，合并放射治疗的宫颈癌患者的 QoL 受到极大影响，主要表现在性功能障碍（$P=0.002$）、大小便失禁及腹部症状（$P=0.01$），以及淋巴水肿（$P=0.01$）。

SENTIX 研究评估了 SLN 切除术（不包括后续盆腔淋巴结清扫术）在早期宫颈癌患者治疗中的安全性及其对术后死亡率的影响，但不包括对 QoL 的系统性评估[33]。SENTICOL Ⅲ 是一项正在进行的前瞻性、多中心的随机临床试验，探究了宫颈癌患者接受 SLN 切除术，或者接受淋巴结清扫术的肿瘤相关结局；该研究将患者 QoL 作为研究的主要目标，通过 QLQ-C30 及 QLQ-CX24 问卷，测量了术后 3 年疼痛评分、总体健康状况评分及生理功能评分；本研究的不足之处在于，患者可能根据最终病理报告中的淋巴结切除数量获知自己接受的手术类型，因此彻底淋巴结清扫术组患者的意外揭盲可能是淋巴水肿高发生率及 QoL 得分较低的偏倚因素[34]。综上所述，目前评估宫颈癌患者 SLN 切除术后 QoL 的研究数据尚少。

六、妇科恶性肿瘤的患者报告结局

根据 FDA 及全国质量论坛（National Quality Forum，NQF）的定义，患者报告结局（patient-reported outcome，PRO）指患者直接报告的、未经医务人员或其他人解释或修改的健康情况[35, 36]。PRO 评估工具能测量 PRO 的一个或多个方面，包括症状负担及（如 QoL 等）更复杂多元化的指标[37]。

PRO 能多方面提高以患者为核心的医疗关怀质量，通过患者的角度帮助改善医患关系，也常作为评估医疗干预方法损益的指标。此外，PRO 也是政策制订及人口监测（包括指南制订、信息覆盖及补贴范围确定）、关怀质量评估及确定政策决策影响的重要指标。患者报告结局测量信息系统（Patient-Reported Outcomes Measurement Information System，PROMIS）的设立使 PRO 的精准高效测量成为可能。PROMIS 的初始目标是为临床研究设立了一个公共、高效及灵活的，包括 QoL 在内的 PRO 评估系统[38]。PROMIS 网络已经发展为了一个全面的数据库，能收集患者报告结局的电子版资料（ePRO），囊括了经证实的癌症患者主要症状。

随着对以患者为中心诊疗的重视，PRO 逐步成为临床试验及质量测量指标中的重要组成部分，妇科恶性肿瘤患者中的 PRO 测量工具也正在研究当中。一项在妇科肿瘤门诊进行的为期 6 个月的前瞻性研究评估了 PROMIS 可行性及患者接受程度，同时还评估了其发现严重临床症状患者的敏感性，以及增加支援服务的转诊率[39]。本研究共纳入 336 例患者，其中 35% 患者发现癌症复发，19% 至少经历了一次疾病复发。69% 患者报告发生不良症状，包括中度至重度生理功能障碍（60%）、疼痛（36%）、疲劳（28%）、焦虑（9%）、抑郁（8%）及性功能障碍（32%），共 39 例（12%）症状严重的患者被转诊至精神科、姑息治疗中心、疼痛治疗中心、社工中心，或者肿瘤综合护理病房。大多数接受调查者反馈，ePRO 对其有所帮助（78%）且填写较容易（92%）。综上所述，门诊患者 PROMIS 系统对于妇科肿瘤患者可行性强、可接受程度高，同时有助于发现症状严重的患者，并将其转诊至相关支持辅助科室或服务中心。

PRO 测量广泛应用在妇科肿瘤研究中。Meyer 等评估了 29 例患者的症状负担，这些患者均在妇科进行了开腹手术[40]。临床症状的评估运用经过验证的卵巢癌特异性 27 项安德森症状评估量表（MDASI-OC），量表在入院后术前每天填写，出院后第 1 周填写 2 次，术后 8 周内每周填写 1 次。75% 患者确诊为卵巢癌，其中 50% 患者接受了初始肿瘤减灭术，另 50% 患者接受新辅助化疗后再进行肿瘤减灭术。术后住院期间，5 种最常见的负担性症状为疲劳、疼痛、腹痛、口干及眩晕；本研究发现，PRO 是以患者为中心研究的重要组成部分，能纵向分析症状负担，同时针对手术方式及术前关怀能进行更有意义的比较。

PRO 的评估还有一些其他方法。一项系统回顾总结了评估子宫内膜癌幸存者 PRO 的文献，根据不同的暴露方法或特定 PRO 进行文献纳入[41]。共检索到 1722 项不同的研究，回顾了 102 篇文章原文，符合要求的研究共 27 项。最常用的 PRO 问卷是欧洲癌症治疗研究组织生活质量问卷（European Organization for Research and Treatment of Cancer Quality of Life Questionnaire-Core 30，EORTC QLQ C30）（n=9）、健康调查简表（Short Form 36 Questionnaire，SF-36）（n=8）、癌症治疗功能评价量表 G（Functional Assessment of Cancer Therapy-General，FACT-G）（n=5）及女性性功能指数量表（Female Sexual Function Index，FSFI）（n=4）。分析结果发现，肥胖与低 QoL 及低生理功能相关，治疗方式能影响诸多结局。例如，与开腹手术相比，接受腔镜手术患者术后 QoL 一般更佳；性功能结局与年龄、确诊时间、进行性生活前向医师咨询等因素相关；此外，身体锻炼与性欲提高相关，但与性功能无关。本文为子宫内膜癌幸存者的治疗提供了经验。在对子宫内膜癌进行诊断的同时，对于与 QoL 相关的参数，如疼痛、疲劳、情绪及社会功能也应进行评估。就著者所知，目前尚无评估妇科恶性肿瘤行 SLN 显影术后 PRO 的研究。

对于癌症患者的 QoL 及 PRO 进行评估在临床及科研中均成了一项重要内容。新疗法在提高患者生存率的同时，其对于患者总体恢复及日常生活的影响也有待评估。随着 SLN 显影与手术的联合，最常见且对患者影响最大的并发症，如下肢淋巴结水肿的发生率显著减少，极大改善了患者术后的机体功能。尽管对于妇科恶性肿瘤治疗后患者的 QoL 情况已有了一定数据积累，但专门针对仅接受 SLN 切除术患者术后 QoL 相关信息仍然很有限。未来还需要更多研究对接受 SLN 切除术患者术后 QoL 及 PRO 情况进行前瞻性评估。

参 考 文 献

[1] Beesley VL, Eakin EG, Janda M, et al. Gynecological cancer survivors health behaviors and their associations with quality of life. Cancer Causes Control. 2008;19(7):775–82.

[2] Antaki C, Rapley M. Quality of life talk: the liberal paradox of psychological testing. Discourse Soc. 1996;7(3):293–316.

[3] Rapley M. Quality of Life Research: A Critical Introduction. London: Springer; 2004. pp. 1021–1024.

[4] Mooney A. Quality of life: questionnaires and questions. J Health Commun. 2006;11(3):327–41.

[5] Aaronson NK, Bullinger M, Ahmedzai S. A modular approach to quality-of-life assessment in cancer clinical trials. Recent Results Cancer Res. 1988;111:231–49.

[6] Aaronson NK, Ahmedzai S, Bergman B, et al. The European Organization for Research and Treatment of Cancer QLQ-C30: a quality-of-life instrument for use in international clinical trials in oncology. J Nat Cancer Inst. 1993;85(5):365–76.

[7] The EORTC QLQ-C30 Manuals, Reference Values and Bibliography. EORTC Quality of Life Group. Belgium: Brussels EORTC; 2002.

[8] Dunberger G, Lindquist H, Waldenström A, et al. Lower limb lymphedema in gynecological cancer survivors – effect on daily life functioning. Support Care Cancer. 2013;21(11):3063–70.

[9] Dessources K, Aviki E, Leitao MM Jr. Lower extremity lymphedema in patients with gynecologic malignancies. Int J Gynecol Cancer. 2020;30(2):252–60.

[10] Rowlands IJ, Beesley VL, Janda M, et al. Quality of life of women with lower limb swelling or lymphedema 3–5 years following endometrial cancer. Gynecol Oncol. 2014;133(2):314–18.

[11] Ryan M, Stainton MC, Slaytor EK, et al. A etiology and prevalence of lower limb lymphedema following treatment for gynaecological cancer. Aust N Z J Obstet Gynecol. 2003;43(2):148–51.

[12] Dunberger G, Lindquist H, Waldenström A, et al. Lower limb lymphedema in gynecological cancer survivors – effect on daily life functioning. Support Care Cancer. 2013;21(11):3063–70.

[13] Fu MR, Ridner SH, Hu SH, et al. Psychosocial impact of lymphedema: a systematic review of literature from 2004 to 2011. Psychooncology. 2013;22(7):1466–84.

[14] Biglia N, Librino A, Ottino M, et al. Lower limb lymphedema and neurological complications after lymphadenectomy for gynecological cancer. Int J GynecolCancer. 2015;25(3):521–5.

[15] Morton RL, Wen DR, Wong JH, et al. Technical details of intraoperative lymphatic mapping for early stage melanoma. Arch Surg. 1992;127(4):392–9.

[16] Morton RL, Tran A, Vessey J, et al. Quality of life following sentinel node biopsy for primary cutaneous melanoma: health economic implications. Ann Surg Onco. 2017;24(8):2071–9.

[17] Cormier JN, Askew RL, Mungovan KS, et al. Lymphedema beyond breast cancer: a systematic review and metaanalysis of cancer-related secondary lymphedema. Cancer. 2010;116(22):5138–49.

[18] Dunberger G, Lindquist H, Waldenström A, et al. Lower limb lymphedema in gynecological cancer survivors – effect on daily life functioning. Support Care Cancer. 2013;21(11):3063–70.

[19] Wenzel L. Patient-reported outcomes in sentinel lymph node procedure versus inguinofemoral lymphadenectomy-what is the next step? Gynecol Oncol. 2009;113(3):299–300.

[20] Berger J, Scott E, Sukumvanich P, et al. The effect of groin treatment modality and sequence on clinically significant chronic lymphedema in patients with vulvar carcinoma. Int J Gynecol Cancer. 2015;25(1): 119–24.

[21] Van der Zee AG, Oonk MH, De Hullu JA, et al. Sentinel node dissection is safe in the treatment of early stage vulvar cancer. J Clin Oncol. 2008;26(6):884–9.

[22] Oonk MH, Van Os MA, De Bock GH, et al. A comparison of quality of life between vulvar cancer patients after sentinel lymph node procedure only and inguinofemoral lymphadenectomy. Gynecol Oncol. 2009;113(3):301–5.

[23] Farrell R, Gebski V, Hacker NF. Quality of life after complete lymphadenectomy for vulvar cancer: do women prefer sentinel lymph node biopsy? Int J Gynecol Cancer. 2014;24(4):813–19.

[24] Forner DM, Dakhil R, Lampe B. Quality of life and sexual function after surgery in early stage vulvar

cancer. Eur J Surg Oncol. 2015;41(1):40–5.

[25] Daraï E, Dubernard G, Bats AS, et al. Sentinel node biopsy for the management of early stage endometrial cancer: longterm results of the SENTI-ENDO study. Gynecol Oncol. 2015;136(1):54–9.

[26] Rossi EC, Kowalski LD, Scalici J, et al. A comparison of sentinel lymph node biopsy to lymphadenectomy for endometrial cancer staging (FIRES trial): a multicentre, prospective, cohort study. Lancet Oncol. 2017;18(3):384–92.

[27] Geppert B, Lönnerfors C, Bollino M, et al. Sentinel lymph node biopsy in endometrial cancer-feasibility, safety and lymphatic complications. Gynecol Oncol. 2018;148(3):491–8.

[28] Rowlands IJ, Beesley VL, Janda M. Quality of life of women with lower limb swelling or lymphedema 3–5 years following endometrial cancer. Gynecol Oncol. 2014;133(2):314–18.

[29] Watson CH, Lopez-Acevedo M, Broadwater G, et al. A pilot study of lower extremity lymphedema, lower extremity function, and quality of life in women after minimally invasive endometrial cancer staging surgery. Gynecol Oncol. 2019;153(2):399–404.

[30] Leitao MM Jr, Gomez-Hidalgo NR, Abu-Rustum NR, et al. Patient-reported outcomes after surgery for endometrial carcinoma: prevalence of lower-extremity lymphedema after sentinel lymph node mapping versus lymphadenectomy. Gynecol Oncol. 2020;156(1):147–53.

[31] Lécuru F, Mathevet P, Querleu D, et al. Bilateral negative sentinel nodes accurately predict absence of lymph node metastasis in early cervical cancer: results of the SENTICOL study. J Clin Oncol. 2011;29(13):1686–91.

[32] Park SY, Bae DS, Nam JH, et al. Quality of life and sexual problems in disease-free survivors of cervical cancer compared with the general population. Cancer. 2007;110(12):2716–25.

[33] Cibula D, Dusek J, Jarkovsky J, et al. A prospective multicenter trial on sentinel lymph node biopsy in patients with early-stage cervical cancer (SENTIX). Int J Gynecol Cancer. 2019;29(1):212–15.

[34] Lecuru FR, McCormack M, Hillemanns P, at el. SENTICOL III: an international validation study of sentinel node biopsy in early cervical cancer. A GINECO, ENGOT, GCIG and multicenter study. Int J Gynecol Cancer. 2019;29(4):829–34.

[35] U.S. Food and Drug Administration. Guidance for Industry. Patient reported outcome measures: use in medical product development to support labeling claims. Federal Register. 2009;74:65132–3.

[36] National Quality Forum. Patient-Reported Outcomes [2012 Dec 10]. Available from: www.qualityforum. org/Projects/ n-r/Patient-Reported_Outcomes/Patient-Reported_ Outcomes.aspx.

[37] Snyder CF, Jensen RE, Segal JB, et al. Patient-reported outcomes (PROs). Med Care. 2013;51:S73–9.

[38] Ahmed S, Berzon RA, Revicki DA, et al. The use of patientreported outcomes (PRO) within comparative effectiveness research: implications for clinical practice and health care policy. Med Care. 2012;50(12):1060–70.

[39] Gressel GM, Dioun SM, Richley M, et al. Utilizing the Patient Reported Outcomes Measurement Information System (PROMIS®) to increase referral to ancillary support services for severely symptomatic patients with gynecologic cancer. Gynecol Oncol. 2019;152(3):509–13.

[40] Meyer LA, Nick AM, Shi Q, et al. Perioperative trajectory of patient reported symptoms: a pilot study in gynecologic oncology patients. Gynecol Oncol. 2015;136(3):440–5.

[41] Shisler R, Sinnott JA, Wang V, et al. Life after endometrial cancer: a systematic review of patient-reported outcomes. Gynecol Oncol. 2018;148(2):403–13.

第 15 章　放射肿瘤学思考
Radiation oncology considerations

Gwendolyn Joyce McGinnis　Anuja Jhingran　著
李　林　译　　李征宇　校

放射治疗（简称放疗）用于癌症治疗已超过一个世纪。近年来，随着技术的不断进步，放射线已经发展为一种更加精密的工具，可以在提高疗效的同时减少不良反应。约 60% 的癌症患者会接受放疗[1]，其通常作为手术治疗或系统性治疗的补充，以尽量减少微小残留病灶。随着外科手术方法越来越精细，我们需了解如何更好地结合放疗来提高肿瘤结局，同时最大限度地减少放疗的近、远期不良反应。

放疗通常为辅助治疗，用于清除内镜下病灶，因此随前哨淋巴结活检应用的增加，将在一些癌症管理中引入新的辅助治疗决策。在某些疾病部位（如乳腺或外阴），有相对可靠的数据表明辅助放疗的作用取决于前哨淋巴结活检时发现的情况。在其他情况下（如子宫内膜癌或宫颈癌中）用于支持治疗建议的高水平数据较少，取而代之的是专家共识。

本章将简要介绍现代外照射技术和与妇科恶性肿瘤患者（包括外阴癌、子宫内膜癌和宫颈癌）基于前哨淋巴结活检的术后放疗相关靶区，并讨论相关数据，为这些疾病部位的辅助放疗提供决策依据。尽管在乳腺癌中，基于前哨淋巴结活检的辅助放疗十分重要，但该病不在我们的研究范围之内。当考虑使用放疗来治疗手术后的妇科恶性肿瘤患者时，首先需要了解在这些部位计划和提供放疗的最常用技术。

一、放疗靶点

（一）淋巴结靶区划定

在制订放疗计划时，确定靶区往往是一个细致的决定。在妇科恶性肿瘤放疗时，局部淋巴结常被列为靶区，包括淋巴结丛取决于肿瘤原发部位和个体患者局部扩散的可能性。

（二）盆腔淋巴结

由于妇科恶性肿瘤有向盆腔淋巴结转移的倾向，盆腔淋巴结通常被包含在放射野中，包括闭孔淋巴结、髂内淋巴结、髂外淋巴结、骶前淋巴结和髂总淋巴结。设计的放射野需包含所有原发病灶的主要引流部位，包括髂内外血管与髂总血管交界处，并上行直至髂总血管分叉处的淋巴结。宫颈癌和阴道上段受累的患者通常会包含骶前淋巴结，但阴道下段癌、外阴癌（除非阴道穹窿受累）和子宫内膜癌（除非宫颈间质受累）则不会被包含。直肠阴道隔、子宫直肠陷凹或直肠等后盆腔受累时则需包含直肠周围淋巴结。经典的盆腔放射野上缘位于主动脉分叉处，约为第 4 到第 5 腰椎（$L_{4\sim5}$）。

（三）腹主动脉旁淋巴结

在子宫底、输卵管或卵巢受累的情况下通常会同时治疗腹主动脉旁淋巴结，但如果存在明显腹主动脉旁淋巴结受累，也应一并包括在内。使用"延伸野"一词来表示包含腹主动脉旁淋巴结的区域，放射野延伸至约第 12 胸椎（T_{12}）水平，或者超出最远受累淋巴结水平以上 1.5～2cm。当阳性髂总淋巴结高达第 2 腰椎（L_2）水平时，放射野应预防性覆盖下部腹主动脉旁淋巴结。

（四）腹股沟淋巴结

腹股沟淋巴结在外阴癌中需常规治疗。在宫颈癌、阴道癌或子宫内膜癌中，当癌灶累及阴道远端 1/3 或明显累及腹股沟淋巴结时，也需同时治疗。

二、放疗技术

（一）三维适形放疗与调强放疗

适形放疗是指将高剂量射线照射到靶区，同时将正常结构的照射剂量降至最低的放疗方式，其中三维适形放疗（3D conformal radiation therapy，3D-CRT）和调强放疗（intensity-modulated radiation therapy，IMRT）已被用于妇科恶性肿瘤的治疗。3D-CRT 通过使用四束射线（前方、后方、左侧方、右侧方）创建一个立体区域来覆盖盆腔隐患区，从而成为妇科恶性肿瘤盆腔治疗的标准方式。如前所述，该技术可以充分覆盖盆腔靶区，但由于盆腔内容纳大量肠管，在放疗过程中，

常导致急、慢性腹泻。IMRT 利用剂量计算法形成多个辐射光束或放射弧，使放射剂量围绕目标结构形成。精确划定隐患区并考虑到盆腔内器官运动至关重要。IMRT 通过反复确定、调整治疗剂量[2-5]并减少患者报告的不良反应[6, 7]，使治疗计划设计更加细致。RTOG 1203 是一项随机临床试验，共 278 例宫颈癌或子宫内膜癌患者接受了标准的盆腔放疗或 IMRT[8]，IMRT 患者胃肠道和泌尿道不良反应发生率更低。图 15-1 和图 15-2 显示了外阴癌患者的两种不同方案，对比了 3D-CRT 和 IMRT 的治疗情况。图 15-3 和图 15-4 显示了需进行盆腔照射和腹主动脉旁区域照射的经典 IMRT。

（二）图像引导放疗

高质量放疗的一个基本要素是准确的患者定位和治疗交付。在该过程中，有一些因素会带来不确定性，包括患者体位不精确、固有的器官运动和技术变化等。为了弥补患者设置和治疗过程中固有的不确定性，放射肿瘤学家在设计放射野时会超过临床靶区增加额外的边缘区域。使用实时图像引导可以让放射肿瘤医师在治疗时确定靶目标和风险器官的位置，从而使额外的边缘区域更小。图像引导包括针对骨骼的 X 线、针对软组织的锥形束计算机断层扫描（CT），或者观察靶器官的位置及两者的结合。

PARCER 试验研究了图像引导下的 IMRT 对接受宫颈辅助放疗的患者的作用，初步结果以摘要形式呈现[9]。这项包含 300 例患者的研究发现，图像引导的 IMRT 可能由于降低了进入肠道的放射剂量，从而显著降低了远期 2 级或以上的肠道不良反应（2.0% vs. 8.7%）。

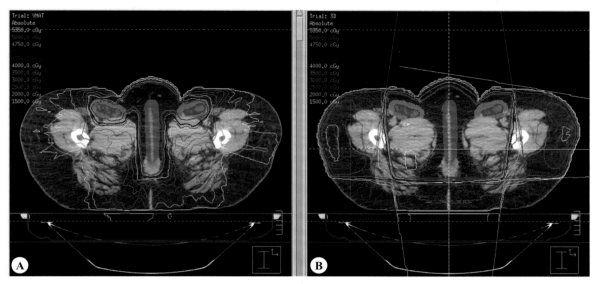

▲ 图 15-1　外阴癌的治疗

A. 容积调强 IMRT 计划处方为 45Gy（蓝等剂量线），同时有 50Gy 的综合同步增量；B. 包含热点阻断的四场 3D-CRT 计划处方为 50Gy，目标区域包括原发部位（红色填充）、临床淋巴结靶区域（粉色填充）、计划淋巴结靶区域（海蓝色填充）

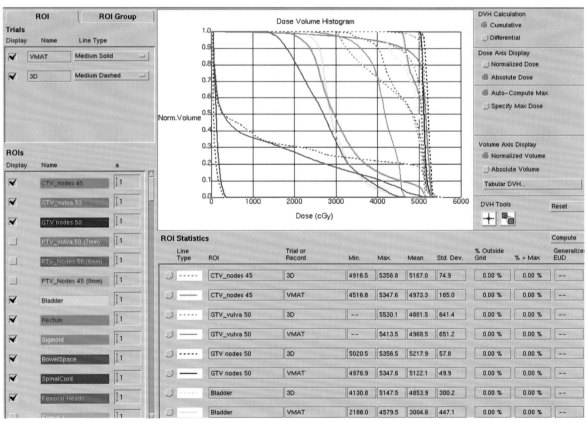

▲ 图 15-2　IMRT（实线）与 3D-CRT（虚线）剂量体积直方图（dose volume histogram，DVH）比较

在不牺牲靶区剂量的情况下，膀胱、直肠、乙状结肠、小肠和股骨头所受的剂量更低

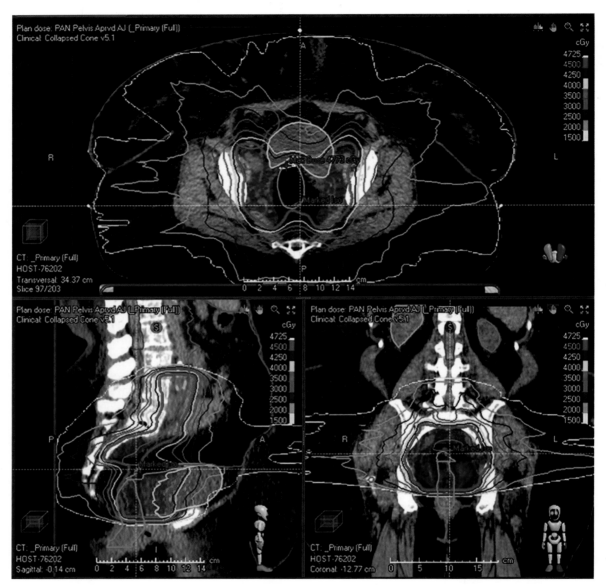

▲ 图 15–3　术后患者的盆腔靶区及 45Gy 剂量分布示例（红等剂量线）

靶区勾划包括阴道内靶区域（栗色填充）和临床淋巴结靶区域（蓝色填充）

三、不同发病部位的文献回顾

（一）外阴癌

　　淋巴结状态是预测外阴癌患者总生存期（overall survival, OS）的最重要因素[10-12]。对外阴癌患者进行彻底淋巴结评估是选择放射治疗的必要条件。除根治性局部切除术外，

前哨结点活检已成为治疗早期外阴癌的标准疗法[13]。前哨淋巴结活检得以普及是因为它具有低腹股沟复发率和低发病率，并能防止过度治疗[14]。辅助放疗在外阴癌患者预防性照射和管理微转移病灶时可能发挥作用。

　　对于使用腹股沟区域放疗替代腹股沟淋巴结切除的患者选择仍具有争议[15]。既往的研究旨在比较腹股沟淋巴结切除与腹股沟淋

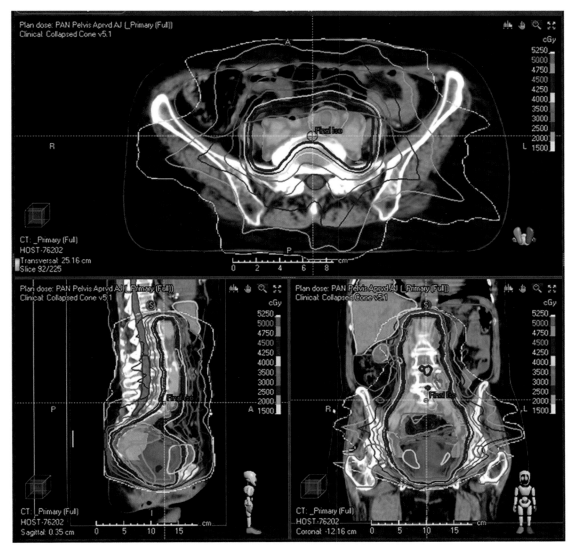

▲ 图 15-4　术后患者的靶区域和剂量分布示例，并有扩展区域覆盖

盆腔和延伸野淋巴结区域剂量处方为 45Gy（蓝等剂量线），受累淋巴结区域（粉红色填充）剂量提高至 50Gy（红等剂量线）；除受累的淋巴结外，目标区域还包括阴道内靶区域（红色填充）和临床淋巴结靶区域（黄色填充）

巴结放疗的差异。GOG 37 发现，根治性外阴切除术和腹股沟淋巴结切除术后的放疗可明显减少局部复发和癌症相关的死亡[16, 17]。回顾性数据表明，腹股沟区域照射可能是外阴鳞状细胞癌淋巴结切除术的可行替代方案[18]。然而，GOG 88 对接受根治性外阴切除术的 $T_1 \sim T_3/N_0 \sim N_1$（FIGO，1971）的外阴癌患者进行了双侧腹股沟淋巴结切除或双侧

腹股沟区域放疗的随机研究[19]，由于中期分析提示接受放疗的患者腹股沟复发率明显过高（18.5% vs. 0%）而提前结束了研究[19]。随后的分析表明，计划到 3cm 的腹股沟放射野并不能充分治疗腹股沟淋巴结，腹股沟淋巴结深度可达 2～18.5cm[20]。同样值得注意的是，手术组中 20% 的患者被发现有腹股沟淋巴结受累，随后接受了腹股沟和盆腔的辅助

放疗。后续的回顾性数据表明，预防性的腹股沟区域照射可能是初始淋巴结切除的替代方法，两者具有相似的结局[21]。

在发现转移性腹股沟淋巴结后，体现辅助放射作用的数据更为有力。可以确定的是，淋巴结负荷更重的患者，其癌症复发的风险也会增加。有两个以上淋巴结受累的患者复发的风险明显增加，且每增加一个阳性淋巴结，其 OS 都会下降[18]。淋巴结受累的影响因辅助治疗不同而有明显差异，在未接受辅助放疗的患者中，受累淋巴结数量与预后高度相关，而在接受辅助放疗的情况下，这种差异会减弱[22]。AGO-CaRE-1 是一项多中心回顾性队列研究，显示了辅助放疗对淋巴结阳性患者的无进展生存期（progression-free survival, PFS）有助益，而对 OS 也有一定帮助，且无论阳性淋巴结的数量、等级或浸润深度如何，都能有所裨益[23]，并对接受前哨淋巴结切除（sentinel lymph node dissection, SLND）的患者进行了亚组分析[24]。

目前尚无针对前哨淋巴结微转移（浸润≤2mm）或孤立肿瘤细胞（isolated tumor cell, ITC）（≤0.2mm）的管理指南。在 GROINSS V 研究中，发现 ITC 患者（4.2%）和微转移患者（11.1%）的非前哨淋巴结阳性率较低，但并没有发现低于某个大小的非前哨淋巴结的转移机会接近于零，强调了辅助治疗的作用[25]。目前美国国家癌症综合网络（National Cancer Comprehensive Network, NCCN）指南推荐对 2mm 或更小的单个阳性前哨淋巴结进行辅助放疗，伴或不伴同步化疗[26]。

GROINSS Ⅷ 是一项前瞻性的 Ⅱ 期临床试验，旨在研究在原发肿瘤直径<4cm 的单灶外阴鳞状细胞癌患者中，转移的腹股沟前哨淋巴结直径>2mm 的患者接受辅助放化疗

的有效性和安全性。主要结局是腹股沟复发率，次要结局是治疗相关并发症。腹股沟临床靶区（clinical target volume, CTV）的放射剂量为 48～50Gy，同步增量（simultaneously integrated boost, SIB）至 56Gy，并每周使用顺铂。该研究结果对于判断放射治疗是否可以替代微转移患者的淋巴结清扫非常有用。图 15-5 显示了一位前哨淋巴结活检阴性的患者的 CT 检查，在术前 CT 检查中有一个非前哨淋巴结增大，但术中并没有被切除，而后来发现该淋巴结为阳性，这是仅使用前哨淋巴结活检数据的主要问题之一。即使是已行 SLND，术后仍应进行扫描，以确保所有可疑的淋巴结均被切除。

（二）子宫内膜癌

手术分期是子宫内膜癌管理的基石，通常包括系统性淋巴结清扫，但似乎淋巴结清扫的大部分获益来自于手术分期而非治疗效果[27, 28]。众所周知，淋巴结是否转移是一个重要的预后因素[29, 30]。淋巴结受累的情况往往会改变辅助治疗的建议，包括术后放疗的使用。这对 2～3 级的子宫内膜样癌、透明细胞癌或乳头状浆液性肿瘤的患者尤为重要，而对 1 级子宫内膜样癌患者的最佳管理则存在较大的争议。近年来，前哨淋巴结活检已成为淋巴结切除的替代方式[31]。

目前的指南为子宫内膜癌的辅助治疗提供了一个概念框架，包括淋巴结受累的影响[32-34]。低风险患者是指手术标本没有或只有极少的 1～2 级残余病灶（<50% 的肌层浸润），且没有额外的风险因素［年龄＞60 岁或淋巴脉管浸润（lymphovascular space involvement, LVSI）］。而对于有 1～2 级病灶但伴有深肌层浸润（＞50%）的患者，或者肌层浸润<50% 但存在高级别病灶的患者，

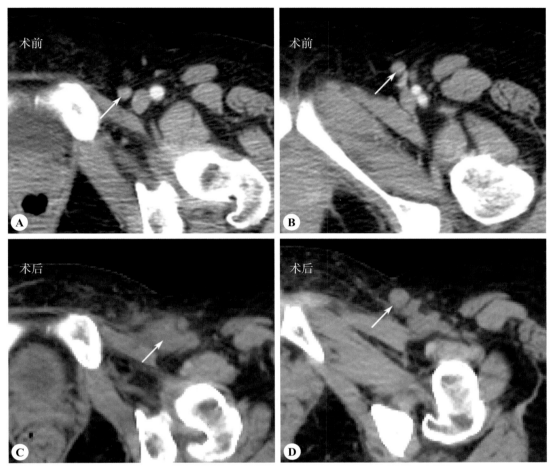

▲ 图 15–5　一例前哨结节活检阴性的根治性外阴切除术后的患者腹股沟淋巴结复发

患者是一位 70 岁的女性，初始治疗接受了根治性外阴部分切除术和前哨淋巴结活检术；进行双侧前哨淋巴结定位，并切除了另外 3 个腹股沟淋巴结，病检均为阴性；一个初始大小为 1.5cm×0.8cm 的左侧腹股沟淋巴结（A）未被切除，后增大到 1.5cm×1.2cm（B），该淋巴结在术后 5 个月的影像学复查中被发现（C 和 D），细针吸取（FNA）后病理显示为转移性鳞状细胞癌；患者随后接受了左腹股沟淋巴结切除术，显示有 5mm 的鳞状细胞癌病灶，随后对左腹股沟手术区域和左侧盆腔远处淋巴结区域进行了辅助性 EBRT；5 年后患者疾病未复发，毒性作用也很小（经许可转载，引自 Eiffel P, Klopp AH, Gynecologic Radiation Oncology: A Practical Guide, Wolters Kluwer Health, Inc., 2016.）

通常建议进行阴道近距放射治疗（vaginal brachytherapy，VBT）。盆腔照射则通常适用于肌层浸润＞50% 的高级别病灶患者，或者存在深宫颈间质浸润或淋巴结阳性的患者。

淋巴结受累是手术分期时比较常见的发现，但受累的淋巴结通常较小（符合 ITC 或微转移病灶）[35, 36]。而一些存在小淋巴结受累的患者在其他方面情况尚可，因此对小淋巴结受累患者的辅助治疗决策需更加慎重。同样，在前哨淋巴结活检呈阳性后，患者可能不需要额外进行手术，相反应该采取放化疗联合治疗。

1. 早期

多个大型临床试验（包括 PORTEC 1[37] 和 GOG 99[38] 在内），似乎都表明辅助放疗并不能改善早期低危患者的 OS，而对高危患者或存在淋巴结转移的患者，辅助治疗具有一定帮助。

一项针对行前哨淋巴结活检的患者进行的大型回顾性研究显示，与大淋巴结转移患者相比，小淋巴结转移的患者常接受辅助治疗，并具有更好的肿瘤治疗效果[39]。这项研究纳入了 844 例患者，其中 44 例是低荷瘤转移淋巴结病（low-volume metastatic，LVM；定义为 ITC 或微转移病）、47 例是宏转移淋巴结受累（macrometastatic，MM）、753 例为淋巴结阴性。其中 82% 的 LVM 患者、89% 的 MM 患者和 14% 的淋巴结阴性患者接受了辅助治疗。3 年无瘤生存期（recurrence-free survival，RFS）淋巴结阴性患者为 90%、LVM 患者为 86%、MM 患者为 86%、远处转移患者为 71%。

无论是否采用辅助治疗，ITC 的复发风险都很低。一项纳入 519 例接受手术治疗（包含前哨淋巴结造影）的子宫内膜癌患者的回顾性研究发现，不管是否有辅助治疗，单纯 ITC 患者的结局都非常好。共有 31 例单纯 ITC 患者纳入研究，其中 11 例（35%）患者进行了辅助化疗伴或不伴有全盆腔放疗（whole pelvic radiation therapy，WPRT），10 例（32%）患者进行了 WPRT，10 例（32%）患者没有进行辅助治疗或仅进行了 VBT。3 年后，ITC 患者的 PFS（95.5%）和淋巴结阴性患者（87.6%）及微转移患者（85.5%）的 PFS 相近，但明显优于有大转移的患者（58.5%）。仅有 1 例 ITC 患者在接受了辅助治疗后出现复发，该患者为ⅠB 期的癌肉瘤。

在另一项纳入 175 例早期子宫内膜样癌患者（9% 为ⅠA 期、39% 为ⅠB 期、12% 为Ⅱ期）的多中心回顾性研究中，前哨淋巴结上存在 ITC 的患者也有类似的结果[40]，其中 49% 的患者进行了完整的淋巴结清扫、43% 的患者未接受辅助治疗或仅接受了 VBT 治疗、12% 的患者接受了 EBRT 治疗、45% 的

患者接受化疗同时联合或未联合放疗。其中共发现 9 例复发，包括 5 例远处复发、3 例腹膜后复发和 1 例阴道复发。化疗、外照射和淋巴结清扫的方式均与 RFS 无相关。

一项回顾性研究发现，在高危患者中，任何淋巴结受累均存在较高的复发风险（包括 ITC 或微转移病灶）[41]。该研究共纳入 61 例患者，其中 9 例患者为 LVM、52 例患者无淋巴结受累。结果发现，ITC/MM 是复发的独立危险因素，与无淋巴结受累组相比，ITC/MM 组的 8 年 OS 和 RFS 均更低。

2. 晚期

晚期患者局部复发的风险更高[42]，辅助放疗的使用也更成熟[43, 44]。同时，患者远处复发的风险也会增加，这也是化疗作为辅助治疗主要手段的原因。

数项研究比较了单纯放疗和化疗的区别。GOG 122 表明，相较于 WART，接受化疗的患者 OS 得到改善[45]。一项晚期子宫内膜癌的随机Ⅲ期临床试验则显示，化疗的 PFS 和 OS 均比盆腔放疗高[46]。然而，在 Maggi 等的研究中，高危子宫内膜癌患者接受化疗与盆腔放疗的生存率并没有明显的差别[47]。

随后的试验研究了放化疗结合的情况。PORTEC 3 是一项比较单纯放疗与放化疗结合的随机临床试验，结果显示加入化疗后的 OS 没有差别，但 RFS 有所改善（75% vs. 68%），尤其是对Ⅲ期患者[48]。NSGO/EORTC/MaNGO 试验比较了序贯化疗联合 EBRT 与单纯放疗的效果，发现 PFS 有改善[49]。在 GOG 258 中，707 例Ⅲ期或ⅣA 期子宫内膜癌患者随机接受放化疗或单纯化疗，Ⅰ期或Ⅱ期透明细胞、浆液性子宫内膜癌或腹腔冲洗液阳性的患者也被包括在内。患者进行了子宫及双侧输卵管卵巢切除术，联合选择性的盆腔和腹主动脉旁淋巴结清扫术，并被随机分配到顺铂 +

EBRT+ 卡铂 / 紫杉醇组或仅使用卡铂 / 紫杉醇组。EBRT 在盆腔内进行，无论是否照射腹主动脉旁区域，计划的总剂量为 45Gy，分 25 次进行。只有同步放化疗组允许使用 IMRT 和 VBT。两组的 5 年 RFS 几乎相同，同步放化疗组为 59%、单纯化疗组为 58%，没有明显的亚组差异。同步放化疗组的 5 年阴道复发率（2% vs. 7%）和 5 年腹主动脉旁淋巴结复发率（11% vs. 20%）更低，但远处复发更常见（27% vs. 21%）。在生活质量分析中，同步放化疗组结果更差，但并无"临床显著"差别[50]。

（三）宫颈癌

手术是治疗早期宫颈癌的主要手段。如果病理结果显示疾病具有高复发风险，则初次手术后的患者就需要接受辅助治疗。一些因素与原发疾病的性质有关，包括临床肿瘤大小、LVSI 和肿瘤侵及宫颈间质的深度等[51, 52]。淋巴结受累情况也是宫颈癌一个强有力的预后指标，因此考虑辅助治疗建议时也十分重要[53, 54]，淋巴结受累的患者 OS 明显缩短[55]。

根据 NCCN 目前的指南，除外无 LVSI 的 I A₁ 期患者，盆腔淋巴结清扫术仍然是早期宫颈癌患者的标准术式[56]。然而，前哨淋巴结活检术愈加流行，并成了欧洲妇科肿瘤学会（European Society of Gynecological Oncology，ESGO）推荐的盆腔淋巴结分期方法[57, 58]。鉴于盆腔和（或）腹主动脉旁淋巴结清扫术后存在的并发症，患者可能会从更少的手术方式中获益[59-61]。淋巴结切除术后的不良反应在辅助放疗时会进一步增加[62]。高质量的数据表明，即使在小的宫颈癌中，也有超过 90% 的患者有双侧检出率，因此前哨淋巴结活检术似乎是一个合理的替代方案[63, 64]。

尽管前哨淋巴结活检术在早期宫颈癌中正值盛行，但根据前哨淋巴结的病理结果来指导最佳辅助治疗的数据仍然有限。尽管如此，这些发现目前正被用于制订治疗决策。在 2017 年 ESGO 的一项调查中，分别有 96%、93% 和 68% 的受访者认为淋巴结中的大转移、微转移和 ITC 是辅助治疗的指征[57]。

目前建议对所有复发风险高的患者进行术后放化疗[65, 66]。术后病理显示切缘阳性、盆腔或腹主动脉旁淋巴结阳性或宫旁组织阳性的患者被认作高风险人群[67, 68]。

对高复发风险的早期宫颈癌患者进行辅助治疗的数据包括 SWOG 8797/RTOG 9112/GOG 109。一项前瞻性随机试验纳入了 FIGO 分期为 I A₂、I B 或 II A 期，接受了根治性子宫切除术和盆腔淋巴结清扫术，术后病理提示复发高风险的宫颈癌患者，研究在盆腔放疗的基础上增加同步化疗的效果。有盆腔淋巴结转移、宫旁侵犯或手术切缘阳性的 127 例患者被随机分配到放疗组或放化疗联合组。放疗的第一天开始每 3 周给予顺铂（70mg/m²）和氟尿嘧啶（4000mg/m²）连续静脉滴注 4 天，共 4 个周期。术后放疗以 49.3Gy（每次 1.7Gy）的剂量行全盆腔照射，若发现有髂总淋巴结受累，则可选择腹主动脉旁淋巴结延伸野照射至 45Gy（30 次）。长期来看，增加化疗后的患者 PFS 和 OS 都有所改善[69]。

一项关于高危患者的回顾性研究纳入了 FIGO 分期为 I B～II B 期的至少有 2 个盆腔淋巴结阳性和（或）存在髂总淋巴结转移的宫颈癌患者，接受了术后放疗和辅助化疗，结果和前述研究一致[70]。在纳入的 25 例患者中，64% 的患者在治疗后 30 个月内无瘤生存，且没有发现腹主动脉旁淋巴结复发。

最后，一项回顾性研究纳入了 65 例复发风险升高的 FIGO 分期为 I B、II A 期的宫颈癌患者单独进行了辅助化疗，病理特征包括根治性子宫切除术和盆腔淋巴结切除术后发现的宫颈间质深层侵犯（deep cervical stromal invasion，DCSI；>50%）、手术切缘阳性、宫旁受累和（或）盆腔淋巴结转移。化疗包括博来霉素（5mg 静脉连续输注 7 天），长春新碱（0.7mg/m^2 第 7 天静脉注射）、丝裂霉素 C（7mg/m^2 第 7 天静脉注射）及顺铂（10mg 静脉连续输注 7 天）。仅有 DCSI 的患者只接受 4 个周期的化疗，而其余患者则接受 5 个周期的化疗。结果显示，仅有 DCSI 的鳞状细胞癌（SCC）患者的五年 DFS 为 100%，仅有 DCSI 的腺鳞癌患者为 71.4%，有至少一个其他危险因素的鳞癌患者为 89.3%，有至少一个其他危险因素的腺鳞癌患者为 71.4%[71]。目前正在进行一项 III 期临床试验，评估高危患者在放化疗基础上加用化疗的优势，试验结果已于 2022 年公布。

宫颈癌患者的中等复发危险因素包括肿瘤体积大、DCSI 和 LVSI，并可以从辅助治疗中获益。纳入了 277 例具有前述危险因素的 FIGO I B 期宫颈癌患者的 III 期随机临床试验 GOG 92 证明了这一点[52, 72]。患者随机分为术后放疗组与观察组。放疗总剂量 46～50.4Gy，每次 1.8～2.0Gy，持续 4.5～6 周，全盆腔照射。结果显示，放疗组的局部（13.9% vs. 20.7%）和远处（2.9% vs. 8.6%）复发率均较低。在长期随访中，放疗组显示出较长的 PFS，但在 OS 上无明显差异。放疗组的患者经过控制危险因素，复发的可能

性降低至 44%，且该结果在非鳞癌患者中尤为显著（8.8% vs. 44%）。一项 2012 年包含 GOG 92 试验数据的 Meta 分析，也证明了放疗对具有中等危险因素的患者有益[72]。

此外，GOG 0263 一项 III 期前瞻性临床试验，目前正在招募 I ～ II A 期接受了根治性子宫切除术且具有中等复发风险的宫颈癌患者，旨在确定与单纯术后放疗相比，术后辅助放化疗是否能显著提高 RFS。然而，更大的问题是，既然辅助性放疗对 OS 并无益处，在现代化影像技术和外科手术的加持下，是否还需要术后辅助治疗。因此，一项新的 III 期临床试验已于 2022 年启动，对具有中等危险因素的患者进行手术 ±VBT 或手术 + 盆腔放疗随机分组研究。

放射治疗在妇科恶性肿瘤的治疗中起重要作用，既可以作为根治方案，也可以作为术后辅助治疗方案。放疗计划和技术的不断改进，加上前哨淋巴结活检等手术策略的精进，可以更好地控制局部肿瘤的复发，并减少近远期的不良反应。

前哨淋巴结活检纳入妇科恶性肿瘤患者的常规治疗方式后，也有了新的研究问题，如是否所有的微转移病灶和 ITC 都需要辅助性的放疗、有局部大转移的患者是否应该在区域性放疗之前进行淋巴结切除、何时应该扩大放疗区域、靶向治疗和免疫治疗等新策略在现有组合中的作用是什么？放射肿瘤学家在治疗妇科肿瘤方面有数十年的经验，但也必须继续作为多学科团队的成员充分参与治疗决策的制订，不断努力，为患者提供更安全、更有效的治疗方案。

参 考 文 献

[1] Slotman BJ, Cottier B, Bentzen SM, et al. Overview of national guidelines for infrastructure and staffing of radiotherapy. ESTRO-QUARTS: work package 1. Radiother Oncol. 2005;75(3):349–54.

[2] Luo H-C, Lin G-S, Liao S-G, et al. Cervical cancer treated with reduced-volume intensity-modulated radiation therapy base on Sedlis criteria (NCCN VS RTOG). Br J Radiol. 2018;91(1081):20170398.

[3] Du X-L, Tao J, Sheng X-G, et al. Intensity-modulated radiation therapy for advanced cervical cancer: a comparison of dosimetric and clinical outcomes with conventional radiotherapy. Gynecol Oncol. 2012;125(1):151–7.

[4] Gandhi AK, Sharma DN, Rath GK, et al. Early clinical outcomes and toxicity of intensity modulated versus conventional pelvic radiation therapy for locally advanced cervix carcinoma: a prospective randomized study. Int J Radiat Oncol Biol Phys. 2013;87(3):542–8.

[5] Naik A, Gurjar OP, Gupta KL, et al. Comparison of dosimetric parameters and acute toxicity of intensity-modulated and three-dimensional radiotherapy in patients with cervix carcinoma: a randomized prospective study. Cancer/ Radiothérapie. 2016;20(5):370–6.

[6] Mell LK, Sirák I, Wei L, et al. Bone marrow-sparing intensity modulated radiation therapy with concurrent cisplatin for stage IB-IVA cervical cancer: an international multicenter Phase II Clinical Trial (INTERTECC-2). Int J Radiat Oncol Biol Phys. 2017;97(3):536–45.

[7] Wang X, Shen Y, Zhao Y, et al. Adjuvant intensitymodulated radiotherapy (IMRT) with concurrent paclitaxel and cisplatin in cervical cancer patients with high risk factors: a phase II trial. Eur J Surg Oncol. 2015;41(8):1082–8.

[8] Klopp AH, Yeung AR, Deshmukh S, et al. Patientreported toxicity during pelvic intensity-modulated radiation therapy: NRG oncology – RTOG 1203. J Clin Oncol. 2018;36(24):2538.

[9] Chopra S, Dora T, Gupta S, et al. Phase III randomized trial of postoperative adjuvant conventional radiation (3DCRT) versus image guided intensity modulated radiotherapy (IG-IMRT) in cervical cancer (PARCER): final analysis. Int J Radiat Oncol Biol Phys. 2020;108(3):S1–S2.

[10] Canlorbe G, Rouzier R, Bendifallah S, et al. Impact sur la survie de la procédure du ganglion sentinelle dans le cancer de la vulve : analyse de la SEER database. Gynécol Obstét Fertil. 2012;40(11):647–51.

[11] Burger MP, Hollema H, Emanuels AG, et al. The importance of the groin node status for the survival of T1 and T2 vulval carcinoma patients. Gynecol Oncol. 1995;57(3):327–34.

[12] Farias-Eisner R, Cirisano FD, Grouse D, et al. Conservative and individualized surgery for early squamous carcinoma of the vulva: the treatment of choice for stage I and II (T1–2 N0–1 M0) disease. Gynecol Oncol. 1994;53(1):55–8.

[13] Covens A, Vella ET, Kennedy EB, et al. Sentinel lymph node biopsy in vulvar cancer: systematic review, metaanalysis and guideline recommendations. Gynecol Oncol. 2015;137(2):351–61.

[14] Van der Zee AGJ, Oonk MH, De Hullu JA, et al. Sentinel node dissection is safe in the treatment of early-stage vulvar cancer. J Clin Oncol Off J Am Soc Clin Oncol. 2008;26(6):8884–9.

[15] Jolly S, Soni P, Gaffney DK, et al. ACR Appropriateness Criteria® adjuvant therapy in vulvar cancer. Oncology. 2015;29(11). Available from: www.cancernetwork. com/ oncology-journal/acr-appropriateness-criteria-adjuvanttherapy- vulvar-cancer/page/0/1.

[16] Homesley HD, Bundy BN, Sedlis A, et al. Radiation therapy versus pelvic node resection for carcinoma of the vulva with positive groin nodes. Obstet Gynecol. 1986;68(6):733–40.

[17] Kunos C, Simpkins F, Gibbons H, et al. Radiation therapy compared with pelvic node resection for node-positive vulvar cancer: a randomized controlled trial. Obstet Gynecol. 2009;114(3):537–46.

[18] Petereit DG, Mehta MP, Buchler DA, et al. Inguinofemoral radiation of N0,N1 vulvar cancer may be equivalent to lymphadenectomy if proper radiation technique is used. Int J Radiat Oncol Biol Phys. 1993;27(4):963–7.

[19] Stehman FB, Bundy BN, Thomas G, et al. Groin dissection versus groin radiation in carcinoma of the vulva: a Gynecologic Oncology Group study. Int J Radiat Oncol Biol Phys. 1992;24(2):389–96.

[20] Koh WJ, Chiu M, Stelzer KJ, et al. Femoral vessel depth and the implications for groin node radiation. Int J Radiat Oncol Biol Phys. 1993;27(4):969–74.

[21] Hallak S, Ladi L, Sorbe B. Prophylactic inguinalfemoral irradiation as an alternative to primary lymphadenectomy in treatment of vulvar carcinoma. Int J Oncol. 2007;31(5):1077–85.

[22] Woelber L, Eulenburg C, Choschzick M, et al. Prognostic role of lymph node metastases in vulvar

cancer and implications for adjuvant treatment. Int J Gynecol Cancer. 2012;22(3):503–8.

[23] Mahner S, Jueckstock J, Hilpert F, et al. Adjuvant therapy in lymph node – positive vulvar cancer: the AGOCaRE- 1 study. J Natl Cancer Inst. 2015;107(3). https://doi. org/10.1093/jnci/dju426.

[24] Klapdor R, Hillemanns P, Wölber L, et al. Outcome after sentinel lymph node dissection in vulvar cancer: a subgroup analysis of the AGO-CaRE-1 study. Ann Surg Oncol. 2017;24(5):1314–21.

[25] Oonk MH, van Hemel BM, Hollema H, et al. Size of sentinel-node metastasis and chances of non-sentinelnode involvement and survival in early stage vulvar cancer: results from GROINSS-V, a multicentre observational study. Lancet Oncol. 2010;11(7):646–52.

[26] NCCN Clinical Practice Guidelines in Oncology: Vulvar Cancer (Squamous Cell Carcinoma); 2020. Available from: www.nccn.org/professionals/ physician_gls/pdf/vulvar_ blocks.pdf.

[27] Kitchener H, Swart AM, Qian Q, et al. Efficacy of systematic pelvic lymphadenectomy in endometrial cancer (MRC ASTEC trial): a randomised study. Lancet. 2008;373(9658):125–36.

[28] Panici PB, Basile S, Maneschi F, et al. Systematic pelvic lymphadenectomy vs no lymphadenectomy in early-stage endometrial carcinoma: randomized clinical trial. J Natl Cancer Inst. 2008;100(23):1707–16.

[29] DiSaia PJ, Creasman WT, Boronow RC, et al. Risk factors and recurrent patterns in Stage I endometrial cancer. Am J Obstet Gynecol. 1985;151(8):1009–15.

[30] Barlin JN, Zhou Q, St Clair CM, et al. Classification and regression tree (CART) analysis of endometrial carcinoma: seeing the forest for the trees. Gynecol Oncol. 2013;130(3):452–6.

[31] Soliman PT, Westin SN, Dioun S, et al. A prospective validation study of sentinel lymph node mapping for high-risk endometrial cancer. Gynecol Oncol. 2017;146(2):234–9.

[32] Meyer LA, Bohlke K, Powell MA, et al. Postoperative radiation therapy for endometrial cancer: American Society of Clinical Oncology clinical practice guideline endorsement of the American Society for Radiation Oncology evidencebased guideline. J Clin Oncol. 2015;33(26):2908–13.

[33] Klopp A, Smith BD, Alektiar K, et al. The role of postoperative radiation therapy for endometrial cancer: executive summary of an American Society for Radiation Oncology evidence-based guideline. Pract Radiat Oncol. 2014;4(3):137–44.

[34] Jones E, Beriwal S, Beyer D, et al. An analysis of appropriate delivery of postoperative radiation therapy for endometrial cancer using the RAND/UCLA appropriateness method: executive summary. Adv Radiat Oncol. 2016;1(1):26–34.

[35] Plante M, Stanleigh J, Renaud M-C, et al. Isolated tumor cells identified by sentinel lymph node mapping in endometrial cancer: does adjuvant treatment matter? Gynecol Oncol. 2017;146(2):240–6.

[36] Clinton LK, Kondo J, Carney ME, et al. Low-volume lymph node metastases in endometrial carcinoma. Int J Gynecol Cancer. 2017;27(6):1165–70.

[37] Creutzberg CL, van Putten WLJ, Koper PCM, et al. Surgery and postoperative radiotherapy versus surgery alone for patients with stage-1 endometrial carcinoma: multicentre randomised trial. Lancet. 2000;355(9213):1404–11.

[38] Keys HM, Roberts JA, Brunetto VL, et al. A phase III trial of surgery with or without adjunctive external pelvic radiation therapy in intermediate risk endometrial adenocarcinoma: a Gynecologic Oncology Group study. Gynecol Oncol. 2004;92(3):744–51.

[39] St. Clair CM, Eriksson AGZ, Ducie JA, et al. Low-volume lymph node metastasis discovered during sentinel lymph node mapping for endometrial carcinoma. Ann Surg Oncol. 2016;23(5):1653–9.

[40] Backes FJ, Felix AS, Grégoire J, et al. Sentinel lymph node (SLN) isolated tumor cells (ITCs) in otherwise stage I/II endometrioid endometrial cancer: to treat or not to treat? Gynecol Oncol. 2018;149:7–8.

[41] Todo Y, Kato H, Okamoto K, et al. Isolated tumor cells and micrometastases in regional lymph nodes in stage I to II endometrial cancer. J Gynecol Oncol. 2016;27(1):e1.

[42] Mundt AJ, McBride R, Rotmensch J, et al. Significant pelvic recurrence in high-risk pathologic stage I – IV endometrial carcinoma patients after adjuvant chemotherapy alone: implications for adjuvant radiation therapy. Int J Radiat Oncol Biol Phys. 2001;50(5):1145–53.

[43] Stewart KD, Martinez AA, Weiner S, et al. Ten-year outcome including patterns of failure and toxicity for adjuvant whole abdominopelvic irradiation in high-risk and poor histologic feature patients with endometrial carcinoma. Int J Radiat Oncol Biol Phys. 2002;54(2):527–35.

[44] Mundt AJ, Murphy KT, Rotmensch J, et al. Surgery and postoperative radiation therapy in FIGO Stage IIIC endometrial carcinoma. Int J Radiat Oncol Biol Phys. 2001;50(5):1154–60.

[45] Randall ME, Filiaci VL, Muss H, et al. Randomized phase III trial of whole-abdominal irradiation versus doxorubicin and cisplatin chemotherapy in advanced endometrial carcinoma: a Gynecologic Oncology Group Study. J Clin Oncol. 2006;24(1):36–44.

[46] Susumu N, Sagae S, Udagawa Y, et al. Randomized phase III trial of pelvic radiotherapy versus cisplatin-based combined chemotherapy in patients with intermediate- and high-risk endometrial cancer: a Japanese Gynecologic Oncology Group study. Gynecol Oncol. 2008;108(1):226–33.

[47] Maggi R, Lissoni A, Spina F, et al. Adjuvant chemotherapy vs radiotherapy in high-risk endometrial carcinoma: results of a randomised trial. Br J Cancer. 2006;95(3):266–71.

[48] de Boer SM, Powell ME, Mileshkin L, et al. Adjuvant chemoradiotherapy versus radiotherapy alone for women with high-risk endometrial cancer (PORTEC-3): final results of an international, open-label, multicentre, randomised, phase 3 trial. Lancet Oncol. 2018;19(3):295–309.

[49] Hogberg T, Signorelli M, de Oliveira CF, et al. Sequential adjuvant chemotherapy and radiotherapy in endometrial cancer – results from two randomised studies. Eur J Cancer. 2010;46(13):2422–31.

[50] Matei D, Filiaci V, Randall ME, et al. Adjuvant chemotherapy plus radiation for locally advanced endometrial cancer. N Engl J Med. 2019;380(24):2317–26.

[51] Delgado G, Bundy B, Zaino R, et al. Prospective surgicalpathological study of disease-free interval in patients with stage IB squamous cell carcinoma of the cervix: a Gynecologic Oncology Group study. Gynecol Oncol. 1990;38(3):352–7.

[52] Sedlis A, Bundy BN, Rotman MZ, et al. A randomized trial of pelvic radiation therapy versus no further therapy in selected patients with stage IB carcinoma of the cervix after radical hysterectomy and pelvic lymphadenectomy: a Gynecologic Oncology Group Study. Gynecol Oncol. 1999;73(2):177–83.

[53] Creasman WT, Kohler MF. Is lymph vascular space involvement an independent prognostic factor in early cervical cancer? Gynecol Oncol. 2004;92(2):525–9.

[54] Biewenga P, van der Velden J, Mol BWJ, et al. Prognostic model for survival in patients with early stage cervical cancer. Cancer. 2011;117(4):768–76.

[55] Fuller AF Jr, Elliott N, Kosloff C, et al. Determinants of increased risk for recurrence in patients undergoing radical hysterectomy for stage IB and IIA carcinoma of the cervix. Gynecol Oncol. 1989;33(1):34–9.

[56] NCCN clinical practice guidelines in Oncology (NCCN Guidelines) cervical cancer. National Comprehensive Cancer Network. Published 2020 [cited 2020 Oct 8]. Available from: www.nccn.org/professionals/physician_gls/pdf/cervical_blocks.pdf.

[57] Dostalek L, Åvall-Lundqvist E, Creutzberg CL, et al. ESGO survey on current practice in the management of cervical cancer. Int J Gynecol Cancer. 2018;28(6):1226–31.

[58] Cibula D, Pötter R, Planchamp F, et al. The European Society of Gynaecological Oncology/European Society for Radiotherapy and Oncology/European Society of pathology guidelines for the management of patients with cervical cancer. Virchows Arch. 2018;472(6):919–36.

[59] Beesley V, Janda M, Eakin E, et al. Lymphedema after gynecological cancer treatment: prevalence, correlates, and supportive care needs. Cancer. 2007;109(12):2607–14.

[60] Mathevet P, Lecuru F. Effect of sentinel lymph-node biopsy alone on the morbidity of the surgical treatment of early cervical cancer: results from the prospective randomized study Senticol2. J Clin Orthod. 2015;33 (15_suppl):5521.

[61] Niikura H, Okamoto S, Otsuki T, et al. Prospective study of sentinel lymph node biopsy without further pelvic lymphadenectomy in patients with sentinel lymph node – negative cervical cancer. Int J Gynecol Cancer. 2012;22(7):1244–50. Published online 2012. https://ijgc.bmj.com/content/ 22/7/1244.abstract.

[62] Landoni F, Maneo A, Colombo A, et al. Randomised study of radical surgery versus radiotherapy for stage Ib-IIa cervical cancer. Lancet. 1997;350(9077):535–40.

[63] Cibula D, Kocian R, Plaikner A, et al. Sentinel lymph node mapping and intraoperative assessment in a prospective, international, multicentre, observational trial of patients with cervical cancer: the SENTIX trial. Eur J Cancer. 2020;137:69–80.

[64] Altgassen C, Hertel H, Brandst.dt A, et al. Multicenter validation study of the sentinel lymph node concept in cervical cancer: AGO Study Group. J Clin Oncol. 2008;26(18):2943–51.

[65] Wolfson AH, Varia MA, Moore D, et al. ACR Appropriateness Criteria® role of adjuvant therapy in the management of early stage cervical cancer. Gynecol Oncol. 2012;125(1):256–62.

[66] Chino J, Annunziata CM, Beriwal S, et al. Radiation therapy for cervical cancer: executive summary of an ASTRO clinical practice guideline. Pract Radiat Oncol. 2020;10(4):220–34.

[67] Peters WAI, Liu PY, Barrett RJII, et al. Concurrent chemotherapy and pelvic radiation therapy compared with pelvic radiation therapy alone as adjuvant therapy after radical surgery in high-risk early-stage cancer of the cervix. Obstet Gynecol Surv. 2000;55(8):491.

[68] Rotman M, Sedlis A, Piedmonte MR, et al. A phase III randomized trial of postoperative pelvic irradiation in stage IB cervical carcinoma with poor prognostic features: followup of a gynecologic oncology group

study. Int J Radiat Oncol Biol Phys. 2006;65(1):169–76.

[69] Monk BJ, Wang J, IMS, et al. Rethinking the use of radiation and chemotherapy after radical hysterectomy: a clinicalpathologic analysis of Gynecologic Oncology Group/ Southwest Oncology Group/Radiation Therapy Oncology Group trial. Gynecol Oncol. 2005;96(3):721–8.

[70] Cheng X, Cai SM, Li ZT, et al. Concurrent chemotherapy and adjuvant extended field irradiation after radical surgery for cervical cancer patients with lymph node metastases. Int J Gynecol Cancer. 2008;18(4):779–84.

[71] Takeshima N, Umayahara K, Fujiwara K, et al. Treatment results of adjuvant chemotherapy after radical hysterectomy for intermediate- and high-risk stage IB – IIA cervical cancer. Gynecol Oncol. 2006;103(2):618–22.

[72] Rogers L, Siu SSN, Luesley D, et al. Radiotherapy and chemoradiation after surgery for early cervical cancer. Cochrane Database Syst Rev. 2012;5. Available from: www.cochranelibrary.com/cdsr/doi/10.1002/14651858. CD007583.pub3/abstract.

第 16 章 其他类型妇科肿瘤
Special considerations

Michael Frumovitz　著

李　林　译　李征宇　校

由于淋巴显影和前哨淋巴结活检已成为治疗女性外阴癌标准疗法的组成部分，并且是宫颈癌和子宫内膜癌手术治疗中常用的术式，妇科肿瘤学家正在探索它们在女性生殖道其他恶性肿瘤中的应用及有效性。尽管阴道癌较为少见，但即使是在考虑用放射治疗代替手术的情况下，患有阴道癌的女性仍可能从淋巴显影中受益。对于临床上的早期卵巢癌患者，淋巴显影和前哨淋巴结活检可以实现在进行较小范围手术的同时仍然可以获得重要的预后信息。本章的前面部分回顾了淋巴显影和前哨淋巴结活检的应用。外阴黑色素瘤展现了黏液性鳞癌和皮肤黑色素瘤的共有特性。在过去 10 年中，皮肤黑色素瘤前哨淋巴结的管理有了很大的发展，本章最后探讨了如何将这些经验应用于外阴黑色素瘤。

一、阴道癌

一些临床医师认为，来自阴道上部的淋巴引流沿着宫颈途径进入盆腔，而来自阴道下部和阴道口的引流则沿着外阴途径进入腹股沟三角区。因此，阴道的中间部分的淋巴可以流向任何一侧引流区域。然而，这些特征并不完全一致，阴道的淋巴引流实际上可能遵循腹侧和背侧引流模式，而不是基于阴

道近端、中端和远端（或上、中、下 1/3）区域的引流模式[1]。在这种腹背侧模型中，阴道腹侧部分的淋巴管引流至盆腔，而阴道背侧则可能引流至直肠淋巴结。Plentl 和 Friedman 在其关于女性生殖道淋巴系统的文章中指出，阴道淋巴引流具有复杂性和不确定性，并且经常有"不寻常的变化"[1]。

由于缺乏可靠的阴道淋巴引流路径，淋巴显影可能是女性阴道癌治疗计划的一个重要部分。通常情况下，位于阴道上部和中部的阴道癌采用放射治疗。由于阴道的淋巴回流模式多变，在制订放射计划之前，淋巴显影可能对这些患者非常有用，以确保充分覆盖引流区域的潜在转移部位。对于下 1/3 或阴道口的阴道癌患者，如果可以手术切除，淋巴显影可以协助外科医师制订手术方案，以及判断术中是否同时行腹股沟或盆腔淋巴结（或可能是直肠淋巴结）取样。

数项病例报道详细介绍了原发性阴道癌的淋巴显影后前哨淋巴结的位置。这些报道着重强调了传统的阴道淋巴引流途径，即阴道上半部引流至盆腔，而阴道下半部引流至腹股沟[2-6]。在 Hertel 及其同事对 7 例患者的研究中，淋巴引流似乎也遵循这个传统的途径[7]。在阴道上或中 1/3 处发病的患者引流至盆腔，而只在阴道下 1/3 处发病的患者引流

至腹股沟。1 例患者肿瘤病灶遍及整个阴道，淋巴显影则显示腹股沟和盆腔均有前哨淋巴结。最后 1 例患者的病变发生在阴道的中下 1/3，只有盆腔的淋巴引流，而没有腹股沟淋巴结的引流。其他前瞻性研究也证实了阴道引流的淋巴途径是不可预测的。Frumovitz 等在对患有阴道癌的女性进行的最大规模的淋巴示踪研究中发现，在 14 例接受淋巴显影的女性中，有 11 人（79%）至少发现了一个前哨淋巴结[8]。当肿瘤位于阴道下 1/3 或阴道口时，50% 可以在腹股沟发现前哨淋巴结，17% 在骨盆，33% 同时在腹股沟和骨盆。而阴道上 1/3 的肿瘤在 50% 的情况下淋巴引流向腹股沟，另 50% 的情况则引流向骨盆。有一个肿瘤发生在阴道中 1/3 处的淋巴引流至骨盆。当按前部或后部评估肿瘤位置时，前部病变中 25% 的患者淋巴流向腹股沟、75% 流向骨盆。后部病变中 50% 的患者淋巴流向腹股沟、17% 流向骨盆、33% 同时流向腹股沟和骨盆。其他作者也报道了位于阴道下 1/3 处的阴道癌同时向腹股沟和盆腔部位引流的案例[9]。表 16-1 总结了阴道肿瘤基于发生部位的前哨淋巴结分布情况。

二、卵巢癌

卵巢的主要淋巴引流是沿着卵巢血管经过腹主动脉下腔静脉区到达腔静脉和主动脉与乳糜池齐平位置[1]。然而，引流卵巢的淋巴结区域也可以位于盆腔深处和沿髂血管分布的多个位置。右侧卵巢经常向右侧和肠系膜下动脉上方的腔静脉前方引流，而左侧卵巢的引流淋巴结则更多位于主动脉上方偏头侧。偶尔在盆底韧带中发现的淋巴通道终止于腔静脉和主动脉的下方沿线（在肠系膜下动脉下方），甚至在沿髂骨岬的主动脉分叉处下方终止。还有一些淋巴通道沿着子宫的后外侧向下，与通往盆腔深处的宫颈淋巴管汇合，进入闭孔区域和髂外血管区域。此外，卵巢的淋巴引流通过髂内外血管的分叉处的阔韧带褶皱中的通道直接进入盆腔[1]。这些通道也可能继续进入腹股沟三角区。虽然罕见，但卵巢癌患者偶尔也会因为病灶从这些通道扩散至盆腔淋巴结而出现腹股沟淋巴结转移。

根治性淋巴结切除术在 Ⅲ/Ⅳ 期卵巢癌患者中已被证实是非必要的[10]，但其在早期卵巢癌中的作用仍不清楚。在病灶大体局限于卵巢的患者中，淋巴结切除术可以确定约 15% 患者的淋巴转移情况[11]。虽然切除淋巴结的治疗价值很低，但在某些组织学亚型中，疾病扩散到淋巴结可能会影响后续临床随访或辅助化疗的治疗方案。与在其他妇科肿瘤中进行根治性淋巴结切除术类似，在病变局限于卵巢的患者中切除所有可疑淋巴结会增加手术的死亡率和手术时间，对于最终发现无淋巴结转移的 85% 的患者属于过度治疗。由于这些原因，研究人员已经开始探索淋巴显影和前哨淋巴结在早期卵巢癌患者中的应用。

为了将淋巴显影应用于卵巢癌，早期的研究人员需先确定注射的位置和时间。将示踪记直接注入卵巢皮质层可能会导致卵巢破

表 16-1 根据肿瘤位置划分的阴道淋巴结引流区域

肿瘤引流区域（三分法）	前哨淋巴结分布		
	腹股沟	盆 腔	腹股沟和盆腔
下/阴道口（n=11）	64%	22%	22%
中（n=1）	0%	100%	0%
上（n=8）	25%	75%	0%

肿瘤跨越一个或多个区域的已被排除

裂从而增加疾病分期上升的风险，所以这种方法很快就被作废了。一些初期的研究将染料注射到卵巢系膜、子宫肌层和子宫颈，但最终大多数研究人员采用了注射到盆腔漏斗韧带和子宫—卵巢韧带的皮下组织，作为最可能准确定位卵巢的区域[12]。利用这项技术，约在 94% 的病例中至少有 1 个前哨淋巴结可以检出。66% 的前哨淋巴结仅在主动脉腔静脉区域被发现，12% 仅在盆腔中发现，而两个区域都被发现的为 22%（图 16-1）。然而，沿腔静脉和主动脉分布的前哨淋巴结在肠系膜下动脉下方比上方更易检出（57% vs. 43%）[14-18]。尽管注射盆腔漏斗韧带和子宫卵巢韧带似乎是卵巢癌淋巴造影的最佳选择，但该技术在卵巢癌中的局限性之一是缺乏对侧盆腔淋巴引流区域的检测，即便仅 3.2% 的病例可出现对侧淋巴结转移[12]。

此外，注射时间仍未完全确定。由于是否进行淋巴结取样通常需在冰冻切片确定了恶性肿瘤之后，所以何时注射染料有两种

可能性。一种选择是在开始时对所有怀疑有恶性肿瘤的病例进行注射，然后只在冰冻切片发现恶性肿瘤后再探查前哨淋巴结。这种方法的一个问题是蓝色染料和吲哚菁绿在前哨淋巴结中停留时间有限，所以如果冷冻切片需要很长的时间，前哨淋巴结可能无法被发现。放射性胶体会在前哨淋巴结中停留数小时，因而可能更适合于这种方法。这种方法的另一个潜在问题是如果盆腔肿瘤较大或固定，可能难以安全地进入盆腔漏斗韧带或子宫卵巢韧带进行注射。此外，还一种选择是切除附件肿块，一旦冰冻切片提示为恶性肿瘤，即注射盆腔漏斗韧带和子宫卵巢韧带的残留部分。这种及时的方案使前哨淋巴结检出率高达 90%～100%[17, 18]。通常在术后诊断出卵巢癌需要进行分期手术时作为第二步处理。在这种情况下，有人试图通过注射盆腔漏斗韧带和子宫卵巢韧带残端来进行淋巴显影，但这样做，检测率明显下降。在一项研究中，这些延迟分期的病例前哨淋

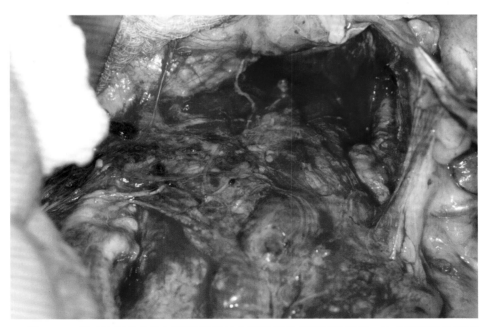

▲ 图 16-1　通过注射蓝色染料于卵巢门的右侧卵巢前哨淋巴结显影；这些淋巴结位于下腔静脉前方及下腔静脉和主动脉之间；左侧卵巢的前哨淋巴结位于左肾静脉水平

巴结检出率为 42%，而在初次手术中进行显影的检出率为 89%（ *P*=0.003 ）[17]。

对卵巢癌患者的前哨淋巴结进行验证的前瞻性研究非常少。早期卵巢癌前哨淋巴结（Sentinel Nodes in Early Stage Ovarian Cancer，SELLY）试验对组织学证实为卵巢癌的患者进行淋巴显影和前哨淋巴结活检，然后进行根治性淋巴结切除术。一项研究报道了 31 例患者的情况[17]，总前哨淋巴结检出率为 68%（21/31）。4 例患者有淋巴结转移，前哨淋巴结识别了所有的患者（敏感性 100%，假阴性率 0%），阴性预测值为 100%[17]。SELLY 试验还在继续进行，最终招募 176 例患者，为该技术的有效性提供更有力的数据[19]。

三、外阴黑色素瘤

尽管外阴黑色素瘤是最常见的外阴非鳞状细胞恶性肿瘤，但它是一种极为罕见的疾病，仅占外阴癌的 5%。在美国，每 10 万例女性中仅有 0.136 例患者[20]。外阴黑色素瘤是一种侵袭性疾病，5 年生存率约为 33%[21]。这种疾病最常见于平均年龄为 60 岁的白种人女性，而且高龄已被证明是生存预后的独立影响因素。肿瘤最常见于小阴唇和阴蒂（图 16-2）。

外阴黑色素瘤的一些治疗建议均引用自更常见的皮肤黑色素瘤的文献中。手术切除是外阴黑色素瘤的首选方案。欧洲肿瘤医学学会（European Society for Medical Oncology，ESMO）和美国国立综合癌症网络（National Comprehensive Cancer Network，NCCN）在其指南中推荐对原位病灶进行广泛切除，边缘为 0.5cm，癌灶厚度<2mm 者边缘为 1cm，癌灶厚度≥2mm 则边缘为 2cm（图 16-3）[22]，对于癌灶厚度>1mm 患者，建议进行前哨淋巴结活检。此外，对于病灶厚度为 0.75~1mm

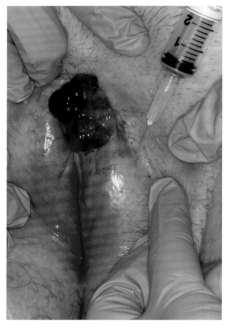

▲ 图 16-2 侵犯阴蒂的外阴黑色素瘤

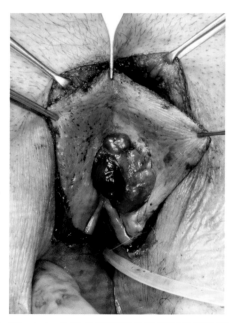

▲ 图 16-3 充分的阴蒂黑色素瘤手术切除范围

且具有额外风险因素（如溃疡或有丝分裂率高）的癌灶，也建议进行前哨淋巴结活检。

20 世纪 90 年代初，在 Donald Morton 博士的领导下，外科医师开始研究仅用前哨淋巴结活检来替代皮肤黑色素瘤患者的根治性淋巴结切除的安全性[23]。多中心选择性淋巴结切除试验Ⅰ（Multicenter Selective Lymphadenectomy Trial-Ⅰ，MSLT-Ⅰ）将 2001 例 Breslow 厚度＞1mm 的皮肤黑色素瘤患者随机分为两组，一组仅在复发时进行广泛切除术并进行区域淋巴结切除术（观察组），另一组为广泛切除术合并前哨淋巴结活检，然后观察前哨淋巴结是否为阴性（活检组），如果前哨淋巴结阳性，则在第二次手术中进行完整区域淋巴结切除术（活检组）[24]。对于中等厚度的黑色素瘤（1.2～3.5mm）患者，与观察组相比，整个活检组的黑色素瘤特异性生存率无差异（10 年 81% vs. 78%，P=0.18）。然而，与观察组中在区域淋巴结发现复发的患者相比，前哨淋巴结阳性患者的黑色素瘤特异性生存率有显著提高（62% vs. 42%，P=0.006）。对于有病灶更厚的黑色素瘤（＞3.5mm）患者，各组的生存率同样没有差异，包括有阳性淋巴结的患者（33%）与观察区域淋巴结并只在临床复发时进行处理的患者（48% vs. 46%，P=0.78）。这项研究确立了前哨淋巴结活检是皮肤黑色素瘤患者的标准处理方式。由于检测到阳性前哨淋巴结后立即进行区域淋巴结切除是 MSLT-Ⅰ方案的一部分，这也使该术式成为皮肤黑色素瘤标准治疗方案之一。然而，当时并没有前瞻性研究显示完成淋巴结切除能改善肿瘤治疗效果，尽管它大大增加了术后的不良事件和并发症。

第二项多中心选择性淋巴结切除试验（MSLT-Ⅱ）评估了完成淋巴结切除术对发现有阳性前哨淋巴结的皮肤黑色素瘤患者的作用。存在前哨淋巴结转移病灶的患者被随机分配到区域淋巴结切除术组或观察组，包括临床检查和淋巴结超声检查评估，如果患者出现区域淋巴结复发，则进行根治性淋巴结切除术。结果显示，观察组与切除组相比，区域淋巴结复发率较高（23% vs. 8%，P＜0.001），但这并没有转化为生存差异。在 43 个月的中位随访中，两组患者的 3 年黑色素瘤特异性存活率相当（两组均为 86%，P=0.42）[25]。DeCOG-SLT 研究还发现，在检测到皮肤黑色素瘤患者的阳性前哨淋巴结后，完成淋巴结切除术的患者并没有比通过检查和超声观察的患者的存活率升高[26]。虽然两组的复发率都低于预测值，导致研究最终证据不足，但研究显示两组的生存率没有差异（观察组的 3 年生存率为 82%，完成组为 81%，P=0.87）。同样，观察组的淋巴结复发率（16%）高于淋巴结切除组（11%）。

基于以上研究，美国临床肿瘤学会（American Society of Clinical Oncology，ASCO）和外科肿瘤学会（Society for Surgical Oncology，SSO）建议，对于中等厚度的黑色素瘤（1～4mm）和具有溃疡等风险因素的薄型病变（＜1mm）的患者，只进行广泛切除和前哨淋巴结活检[27]。对于病灶厚的黑色素瘤（＞4mm）患者，可以考虑进行前哨淋巴结活检，以达到评估预后的目的，并同时帮助指导辅助治疗方案，尽管 MSLT-Ⅰ和其他研究没有显示这些患者的生存优势。基于 MSLT-Ⅱ和 DeCOG-SLT 的研究，NCCN 指出，前哨淋巴结阳性的患者虽然可以考虑进行淋巴结切除，但随访观察仍是首要选择[28]。

外阴黑色素瘤的淋巴显影和前哨淋巴结活检遵循本书前述的方案（见第 5 章）。Wechter 等报道了 10 例接受前哨淋巴结活检的外阴黑色素瘤患者[29]，2 例患者的前哨淋巴结呈阳性，但没有描述这些患者的长期随访结果。在另一项回顾性研究中，De Hullu 等治疗了 33 例外阴黑色素瘤患者，其中 9 例患者接受了淋巴显影和前哨淋巴结活检[30]，9 例接受前哨淋巴结活检的患者中有 2 例（22%）出现腹股沟复发，而 24 例接受全腹股沟淋巴结切除术的患者无复发。然而，这 2 例患者的病灶厚度均＞4mm，这使得他们复发的风险过高。除了一些案例报道外，目前还没有其他关于女性外阴黑色素瘤患者进行前哨淋巴结活检的相关报道。

参考文献

[1] Plentl AA, Friedman EA. Lymphatic System of the Female Genitalia. Philadelphia: W.B. Saunders Company; 1971.

[2] Ishida H, Nagai T, Sato S, et al. Concomitant sentinel lymph node biopsy leading to abbreviated systematic lymphadenectomy in a patient with primary malignant melanoma of the vagina. Springerplus. 2015;4;102.

[3] Nakagawa S, Koga K, Kugu K, et al. The evaluation of the sentinel node successfully conducted in a case of malignant melanoma of the vagina. Gynecol Oncol. 2002;86; 387–9.

[4] Dhar KK, Das N, Brinkman DA, et al. Utility of sentinel node biopsy in vulvar and vaginal melanoma: report of two cases and review of the literature. Int J Gynecol Cancer. 2007;17:720–3.

[5] Abramova L, Parekh J, Irvin WP Jr, et al. Sentinel node biopsy in vulvar and vaginal melanoma: presentation of six cases and a literature review. Ann Surg Oncol. 2002;9:840–6.

[6] Rodier JF, Janser JC, David E, et al. Radiopharmaceuticalguided surgery in primary malignant melanoma of the vagina. Gynecol Oncol. 1999;75:308–9.

[7] Hertel H, Soergel P, Muecke J, et al. Is there a place for sentinel technique in treatment of vaginal cancer?: feasibility, clinical experience, and results. Int J Gynecol Cancer. 2013;23:1692–8.

[8] Frumovitz M, Gayed IW, Jhingran A, et al. Lymphatic mapping and sentinel lymph node detection in women with vaginal cancer. Gynecol Oncol. 2008;108:478–81.

[9] van Dam P, Sonnemans H, van Dam PJ, et al. Sentinel node detection in patients with vaginal carcinoma. Gynecol Oncol. 2004;92:89–92.

[10] Harter P, Sehouli J, Lorusso D, et al. A randomized trial of lymphadenectomy in patients with advanced ovarian neoplasms. N Engl J Med. 2019;380:822–32.

[11] Piver MS, Barlow JJ, Lele SB. Incidence of subclinical metastasis in stage I and II ovarian carcinoma. Obstet Gynecol. 1978;52:100–4.

[12] Uccella S, Zorzato PC, Lanzo G, et al. The role of sentinel node in early ovarian cancer: a systematic review. Minerva Med. 2019;110:358–66.

[13] Dell'Orto F, Laven P, Delle Marchette M, et al. Feasibility of sentinel lymph node mapping of the ovary: a systematic review. Int J Gynecol Cancer. 2019;29:1209–15.

[14] Kleppe M, Brans B, Van Gorp T, et al. The detection of sentinel nodes in ovarian cancer: a feasibility study. J Nucl Med. 2014;55:1799–804.

[15] Buda A, Passoni P, Corrado G, et al. Near-infrared fluorescence-guided sentinel node mapping of the ovary with indocyanine green in a minimally invasive setting: a feasible study. J Minim Invasive Gynecol. 2017;24:165–70.

[16] Nyberg RH, Korkola P, Maenpaa JU. Sentinel node and ovarian tumors: a series of 20 patients. Int J Gynecol Cancer. 2017;27:684–9.

[17] Uccella S, Nero C, Vizza E, et al. Sentinel-node biopsy in early-stage ovarian cancer: preliminary results of a prospective multicentre study (SELLY). Am J Obstet Gynecol. 2019;221:324e1–e10.

[18] Lago V, Bello P, Montero B, et al. Sentinel lymph node technique in early-stage ovarian cancer: a phase II clinical trial. Int J Gynecol Cancer. 2020;30(9):1390–6.

[19] Scambia G, Nero C, Uccella S, et al. Sentinel-node biopsy in early stage ovarian cancer: a prospective multicentre study (SELLY). Int J Gynecol Cancer. 2019;29:1437–9.

[20] Boer FL, Ten Eikelder MLG, Kapiteijn EH, et al. Vulvar malignant melanoma: pathogenesis, clinical behaviour and management: review of the literature. Cancer Treat Rev. 2019;73:91–103.

[21] Weinstock MA. Malignant melanoma of the vulva and vagina in the United States: patterns of incidence and population- based estimates of survival, Am J Obstet Gynecol. 1994;171:1225–30.

[22] Dummer R, Hauschild A, Lindenblatt N, et al. Cutaneous melanoma: ESMO Clinical Practice Guidelines for diagnosis, treatment and follow-up. Ann Oncol. 2015;26(Suppl 5):126–32.

[23] Morton DL, Cochran AJ, Thompson JF, et al. Sentinel node biopsy for early-stage melanoma: accuracy and morbidity in MSLT-I, an international multicenter trial. Ann Surg. 2005;242:302–11; discussion 311–13.

[24] Morton DL, Thompson JF, Cochran AJ, et al. Final trial report of sentinel-node biopsy versus nodal observation in melanoma. N Engl J Med. 2014;370:599–609.

[25] Faries MB, Thompson JF, Cochran AJ, et al. Completion dissection or observation for sentinel-node metastasis in melanoma. N Engl J Med. 2017;376:2211–22.

[26] Leiter U, Stadler R, Mauch C, et al. Complete lymph node dissection versus no dissection in patients with sentinel lymph node biopsy positive melanoma (DeCOG-SLT): a multicentre, randomised, phase 3 trial. Lancet Oncol. 2016;17:757–67.

[27] Wong SL, Balch CM, Hurley P, et al. Sentinel lymph node biopsy for melanoma: American Society of Clinical Oncology and Society of Surgical Oncology joint clinical practice guideline. J Clin Oncol. 2012;30:2912–18.

[28] Network NCC. Cutaneous Melanoma (Version 3.2020) [2020 Jun 10]. Available from: www.nccn. org/professionals/ physician_gls/pdf/cutaneous_ melanoma.pdf.

[29] Wechter ME, Gruber SB, Haefner HK, et al. Vulvar melanoma: a report of 20 cases and review of the literature. J Am Acad Dermatol. 2004;50:554–62.

[30] de Hullu JA, Hollema H, Hoekstra HJ, et al. Vulvar melanoma: is there a role for sentinel lymph node biopsy? Cancer. 2002;94:486–91.

第 17 章　临床试验设计
Clinical trial design

Scott Jordan　Brian M. Slomovitz　著

黄　玥　译　李征宇　校

前哨淋巴结（SLN）评估在 1977 年第一次用于阴茎癌的治疗，自此之后，这种方法逐步成为多种类型癌症手术分期方法的标准程序[1]。但在妇科肿瘤中，使 SLN 评估成为手术分期的标准程序，尚需证实它在临床试验中能展现出低假阴性率、患者的生存结局与传统方法相当，以及其近 / 远期手术并发症相比于传统方法有所改善。

为此，关于该技术的研究类型需要从新兴手术方法报道逐渐转变为大型随机对照试验。由于不同癌种的特点相异，针对不同部位癌种的研究方法会有所差异，但其中的基本原则相似。一开始，小样本病例系列的发表能初步证实放射性标记胶体或染料 SLN 显影在计划行系统淋巴结切除术患者体内的效果，确定这一技术的可行性；之后，大样本回顾性分析及小样本前瞻性研究描述该技术在医疗单位中的应用经验，为后续临床实践改变性试验进一步完善标准流程。传统 III 期临床试验的主要目标为前瞻性验证 SLN 评估的敏感性，通过患者自身对照，比较 SLN 切除淋巴结及标准系统淋巴结切除的淋巴结阳性率计算；次要目标为 SLN 评估的安全性，通过对比接受 SLN 活检患者与接受系统淋巴结切除术患者的近 / 远期手术相关并发症、疾病复发率及无复发生存期相关数据实现。

由于某些妇科恶性肿瘤较为罕见、评估临床结局的终点尚存争议，且目前大多妇科肿瘤专家对于系统淋巴结切除术的倾向性，因此开展 III 期临床试验很困难，需要通过创新性的试验设计收集有效数据以改变传统治疗方式。

一、子宫内膜癌

1996 年，Burke 等首次报道了 SLN 注射示踪法在子宫内膜癌患者中的应用，该研究为一项单中心试点试验，共纳入 15 例接受开腹子宫全切术的子宫内膜癌患者，术中向子宫肌层注射异硫蓝（Isosulfan Blue）染料[2]。该研究未定义统计学终点，也未报道敏感性及阴性预测值（negative predictive value。NPV）。之后，多项小样本前瞻性病例系列研究评估了 SLN 活检的有效性、检出敏感性及 NPV[3-16]。许多此类试点试验报道了最常用的 SLN 显影注射部位。

早期研究中 SLN 示踪剂注射部位分为两类：子宫体注射（从宫底注射或通过宫腔镜直接向肿瘤注射）和宫颈注射。由于宫颈注射比宫腔镜或宫底注射更易操作，小型临床试验比较了这两种注射部位的淋巴结检出率。2008 年，Perrone 等比较了两个队列人群的

SLN 检出率：第一个队列人群在术前宫颈注射 ^{99m}Tc，第二个队列通过宫腔镜直接向肿瘤注射 ^{99m}Tc，结果发现，两个队列的 SLN 检出率无明显差异[17]。2013 年，Rossi 等的研究发现，机器人辅助 SLN 活检术术前向宫颈注射吲哚菁绿（ICG）染料的淋巴结检出率高于宫腔镜下注射[18]。另一项研究通过单光子发射计算机断层扫描（SPECT）而非手术探查，证实了宫颈注射的淋巴结检出率优于宫腔镜下肿瘤周围注射[19]。两项大型 Meta 分析证实了以上结果[20, 21]。

最初研究中使用的示踪剂为 ^{99m}Tc、蓝色染料，或者两者联合，而近红外成像技术的发展使得 ICG 示踪成为可能。Sinno 等对比了 ICG 及异硫蓝染料应用于机器人辅助 SLN 活检术的效果，结果发现，ICG 的 SLN 检出率显著高于异硫蓝染料[22]。How 等在同一位患者的宫颈注射了 3 种示踪剂，结果发现，异硫蓝染料的检出率低于 ICG 及 ^{99m}Tc；而 ICG 及 ^{99m}Tc 效果相当[23]。一项针对子宫内膜癌及宫颈癌患者 SLN 探查方法的非劣效性随机对照试验显示，ICG 的检出率显著高于异硫蓝染料，因此研究者认为 ICG 作为示踪剂更佳[24]。

两项大型前瞻性、多中心Ⅲ期临床试验报道了 SLN 显影的可接受敏感性及 NPV（表 17-1）。SENTI-ENDO 的研究结果于 2011 年被首次报道，该研究以单侧盆腔及患者为分析单位，评估了 ^{99m}Tc 及异硫蓝染料通过宫颈注射进行 SLN 显影的敏感性及 NPV。纳入患者行 SLN 切除后行系统盆腔淋巴结切除术。对于单侧盆腔，NPV 及敏感性均为 100%；对于患者，NPV 为 97%，敏感性为 84%[25]。本研究的生存结局于 2015 年发表，结果显示，进行 SLN 活检及未进行 SLN 活检的患者之间，以及发现了阳性 SLN 及未发现阳性 SLN 的患者之间的无复发生存期并不存在显著差异；对于阳性 SLN 患者，进行辅助治疗的频率更高，说明 SLN 活检对临床决策产生了影响[26]。

2017 年，FIRES 研究结果发表，其试验设计与前述试验相似，采用 ICG 作为示踪剂，主要研究终点为敏感性及 NPV，共纳入 356 例患者，是迄今为止最大的前瞻性子宫内膜癌 SLN 研究。研究结果显示，敏感性为 97.2%，NPV 为 99.6%[27]。以上大型前瞻性研究的结果与 3 项纳入研究数量最多的子宫内膜癌 SLN 活检相关 Meta 分析结果类似[20, 21, 28]。

表 17-1　研究详细信息

试验名称	患病部位	纳入人群	试验设计	终点	样本量	结果
How 2012[23]	子宫内膜	所有病理类型	宫颈注射 ^{99m}Tc 及异硫蓝染料、机器人辅助 SLN 切除、PLND±PALND	检出率、敏感性、特异性、NPV	100	检出率 92%，敏感性 89%，NPV 99%
Rossi（FIRES）2017[27]	子宫内膜	临床Ⅰ期，所有病理类型	宫颈注射 ICG，机器人辅助 SLN 切除，之后行彻底 PLND±PALND	① SLN 探查疾病转移的敏感性②淋巴结累及的 NPV	340	探查转移敏感性 97.2%，NPV 99.6%

（续表）

试验名称	患病部位	纳入人群	试验设计	终 点	样本量	结 果
Ballester（SENTI-ENDO）2011 [25]	子宫内膜	临床 I ～ II 期，所有病理类型	宫颈注射 ⁹⁹ᵐTc 及异硫蓝染料，开腹或腔镜行 SLN 切除，之后行彻底 PLND±PALND	①单侧盆腔 NPV ②患者 NPV	125	单侧盆腔 NPV 100%，患者 NPV 97%
Darai（SENTIENDO）2015 [26]	子宫内膜	临床 I ～ II 期，所有病理类型	宫颈注射 ⁹⁹ᵐTc 及异硫蓝染料，开腹或腔镜行 SLN 切除，之后行彻底 PLND±PALND	疾病无复发生存期（RFS）	125	行 SLN 显影 vs. 未行 SLN 显影，及 LN 转移 vs. 无 LN 转移患者间 RFS 无明显差异
Tanner 2017 [46]	子宫内膜	临床分期为早期，1～2 级子宫内膜癌	宫颈注射 ICG，腔镜行 SLN 切除后行 TLH/BSO；对于行单侧 SLN 显影患者，仅具有高危因素患者方进行另一侧彻底的 PLND	单侧 PLND 发生率，淋巴结转移检出率	113	单侧 PLND 发生率 5.3%，总 PLND 发生率 7.1%，淋巴结转移率 8%
Paley 2016 [47]	子宫内膜	临床分期为早期，所有病理类型	ICG 注射，SLN 切除，在浆液性癌、透明性癌级癌肉瘤等病理类型的患者行 PPALND，肿瘤直径 >2cm，肌层浸润>50%，病理分级 3 级，术中通过观察或触诊发现的可疑淋巴结	评估 SLN 显影对于具有淋巴结转移高危因素女性的可行性	85	SLN 敏感性 100%，特异性 100%
Soliman 2017 [31]	子宫内膜	临床 I 期：高危病理类型或深肌层浸润；临床 II 期：所有病理类型	ICG、⁹⁹ᵐTc 或专利蓝注射，SLN 切除，后行 PLND 及 PALND	单侧盆腔，以及患者假阴性率、敏感性、NPV	101	单侧盆腔：假阴性率 7.1%，NPV 98%，敏感性 92.9%；患者：假阴性率 5%，NPV 98.6%，敏感性 95%
Sawicki 2015 [48]	子宫内膜	临床 I ～ II 期，所有病理类型	宫颈注射 ⁹⁹ᵐTc 合并宫底注射亚甲蓝 vs.宫底及宫颈注射亚甲蓝，开腹 SLN 活检，后针对高危型肿瘤行 PLND+PALND	对比通过宫颈注射及子宫底浆膜下注射两种示踪剂后 SLN 的检出率，SLN 活检的敏感性	188	⁹⁹ᵐTc/ 亚甲蓝组检出率 95.1%，亚甲蓝组检出率 87.7%，敏感性 87.5%，NPV 97.7%

（续表）

试验名称	患病部位	纳入人群	试验设计	终　点	样本量	结　果
Lecuru（SENTICOL）2011[36]	宫颈	临床 I A 期合并 LVSI 至 I B₁ 期	99mTc 及专利蓝注射，SLN 切除，PLND±PALND	评估 SLN 活检的敏感度及 NPV	139	敏感度 92%，NPV 98.2%
Altgassen 2008[35]	宫颈	各类手术分期	99mTc 及蓝色染料注射，SLN 切除，PLND±PALND	人群中的敏感性及 NPV	507	敏感性 77.4%，NPV 94.3%
Cormier 2011[37]	宫颈	临床 I A 期合并 LVI 至 II A 期	蓝色染料 ±99mTc 注射，SLN 切除，PLND±PALND	单侧盆腔，以及患者敏感性及 NPV；对 SLN 切除方案进行回顾性评估	122	患者：敏感性 87.5%，NPV 96.8%；单侧盆腔：敏感性 92.6%，NPV 98.9%；切除方案：敏感性 100%，NPV 100%
Frumovitz 2018[24]	宫颈及子宫	临床分期为 I 期的宫颈癌及子宫癌，所有病理类型	异硫氰酸蓝染料 +ICG 染料注射，SLN 显影及切除	术中应用 ICG vs. 异硫蓝染料示踪效率比较（非劣效性评估）	163	97% 切除淋巴结能通过 ICG 示踪，47% 切除淋巴结能通过蓝色染料示踪
Van der Zee（GROINS Ⅵ）2008[42]	外阴	临床分期为 T₁ 或 T₂，肿瘤直径≤4cm，外阴鳞癌，DOI >1mm，临床评估未发现可疑转移淋巴结	99mTc 及异硫氰酸蓝染料注射，腹股沟 SLN 切除，若发现阳性，则行淋巴结切除术；若发现 1 个以上淋巴结转移，则推荐术后 RT	评估对于 SLN 阴性患者不进行腹股沟淋巴结清扫术的安全性，并评估 SLN 切除 vs. 彻底腹股沟淋巴结清扫术对患者短期及长期死亡率	403	SLN 组患者 2 年 RFS 为 2.3%，3 年生存率 97%，短期及长期手术相关死亡率获得改善
Levenback（GOG 173）2012[44]	外阴	鳞癌，癌浸润 >1mm，肿瘤直径为 2～6cm，且经临床评估未发现可疑转移淋巴结	注射异硫氰酸蓝染料 ±99mTc，腹股沟 SLN 切除，后行腹股沟淋巴结切除术	评估腹股沟 SLN 显影的 NPV 及敏感性	452	患者 NPV 96.3%，腹股沟 NPV 97.4%，患者敏感性 91.7%，腹股沟敏感性 92.1%
GROINS Ⅶ[45]	外阴	临床分期为 T₁ 或 T₂，肿瘤直径≤4cm，外阴鳞癌，DOI >1mm，临床评估未发现可疑转移淋巴结	注射异硫蓝染料 +99mTc，腹股沟 SLN 切除			

PLND. 盆腔淋巴结切除；PALND. 腹主动脉旁淋巴结切除；NPV. 阴性预测值；SNL. 前哨淋巴结；PPALND. 盆腔及腹主动脉旁淋巴结切除；LVSI. 淋巴血管间隙浸润

起初，对于早期子宫内膜癌患者，手术中是否应当进行系统淋巴结切除术尚存争议，由于 SLN 评估的创伤性较淋巴结切除术低且能达到相同的检出率，可能成为一种替代选择[29]。随着这一技术被广泛接受，多项回顾性研究及前瞻性研究结果报道了 SLN 在高危病理分型患者中的应用。Schiavone 等纳入了 136 例癌肉瘤患者进行前瞻性分析，结果发现，与接受系统淋巴结切除术患者相比，仅进行 SLN 活检的患者无进展生存期及总生存期并无差异，且两组间阳性淋巴结检出率也相似[30]。Soliman 等对于 123 例高级别子宫内膜癌患者进行了前瞻性分析，结果发现 SLN 活检术的敏感性为 95%，假阴性率为 4.3%[31]。

鉴于子宫内膜癌的高发病率，SLN 评估在子宫内膜癌中的安全性及有效性被逐步阐明，且在 Ⅲ 期前瞻性临床试验中得以证实，因此，SLN 评估可考虑作为早期子宫内膜癌患者的标准治疗方案之一。

二、宫颈癌

1999 年，Echt 等在一项前瞻性病例系列研究中首次报道了 SLN 显影在宫颈癌手术中的应用，向 13 例宫颈癌患者体内注射异硫蓝染料，结果显示其淋巴结检出率仅为 15.4%[32]。随后几年，与子宫内膜癌研究类似，发表了许多小样本病例系列研究，探究了子宫内膜癌中应用 SLN 显影的敏感性，评估指标包括敏感性及 NPV。2007 年，van de Land 等将既往所有小样本研究纳入进行了 Meta 分析，合并后敏感性为 92%；2008 年，Frumovitz 等的 Meta 分析结果显示，敏感性为 92%，NPV 为 97%[33, 34]。

2008 年，Altagassen 等报道了第一个多中心研究的结果（表 17-1），该研究前瞻性纳入了 590 例患者，行 SLN 切除后进行了系统盆腔及腹主动脉旁淋巴结切除，研究终点为淋巴结检出率（88.6%）、敏感性（77.4%）及 NPV（94.3%）。虽然从整体队列情况来看敏感性较低，但进行 post hoc 分析后显示，SLN 切除对于肿瘤直径 ≤2cm 的患者敏感性更高，因此，SLN 活检更适用于肿瘤直径较小的患者[35]。SENTICOL 研究是一项多中心研究，其设计与上述研究类似，不同之处在于该研究纳入的患者期别为 ⅠB_1 期及以下患者，并包括对 SLN 进行超分期，该研究结果显示，敏感性高达 92%，NPV 高达 98.2%[36]。

Cormier 等发表了一项前瞻性单中心研究，评估了 SLN 显影的敏感性及 NPV，并将其与既往淋巴结切除方式的理论敏感性及特异性进行比较，以期在减小手术死亡率的同时进一步提高淋巴结处理方式的敏感性及 NPV。研究中纳入的既往淋巴结处理方式包括切除所有显影的 SLN（采用超分期法）、切除所有可疑淋巴结、单侧盆腔淋巴结切除术（lymph node dissection，LND），以及包括原发肿瘤切除的广泛性宫颈切除术。该研究结果发现，SLN 显影将患者敏感性由 87.5% 提升至 100%，将 NPV 由 96.8% 提升至 100%，此外，仅 6.6% 患者需要进行彻底的双侧 LND[37]。

SLN 显影应用在宫颈癌手术治疗中具有独特的潜在优势，因为特异性切除阳性淋巴结可以减少手术相关并发症，并尽可能保留完整的解剖结构，以保证放射剂量传递最大化。因此，越来越多的研究着重于 SLN 评估在术中的适用性。Fader 等发表了一项前瞻性病例系列研究，评估了 38 例患者术中 SLN 切除的标本，并在术后通过超分期方法分析冰冻切片，通过比较这两种方法，研究发现冰冻切片识别转移性淋巴结的正确率仅

33%[38]。SENTICOL 研究仅针对术中观察到明显增大的淋巴结进行检查，其术中评估敏感性为 21%[39]。2013 年，一项大样本量试验纳入了 225 例患者，将术中 SLN 冰冻切片与术后超分期结果对比，同样证实了评估敏感度较低（56%）[40]。

与针对子宫癌的研究类似，陆续有研究开始探究应用于宫颈癌患者 SLN 显影中的最佳放射性示踪剂。一项 Meta 分析纳入了 6 项研究，比较了 ICG 染料 vs. 蓝色染料，ICG vs. ^{99m}Tc，及蓝色染料和 ^{99m}Tc 联用方案之间的效果，结果发现，ICG 的效果好于蓝色染料，ICG 效果与 ^{99m}Tc 和蓝色染料联用效果相似。Frumovitz 等设计的 FILM 研究比较了蓝色染料与 ICG 在患者体内的吸收率，并以非劣性比较方法进行加权，研究结果发现切除的淋巴结中 97% 为 ICG 阳性，仅 47% 为蓝色染料阳性[24]。

与针对子宫内膜癌的研究类似，陆续有前瞻性研究探究 SLN 显影用于宫颈癌患者的可行性，并建议该方法加入宫颈癌的标准治疗流程。但目前 SLN 显影在宫颈癌患者手术应用中尚存在一个问题，即目前该技术仅运用于开腹探查手术当中，尚未应用于微创手术。但是，由于 SLN 显影的原则大致相同，因此它应当既适用于开腹手术，也适用于微创手术。

三、外阴癌

由于外阴淋巴结引流相对固定，外阴位置表浅方便示踪剂的注射，且腹股沟淋巴结根治性切除术与患者死亡率密切相关，因此，SLN 显影在妇科恶性肿瘤的应用始于外阴癌。但由于外阴癌较罕见，传统的临床试验设计（Ⅰ 期、Ⅱ 期和 Ⅲ 期临床试验）很难实现，因此，研究者设计了多中心的大型观察性试验，以期探究是否能将 SLN 显影纳入外阴癌标准诊治流程当中。

外阴癌前哨淋巴结的格罗宁根国际研究研究（GROINSS-Ⅴ1）是一项观察性研究，纳入了 276 例早期外阴癌患者，原发肿瘤直径≤4cm，且 SLN 活检未发现转移。该研究的主要目标为探究对 SLN 阴性患者不行腹股沟淋巴结根治性切除术的安全性。结果发现，对于单侧癌灶患者，中位随访时间为 35 个月时，腹股沟复发率为 2.3%，假阴性率为 5.9%，假阴性预测值为 2.9%[42]。

与此同时，纳入了 452 例早期外阴癌患者的多中心观察性研究 GOG 173 也正在进行。与 GROINS-Ⅴ1 研究的不同之处在于，本研究中所有患者在 SLN 活检后均接受了腹股沟淋巴结清扫术（inguinofemoral lymph node dissection，IFLD）。该研究的主要目标为腹股沟 SLN 的 NPV（例如，单侧 SLN 为阴性的情况下，单侧所有腹股沟淋巴结均为阴性的可能性）。该研究通过分析受累腹股沟淋巴结假阴性检出率及未受累腹股沟真阴性率，计算了假阴性预测值（1-NPV），结果发现假阴性预测值为 3.7%，肿瘤直径 2～3.9cm 的患者与肿瘤直径为 4～6cm 的患者相比，SLN 活检的假阴性率更低（2.0% vs. 7.4%）[43; 44]。

以上两项大型前瞻性研究足以说明将 SLN 显影纳入早期外阴鳞癌患者（单侧病灶直径≤4cm）的标准诊治流程具有合理性。对于这部分患者，SLN 阴性就足以作为不进行腹股沟淋巴结清扫术及后续放射治疗的依据。但是，对于 SLN 阳性患者的治疗还有待进一步研究。

以上两项研究的局限性在于纳入患者花费的时间太长，为克服这一困难，针对早期外阴癌患者的第三项大型观察性研究纳入了前两项研究中的患者。

GROINSS-V2/GOG 270 是一项前瞻性多中心 2 期研究，纳入了影像学发现疑似淋巴结累及的早期外阴鳞癌患者（肿瘤直径≤4cm），患者均接受手术初始治疗并行 SLN 显影。对于 SLN 转移（转移范围不限）的患者，采用腹股沟放射治疗（50Gy）。对于 SLN 阴性患者，进行为期至少 2 年的随访。本研究采用成组序贯试验方法进行设计（通过 α 和 β 消耗函数确定提前停止的边界条件），根据患者腹股沟复发率的监测结果，研究者对两组人群均定义了停止条件，停止条件与具有转移性 SLN 患者发生腹股沟复发相关。本研究需要的最大样本量为 150，若停止条件的边界值未被突破，则本研究在发现转移性 SLN 的 150 例患者完成 2 年随访后即可停止[45]。

2010 年 6 月，本研究激活了停止条件，分析发现对于 SLN 转移＞2mm 的患者，其腹股沟转移的风险增高，因而对后续治疗方案进行了修改：对于淋巴结转移≤2mm 患者行术后放疗，而对于淋巴结转移＞2mm 患者则行腹股沟淋巴结清扫术。2 年后，最终分析显示了腹股沟的可接受复发率；在 160 例发现 SLN 微转移患者中有 6 例患者发现孤立腹股沟淋巴结复发（3.8%），2 例患者在对侧（SLN 阴性）发生腹股沟淋巴结复发，2 例患者拒绝放射治疗[45]。

GROINSS-V1、GOG173 及 GROINSS-V2/GOG270 研究结果被报道之后，对于单侧外阴癌，且肿瘤直径≤4cm 的患者，推荐将 SLN 活检纳入标准诊治流程。对于 SLN 阴性的患者，观察随访具有安全性。对于 SLN 阳性，但转移范围≤2mm 且无淋巴结包膜外播散的患者，可不进行腹股沟淋巴结根治性切除术，但术后需进行放射治疗（50Gy）。

GROINS-V3/CV2020 是一项经 NCI 癌症治疗评估项目（CTEP）批准的研究，旨在前瞻性探究将放射治疗剂量增加至 56Gy，同时行化疗增敏的治疗方案应用于淋巴结转移＞2mm 或发生淋巴结包膜外转移患者的有效性。本研究是一项前瞻性 II 期临床研究，仅招募了 SLN 活检术后患者。与 GROINS 研究相似，该研究也设置了停止条件以保证治疗的有效性。

以上三项大型前瞻性研究表明，SLN 显影已成为针对早期外阴癌患者标准治疗的重要组成部分。

多项前瞻性 II 期治疗性试验及随机试验探索了 SLN 显影用于子宫内膜癌、宫颈癌及外阴癌患者中的安全性及有效性。尚需进一步试验探究新领域并针对 SLN 显影中的新技术进行更多评估。

参考文献

[1] Cabanas RM. An approach for the treatment of penile carcinoma. Cancer. 1977;39(2):456–66. https://doi.org/10. 1002/1097–0142(197702)39:23.0.CO;2–I.

[2] Burke TW, Levenback C, Tornos C, et al. Intraabdominal lymphatic mapping to direct selective pelvic and paraaortic lymphadenectomy in women with high- risk endometrial cancer: results of a pilot study. Gynecol Oncol. 1996;62(2):169–73. http://doi.org/10.1006/gyno.1996.0211.

[3] Allameh T, Hashemi V, Mohammadizadeh F, et al. Sentinel lymph node mapping in early stage of endometrial and cervical cancers. J Res Med Sci. 2015;20(2):169–73. https:// pubmed.ncbi.nlm.nih. gov/25983771. Available from: www. ncbi.nlm.nih.gov/pmc/articles/PMC4400713/.

[4] Altgassen C, Pagenstecher J, Hornung D, et al. A new

approach to label sentinel nodes in endometrial cancer. Gynecol Oncol. 2007;105(2):457–61. Available from: www.sciencedirect.com.ezproxy.fiu.edu/science/article/pii/ S0090825807000054.

[5] Bats A, Clément D, Larousserie F, et al. Does sentinel node biopsy improve the management of endometrial cancer? data from 43 patients. J Surg Oncol. 2008;97(2):141–5. https://doi.org/10.1002/jso.20857.

[6] Delaloye J, Pampallona S, Chardonnens E, et al. Intraoperative lymphatic mapping and sentinel node biopsy using hysteroscopy in patients with endometrial cancer. Gynecol Oncol. 2007;106(1):89–93. Available from: www. sciencedirect.com.ezproxy.fiu.edu/science/article/pii/ S0090825807001825.

[7] Favero G, Pfiffer T, Ribeiro A, et al. Laparoscopic sentinel lymph node detection after hysteroscopic injection of technetium-99 in patients with endometrial cancer. Int J Gynecol Cancer. 2015;25(3):423–30. https://doi.org/10.1097/ IGC.0000000000000387.

[8] Gien LT, Kwon JS, Carey MS. Sentinel node mapping with isosulfan blue dye in endometrial cancer. J Obstet Gynaecol Can. 2005;27(12):1107–12. Available from: www.sciencedirect.com.ezproxy.fiu.edu/science/article/pii/ S1701216316303930.

[9] Kataoka F, Susumu N, Yamagami W, et al. The importance of para-aortic lymph nodes in sentinel lymph node mapping for endometrial cancer by using hysteroscopic radio-isotope tracer injection combined with subserosal dye injection: prospective study. Gynecol Oncol. 2016;140(3):400–4. Available from: www.sciencedirect.com.ezproxy.fiu.edu/ science/article/pii/S0090825815302250.

[10] Kuru Oğ, Topuz S, Sen S, et al. Sentinel lymph node biopsy in endometrial cancer: description of the technique and preliminary results. J Turk Ger Gynecol Assoc. 2011;12(4):204–8. Available from: www.ncbi. nlm.nih. gov/pmc/articles/PMC3939250/. https://doi. org/10.5152/ jtgga.2011.52.

[11] Laios A, Volpi D, Tullis IDC, et al. A prospective pilot study of detection of sentinel lymph nodes in gynaecological cancers using a novel near infrared fluorescence imaging system. BMC Res Notes. 2015;8(1):608. https://doi. org/10.1186/s13104–015–1576–z.

[12] Lopes LAF, Nicolau SM, Baracat FF, et al. Sentinel lymph node in endometrial cancer. Int J Gynecol Cancer. 2007;17(5):1113–17. https://doi.org/10.1111/ j.1525– 1438.2007.00909.x.

[13] López-De la Manzanara Cano C, Cordero García JM, Martín-Francisco C, et al. Sentinel lymph node detection using 99mTc combined with methylene blue cervical injection for endometrial cancer surgical management: a prospective study. Int J Gynecol Cancer. 2014;24(6):1048–53. https://doi.org/10.1097/ IGC.0000000000000158.

[14] Mücke J, Klapdor R, Schneider M, et al. Isthmocervical labelling and SPECT/CT for optimized sentinel detection in endometrial cancer: technique, experience and results. Gynecol Oncol. 2014;134(2):287–92. Available from: www.sciencedirect.com.ezproxy.fiu.edu/science/article/pii/ S0090825814009561.

[15] Solima E, Martinelli F, Ditto A, et al. Diagnostic accuracy of sentinel node in endometrial cancer by using hysteroscopic injection of radiolabeled tracer. Gynecol Oncol. 2012;126(3):419–23. Available from: www.sciencedirect. com.ezproxy.fiu.edu/science/article/pii/S0090825812003988.

[16] Valha P, Kucera E, Sak P, et al. Intraoperative subserosal approach to label sentinel nodes in intermediate and high-risk endometrial cancer. Eur J Gynaecol Oncol. 2015;36(6): 643–6. http://europepmc. org/abstract/MED/26775344.

[17] Perrone AM, Casadio P, Formelli G, et al. Cervical and hysteroscopic injection for identification of sentinel lymph node in endometrial cancer. Gynecol Oncol. 2008;111(1):62–7. Available from: www. sciencedirect.com.ezproxy.fiu.edu/ science/article/pii/ S0090825808004277.

[18] Rossi EC, Jackson A, Ivanova A, et al. Detection of sentinel nodes for endometrial cancer with robotic assisted fluorescence imaging: cervical versus hysteroscopic injection. Int J Gynecol Cancer. 2013;23(9):1704–11. https://doi. org/10.1097/IGC.0b013e3182a616f6.

[19] Sahbai S, Taran F, Fiz F, et al. Pericervical injection of 99mTc-nanocolloid is superior to peritumoral injection for sentinel lymph node detection of endometrial cancer in SPECT/CT. Clin Nucl Med. 2016;41(12). Available from: https://journals.lww.com/nuclearmed/ Fulltext/2016/12000/ Pericervical_Injection_ of_99mTc_Nanocolloid_Is.3.aspx.

[20] Kang S, Yoo HJ, Hwang JH, et al. Sentinel lymph node biopsy in endometrial cancer: meta-analysis of 26 studies. Gynecol Oncol. 2011;123(3):522–7. https:// doi.org/10.1016/j. ygyno.2011.08.034.

[21] Bodurtha Smith AJ, Fader AN, Tanner EJ. Sentinel lymph node assessment in endometrial cancer: a systematic review and meta-analysis. Obstet Gynecol. 2017;216(5):459–76. e10. Available from: www. sciencedirect.com.ezproxy.fiu. edu/science/article/pii/S0002937816320579. https://doi. org/10.1016/ j.ajog.2016.11.033.

[22] Sinno AK, Fader AN, Roche KL, et al. A comparison of colorimetric versus fluorometric sentinel lymph node mapping during robotic surgery for endometrial

cancer. Gynecol Oncol. 2014;134(2):281–6. https:// doi.org/ S0090–8258(14)00982–2.

[23] How J, Gotlieb WH, Press JZ, et al. Comparing indocyanine green, technetium, and blue dye for sentinel lymph node mapping in endometrial cancer. Gynecol Oncol. 2015;137(3):436–42. Available from: www. sciencedirect.com.ezproxy.fiu.edu/ science/article/pii/ S0090825815007945. https://doi. org/10.1016/j.ygyno.2015 .04.004.

[24] Frumovitz M, Plante M, Lee PS, et al. Near-infrared fluorescence for detection of sentinel lymph nodes in women with cervical and uterine cancers (FILM): a randomised, phase 3, multicentre, non-inferiority trial. Lancet Oncol. 2018;19(10):1394–403. Available from: www.sciencedirect.com.ezproxy.fiu.edu/ science/article/ pii/S1470204518304480. https://doi. org/10.1016/S1470 –2045(18)30448–0.

[25] Ballester M, Dubernard G, Lécuru F, et al. Detection rate and diagnostic accuracy of sentinel-node biopsy in early stage endometrial cancer: a prospective multicentre study (SENTI-ENDO). Lancet Oncol. 2011;12(5):469–76. https:// doi.org/10.1016/S1470– 2045(11)70070–5.

[26] Dara. E, Dubernard G, Bats A, et al. Sentinel node biopsy for the management of early stage endometrial cancer: longterm results of the SENTI-ENDO study. Gynecol Oncol. 2015;136(1):54–9. Available from: www.sciencedirect.com. ezproxy.fiu.edu/ science/article/pii/S0090825814013389. https://doi. org/10.1016/j.ygyno.2014.09.011.

[27] Rossi EC, Kowalski LD, Scalici J, et al. A comparison of sentinel lymph node biopsy to lymphadenectomy for endometrial cancer staging (FIRES trial): a multicentre, prospective, cohort study. Lancet Oncol. 2017;18(3):384–92. Available from: www. sciencedirect.com.ezproxy.fiu. edu/science/article/pii/ S1470204517300682. https://doi.org/ 10.1016/S1470– 2045(17)30068–2.

[28] Ansari M, Rad MA, Hassanzadeh M, et al. Sentinel node biopsy in endometrial cancer: systematic review and meta-analysis of the literature. Eur J Gynaecol Oncol. 2013;34(5):387–401.

[29] NCCN.org. NCCN Clinical Practice Guidelines in Oncology (NCCN Guidelines®) Uterine Neoplasms Continue NCCN Guidelines for Patients®; 2021. Available from: www.nccn.org/patients.

[30] Schiavone MB, Zivanovic O, Zhou Q, et al. Survival of patients with uterine carcinosarcoma undergoing sentinel lymph node mapping. Ann Surg Oncol. 2016;23(1):196–202. https://doi.org/10.1245/s10434– 015–4612–2.

[31] Soliman PT, Westin SN, Dioun S, et al. A prospective

validation study of sentinel lymph node mapping for high-risk endometrial cancer. Gynecol Oncol. 2017;146(2):234–9. https://doi.org/10.1016/ j.ygyno.2017.05.016.

[32] Echt ML, Finan MA, Hoffman MS, et al. Detection of sentinel lymph nodes with lymphazurin in cervical, uterine, and vulvar malignancies. South Med J. 1999;92(2):204–8. https://doi.org/10.1097/00007611– 199902000–00008.

[33] van de Lande J, Torrenga B, Raijmakers PGHM, et al. Sentinel lymph node detection in early stage uterine cervix carcinoma: a systematic review. Gynecol Oncol. 2007;106(3):604–13. Available from: www.sciencedirect . com/science/article/pii/S0090825807003381. https://doi . org/10.1016/j.ygyno.2007.05.010.

[34] Frumovitz M, Ramirez PT, Levenback CF. Lymphatic mapping and sentinel lymph node detection in women with cervical cancer. Gynecol Oncol. 2008;110(3, Suppl 2):S17– S20. Available from: www. sciencedirect.com.ezproxy.fiu .edu/science/article/ pii/S0090825808002059. https://doi .org/10.1016/ j.ygyno.2008.03.012.

[35] Altgassen C, Hertel H, Brandstädt A, et al. Multicenter validation study of the sentinel lymph node concept in cervical cancer: AGO study group. JCO. 2008;26(18):2943–51. https://doi.org/10.1200/ JCO.2007.13.8933.

[36] Lécuru F, Mathevet P, Querleu D, et al. Bilateral negative sentinel nodes accurately predict absence of lymph node metastasis in early cervical cancer: results of the SENTICOL study. JCO. 2011;29(13):1686–91. https://doi. org/10.1200/JCO.2010.32.0432.

[37] Cormier B, Diaz JP, Shih K, et al. Establishing a sentinel lymph node mapping algorithm for the treatment of early cervical cancer. Gynecol Oncol. 2011;122(2):275–80. https://doi.org/10.1016/ j.ygyno.2011.04.023.

[38] Fader AN, Edwards RP, Cost M, et al. Sentinel lymph node biopsy in early-stage cervical cancer: utility of intraoperative versus postoperative assessment. Gynecol Oncol. 2008;111(1):13–17. Available from: www.sciencedirect.com .ezproxy.fiu.edu/ science/article/pii/S009082580800437X. https://doi. org/10.1016/j.ygyno.2008.06.009.

[39] Bats A, Buénerd A, Querleu D, et al. Diagnostic value of intraoperative examination of sentinel lymph node in early cervical cancer: a prospective, multicenter study. Gynecol Oncol. 2011;123(2):230–5. Available from: www.sciencedirect.com.ezproxy.fiu.edu/ science/article/ pii/S0090825811006950. https://doi. org/10.1016/j.ygyno.2011 .08.010.

[40] Slama J, Dundr P, Dusek L, et al. High false negative

rate of frozen section examination of sentinel lymph nodes in patients with cervical cancer. Gynecol Oncol. 2013;129(2):384–8. Available from: www. sciencedirect.com.ezproxy.fiu.edu/ science/article/ pii/S0090825813000723. https://doi.org/10 .1016/ j.ygy2013.02.001.

[41] Ruscito I, Gasparri ML, Braicu EI, et al. Sentinel node mapping in cervical and endometrial cancer: indocyanine green versus other conventional dyes-A meta-analysis. Ann Surg Oncol. 2016;23(11):3749–56. https://doi.org/10.1245/ s10434–016–5236–x.

[42] Van der Zee AGJ, Oonk MH, De Hullu JA, et al. Sentinel node dissection is safe in the treatment of early-stage vulvar cancer. JCO. 2008;26(6):884–9. https://doi.org/10.1200/ JCO.2007.14.0566.

[43] Coleman RL, Ali S, Levenback CF, et al. Is bilateral lymphadenectomy for midline squamous carcinoma of the vulva always necessary? An analysis from gynecologic oncology group (GOG) 173. Gynecol Oncol. 2013;128(2):155–9. https://doi.org/10.1016/ j.ygyno.2012.11.034.

[44] Levenback CF, Ali S, Coleman RL, et al. Lymphatic mapping and sentinel lymph node biopsy in women with squamous cell carcinoma of the vulva: a gynecologic oncology group study. J Clin Oncol. 2012;30(31):3786–91. Available from: www.ncbi.

nlm.nih.gov/pmc/articles/PMC3478573/. https://doi. org/10.1200/JCO.2011.41.2528.

[45] Slomovitz B, Oonk M, Monk BJ, et al. Validation of sentinel lymph biopsy in patients with early stage vulvar cancer: a prospective trial of 1552 women (GROINSS-V II/GOG270). Gynecol Oncol. 2020;159:2–3. https://doi .org/10.1016/j.ygyno.2020.06.004.

[46] Tanner E, Puechl A, Levinson K, et al. Use of a novel sentinel lymph node mapping algorithm reduces the need for pelvic lymphadenectomy in low-grade endometrial cancer. Gynecol Oncol. 2017;147(3):535– 40. Available from: www.sciencedirect.com.ezproxy. fiu.edu/science/article/ pii/S0090825817314233. https://doi.org/10.1016/j.ygyno .2017.10.020.

[47] Paley PJ, Veljovich DS, Press JZ, et al. A prospective investigation of fluorescence imaging to detect sentinel lymph nodes at robotic-assisted endometrial cancer staging. Obstet Gynecol. 2016;215(1):117.e1–.e7. Available from: www.sciencedirect.com.ezproxy.fiu. edu/science/article/ pii/S0002937815026502. https:// doi.org/10.1016/j.ajog.2015. 12.046.

[48] Sawicki S, Lass P, Wydra D. Sentinel lymph node biopsy in endometrial Cancer – Comparison of 2 detection methods. Int J Gynecol Cancer. 2015;25(6):1044–50. https://doi .org/10.1097/ IGC.0000000000000447.

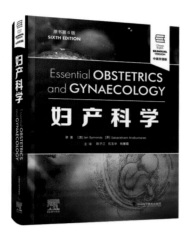

主译　陈子江　石玉华　杨慧霞

定价　458.00 元

本书引进自 Elsevier 出版社，由澳大利亚产科专家 Ian Symonds 和英国产科专家 Sabaratnam Arulkumaran 共同编写。本书为全新第 6 版，是教科书级别的妇产科著作，包括基础生殖科学、产科学和妇科学三篇，共 21 章，主要阐述了女性骨盆解剖，妊娠期的生理变化，胚胎及胎儿生长发育，围产期孕产妇死亡率，妇科、产科疾病，母体医学，先天性异常与胎儿健康评估，正常妊娠、早孕、产前、产后和新生儿护理，妇科肿瘤，泌尿道脱垂和疾病等主题。为了便于阅读，本书在每章的结尾均总结了要点，既包括了基础知识阐释又涵盖了临床常见问题。本书为中英双语版，临床场景、要点、图表等内容丰富，可作为妇产科专业研究生及住院医师的案头参考书。

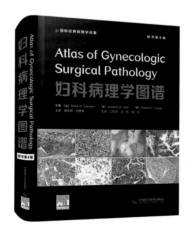

主译　江庆萍　王昀　胡丹

定价　458.00 元

本书引进自世界知名的 Elsevier 出版集团，是一部新颖、实用、全面的妇科病理诊断"教科书"，由加拿大不列颠哥伦比亚大学 Philip B. Clement 教授、美国医院病理学协会 Jennifer N. Stall 博士和美国哈佛医学院 Robert H. Young 博士联合众多病理学专家共同打造。本书为全新第 4 版，对女性生殖系统肿瘤和非肿瘤性病变采用简洁明了的分段式描述，包括每种疾病的临床和大体表现、显微镜下特征、鉴别诊断及预后，便于读者快速检索阅读。全书包含大量精美高清图片，图文并茂地展示了妇科病变大体到镜下病理学特征等细节。本书既可作为妇科病理诊断的实用工具书，亦可供病理科相关技术人员和妇科临床医师阅读参考。

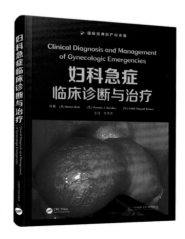

主译　生秀杰

定价　148.00 元

本书引进自世界知名的 CRC 出版社，由国际妇科领域权威专家 Botros Rizk、Mostafa A Borahay 和 Abdel Maguid Ramzy 教授共同编写，主要阐述了妇科急症的临床表现和诊断治疗相关内容。全书共 18 章，从临床实际应用出发，对妇科各种紧急情况的即时评估及临床诊断进行了全面介绍，涵盖了异位妊娠、卵巢扭转、卵巢肿瘤破裂出血、流产、急性感染性疾病、子宫内膜异位症、卵巢过度刺激综合征，以及由于外伤或生殖道畸形导致的急症等相关内容，还对每种疾病的临床表现、诊断、鉴别诊断及处理进行了系统阐述。全书内容实用，语言简洁，非常适合妇科年轻医生、急诊医生和其他相关医师参考阅读。

相 关 图 书 推 荐

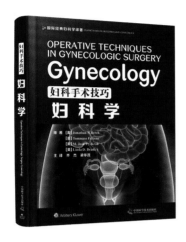

主译　乔杰　梁华茂

定价　288.00 元

本书引进自世界知名的 Wolters Kluwer 出版社，是妇科手术技巧系列丛书之一，是一部实用性极强的妇科学专业图解类手术操作指南。全书共 19 章，全面介绍了妇科学的各种手术治疗方式，基本按照总体原则、影像学检查与其他诊断方法、术前准备、手术治疗、手术步骤与技巧、经验及教训、术后护理、预后、并发症的顺序进行介绍，对每种术式的操作步骤和手术过程中的注意事项都做了细致的阐述，同时配有丰富的高清彩色图片及具体说明。本书内容简洁明晰、配图精美丰富，是妇产科各亚专业及相关专业临床医师日常实践的理想参考书，同时亦是一部不可多得的手术操作技术指导宝典。

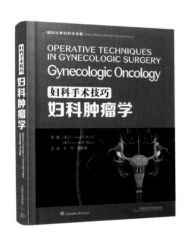

主译　乔杰　郭红燕

定价　180.00 元

本书引进自世界知名的 Wolters Kluwer 出版社，是妇科手术技巧系列丛书之一，是一部实用性极强的妇科学专业图解类手术操作指南。全书共 32 章，全面介绍了妇科肿瘤相关的各种手术治疗方式，基本按照总体原则、影像学检查与其他诊断方法、术前准备、手术治疗、手术步骤与技巧、经验及教训、术后护理、预后、并发症的顺序进行介绍，对每种术式的操作步骤和手术过程中的注意事项都做了细致的阐述，同时配有丰富的高清彩色图片及具体说明。本书内容简洁明晰、配图精美丰富，是妇产科各亚专业及相关专业住院医师和临床医师日常实践的理想参考书，同时亦是一部不可多得的手术操作技术指导宝典。

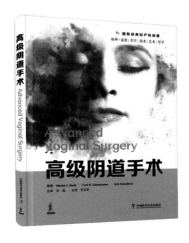

主译　李卫平

定价　158.00 元

本书引进自 Jaypee Brothers 出版社，由国际知名妇科阴式手术专家 Shirish S. Sheth 教授及其同事共同撰写，由国内 10 余位资深妇产科诊疗专家联袂翻译而成，是一部关于妇科阴式手术技巧与经验的经典著作。全书共 8 章，在总结回顾著者团队开展的阴式手术经验基础上，详细介绍了 81 个经典案例，阐述了妇科阴式手术的适应证及禁忌证、术前风险评估、手术步骤、操作难点和解决对策等内容，尤其通过对典型病例及疑难病例的精辟论述，展示了作者努力克服手术禁忌证、不言放弃、勇于探索，实现患者利益最大化的历程，同时了反映了阴式手术治疗盆腔疾病的巨大潜力和实用性。

相 关 图 书 推 荐

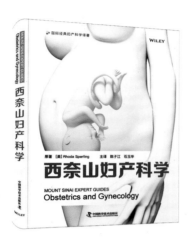

主译 陈子江 石玉华

定价 198.00 元

本书引进自 WILEY 出版社，由西奈山伊坎医学院妇产科和生殖科学系 RhodaSperling 博士领衔编写，是一部系统介绍妇产科疾病的实用性指导用书。全书分为产科学、妇科学、生殖内分泌学、妇科肿瘤和计划生育五篇，共 45 章，内容全面，涵盖妇产科学各个领域。本书从妇产科学各种疾病的背景入手，详细介绍了疾病的定义、发病率、病因学、病理机制和危险因素等基础知识，展开阐述了疾病筛查和早期预防的方法，重点强调了疾病的诊治及预后，同时还加入不同疾病的循证依据和全新的国际 / 国家指南。本书内容丰富、图文并茂、深入浅出、紧扣临床、条理分明，便于速查和系统学习，可作为妇产科相关专业学生及临床工作者的参考用书。

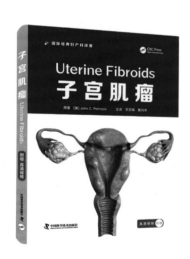

主译 李亚楠 黄向华

定价 138.00 元

本书引进自世界知名的 CRC 出版集团，由国际生殖内分泌学家 John C. Petrozza 教授及 50 余位来自哈佛大学医学院麻省总院、克利夫兰诊所、梅奥诊所、约翰斯·霍普金斯大学医学院、波士顿大学、布朗大学等国际知名院校的专家共同打造，对子宫肌瘤的发病机制、诊断、治疗等方面的新进展进行了阐述，不仅讨论了环境、饮食因素对子宫肌瘤的影响，以及肌瘤的遗传学、分类，及其对内膜、生殖的影响，还讨论了 GnRHa、芳香化酶抑制剂、雌激素受体调节剂、氨甲环酸等药物在肌瘤治疗中的应用，以及腹腔镜、宫腔镜、机器人手术、子宫动脉栓塞术、磁共振引导下超声聚焦等新技术新理念。

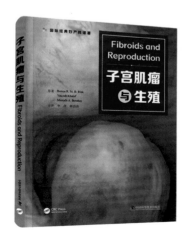

主译 李萍 蒋清清

定价 108.00 元

本书引进自世界知名的 CRC 出版集团，由国际妇产科专家 Botros R. M. B. Rizk 教授、Yakoub Khalaf 教授及 Mostafa A. Borahay 教授联合生殖及影像领域的权威专家共同打造，是一部临床实践与指南推荐相结合的实用著作。本书全面阐述了子宫肌瘤与生殖的各种问题，立意新颖，内容丰富，不仅讨论了子宫肌瘤对生殖、辅助生殖技术及子宫内膜容受性(胚胎移植)的影响，还论述了子宫肌瘤与复发性流产的关系问题、妊娠合并子宫肌瘤后如何处理、子宫肌瘤在生殖方面医疗干预的选择及避免子宫肌瘤对生殖影响的新技术、新理念等。